Ch. Manegold

Pleura-
mesotheliom

Mit 37 Abbildungen und 19 Tabellen

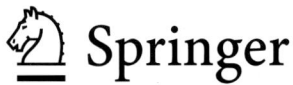

Prof. Dr. med. Christian Manegold
Klinikum Mannheim der
Ruprecht-Karls-Universität Heidelberg
Chirurgische Klinik
Theodor-Kutzer-Ufer 1–3
68167 Mannheim

ISBN 3-540-23014-9
Springer Medizin Verlag Heidelberg

Bibliografische Information der Deutschen Bibliothek
Die Deutsche Bibliothek verzeichnet diese Publikation in der Deutschen Nationalbibliografie;
detaillierte bibliografische Daten sind im Internet über http://dnb.ddb.de abrufbar.

Dieses Werk ist urheberrechtlich geschützt. Die dadurch begründeten Rechte, insbesondere die der Übersetzung, des Nachdrucks, des Vortrags, der Entnahme von Abbildungen und Tabellen, der Funksendung, der Mikroverfilmung oder der Vervielfältigung auf anderen Wegen und der Speicherung in Datenverarbeitungsanlagen, bleiben, auch bei nur auszugsweiser Verwertung, vorbehalten. Eine Vervielfältigung dieses Werkes oder von Teilen dieses Werkes ist auch im Einzelfall nur in den Grenzen der gesetzlichen Bestimmungen des Urheberrechtsgesetzes der Bundesrepublik Deutschland vom 9. September 1965 in der jeweils geltenden Fassung zulässig. Sie ist grundsätzlich vergütungspflichtig. Zuwiderhandlungen unterliegen den Strafbestimmungen des Urheberrechtsgesetzes.

Springer Medizin Verlag.
Ein Unternehmen von Springer Science+Business Media
springer.de
© Springer Medizin Verlag Heidelberg 2005
Printed in Germany

Die Wiedergabe von Gebrauchsnamen, Warenbezeichnungen usw. in diesem Werk berechtigt auch ohne besondere Kennzeichnung nicht zu der Annahme, dass solche Namen im Sinne der Warenzeichen- und Markenschutzgesetzgebung als frei zu betrachten wären und daher von jedermann benutzt werden dürften.
Produkthaftung: Für Angaben über Dosierungsanweisungen und Applikationsformen kann vom Verlag keine Gewähr übernommen werden. Derartige Angaben müssen vom jeweiligen Anwender im Einzelfall anhand anderer Literaturstellen auf ihre Richtigkeit überprüft werden.

SPIN 10977583

Umschlaggestaltung: deblik, Berlin
Satz: Hilger VerlagsService, Heidelberg
Druck: Hofmann Medien Druck und Verlag GmbH, Dachau

Gedruckt auf säurefreiem Papier 18/3160 – 5 4 3 2 1 0

Vorwort

Das maligne Pleuramesotheliom (MPM) ist ein Phänomen der zweiten Hälfte des 20. Jahrhunderts und steht in direktem Zusammenhang mit dem Anstieg der Asbestverarbeitung und -nutzung nach dem 2. Weltkrieg. Heute ist die Asbestproduktion zumindest in Europa weitestgehend verboten (in Deutschland seit 1994). Dennoch muss aufgrund des hohen Asbesteinsatzes in den 70er und 80er Jahren sowie der langen Latenzzeit zwischen Exposition und Manifestation von 30 bis 40 Jahren von einer steigenden Inzidenz des Pleuramesothelioms in den nächsten beiden Dekaden ausgegangen werden. Bis 2020 rechnet man mit einem Anstieg der jährlichen Inzidenzrate von 50%, was ca. 3000 Neuerkrankungen entspricht. Nicht zuletzt deshalb steht diese Krebserkrankung heute mehr denn je im Zentrum des öffentlichen Interesses und der klinischen Forschung.

Die Prognose für das Pleuramesotheliom ist – trotz beträchtlicher Fortschritte im Verständnis seiner Ätiologie und Pathogenese – mit einer durchschnittlichen Überlebensdauer von 3–6 Monaten leider nach wie vor ungünstig. Frühzeitige Diagnose und effektive Therapie sind auch beim Pleuramesotheliom wichtige Voraussetzungen, um die Überlebenschancen nachhaltig verbessern zu können.

Das vorliegende Buch spiegelt die aktuellen Möglichkeiten der Diagnostik und Therapie ebenso wider wie soziale und rechtliche Fragen dieser wichtigsten berufsbedingten Tumorerkrankung. So spielen beispielsweise die neuen Möglichkeiten der modernen Bildgebung, der endoskopischen und histopathologischen Diagnostik sowie die Entwicklung neuer prognostischer und prädiktiver Tumormarker in den Beiträgen der im vorliegenden Buch zu Wort kommenden internationalen Autorenschaft eine wesentliche Rolle.

Eine Standardtherapie existiert für das Pleuramesotheliom bislang nur in Ansätzen. Chemotherapie, Radiotherapie und Operation bieten hier nur in Ausnahmefällen die Möglichkeit einer Heilung und werden vorzugsweise zur Linderung tumorbedingter Beschwerden und einer gewissen Aussicht auf Lebensverlängerung eingesetzt. Die Ergebnisse multimodaler Therapiekonzepte und neue Behandlungsansätze, wie beispielsweise die „targeted therapy", geben jedoch Anlass zur Hoffnung, die Heilungschancen für Pleuramesotheliom-Patienten in Zukunft verbessern zu können.

Das Buch richtet sich wegen seiner klaren, übersichtlichen Darstellung des aktuellen Stands von Diagnostik, Therapie und Forschung an den medizinischen Praktiker, aber auch den Studierenden und interessierten Laien.

Als Herausgeber danke ich allen beteiligten Autoren für ihre klinisch und wissenschaftlich fundierten Beiträge. Ein besonderer Dank gilt auch Frau Dr. med. Gwendolin Manegold und Herrn Priv.-Doz. Dr. Harald Lahm, die freundlicherweise bei den Übersetzungsarbeiten der englischsprachigen Beiträge geholfen haben.

Christian Manegold
Mannheim, Dezember 2004

Inhaltsverzeichnis

1	Epidemiologie des Pleuramesothelioms N.W. White, R.P. Abratt	1
2	Tumorbiologie und moderne Labordiagnostik M. Taron, C. Sàrries, J.L. Ramírez, R. Rossell	7
3	Nuklearmedizinische Möglichkeiten in Primärdiagnostik und Follow-up U. Haberkorn	15
4	Neue Möglichkeiten der modernen Bildgebung für Diagnose und Stadieneinteilung R. Eibel, S. Tuengerthal, S.O. Schönberg	23
5	Möglichkeiten der endoskopischen Diagnostik F.J.F. Herth	35
6	Mesotheliome – Pathologie und Pathogenese K.M. Müller	43
7	Prognostische Faktoren und Evaluationskriterien J.A. Burgers	59
8	Invasive Diagnostik und chirurgische Therapie H. Dienemann	67
9	Chemotherapie des malignen Pleuramesothelioms S. Tomek, Ch. Manegold	77
10	Aktueller Stand und neue Möglichkeiten der modernen Strahlentherapie M.W. Münter, J. Debus	93
11	Molekularbiologie und „targeted therapy" beim Pleuramesotheliom K. O'Byrne	103
12	Das Pleuramesotheliom – rechtliche und soziale Aspekte aus Sicht der gesetzlichen Unfallversicherung A. Kranig	117
	Stichwortverzeichnis	123

Autorenverzeichnis

Abratt, Raymond
University of Cape Town
Groote Schuur Hospital
Department of Radiation Oncology
South Africa

Burgers, J.A.
University Hospital Rotterdam
Department of Respiratory Diseases
PO Box 5201
3008 AE Rotterdam
The Netherlands

Debus, Jürgen
Ruprecht-Karls-Universität Heidelberg
Radiologische Universitätsklinik
Abteilung Klinische Radiologie und Poliklinik
Im Neuenheimer Feld 400
69120 Heidelberg

Dienemann, Hendrik
Thoraxklinik am Universitätsklinikum Heidelberg
Amalienstraße 5
69126 Heidelberg

Eibel, Roger
Ludwig-Maximilians-Universität München
Institut für klinische Radiologie
Ziemssenstraße 1
80336 München

Haberkorn, Uwe
Ruprecht-Karls-Universität Heidelberg
Radiologische Universitätsklinik
Abteilung Nuklearmedizin
Im Neuenheimer Feld 400
69120 Heidelberg

Herth, Felix
Thoraxklinik am Universitätsklinikum Heidelberg
Amalienstraße 5
69126 Heidelberg

Kranig, Andreas
Hauptverband der gewerblichen
Berufsgenossenschaften
Alte Heerstraße 111
53754 Sankt Augustin

Prof. Dr. med. Christian Manegold
Klinikum Mannheim der
Ruprecht-Karls-Universität Heidelberg
Chirurgische Klinik
Theodor-Kutzer-Ufer 1–3
68167 Mannheim

Müller, Klaus-Michael
Universitätsklinik Bergmannsheil
Institut für Pathologie
Bürkle-de-la-Camp-Platz
44789 Bochum

Münter, Marc
Ruprecht-Karls-Universität Heidelberg
Radiologische Universitätsklinik
Abteilung Klinische Radiologie und Poliklinik
Im Neuenheimer Feld 400
69120 Heidelberg

O'Byrne, Ken
St. James Hospital
HOPE Directorate
St. James's Street
Dublin 8
Ireland

Ramírez José Luis
Hospital Germans Trias i Pujol
Medical Oncology Service
Institut Català d'Oncologia
Crta Canyet, s/n
08916-Badalona (Barcelona)
Spain

Rosell, Rafael
Hospital Germans Trias i Pujol
Medical Oncology Service
Institut Català d'Oncologia
Crta Canyet, s/n
08916-Badalona (Barcelona)
Spain

Sàrries, Carme
Hospital Germans Trias i Pujol
Medical Oncology Service
Institut Català d'Oncologia
Crta Canyet, s/n
08916-Badalona (Barcelona)
Spain

Schönberg, Stefan
Ludwig-Maximilians-Universität München
Institut für klinische Radiologie
Ziemssenstraße 1
80336 München

Taron, Miquel
Hospital Germans Trias i Pujol
Medical Oncology Service
Institut Català d'Oncologia
Crta Canyet, s/n
08916-Badalona (Barcelona)
Spain

Tomek, Sandra
Universitätsklinikum Wien
Klinik für Innere Medizin I
Klinische Abteilung für Onkologie
Währinger Str. 18–20
1090 Wien
Austria

Tuengerthal, Siegfried
Thoraxklinik am Universitätsklinikum Heidelberg
Amalienstraße 5
69126 Heidelberg

White, Neil W.
University of Cape Town
Groote Schuur Hospital
Department of Radiation Oncology
South Africa

Epidemiologie des Pleuramesothelioms

N.W. White, R.P. Abratt

Einleitung

Das maligne Pleuramesotheliom (MPM) ist eine Erkrankung der zweiten Hälfte des 20. Jahrhunderts, da vor 1950 diese Erkrankung selten war. Diese Beobachtung steht im Zusammenhang mit einem signifikanten Anstieg der weltweiten Asbestnutzung nach dem 2. Weltkrieg. Erste Berichte, die den Zusammenhang zwischen Pleuramesotheliom und Asbestexposition für die führenden Industrienationen beschreiben, stammen aus dem Jahre 1960 (Wagner et al. 1960). Etwa 20 bis 40 Jahre nach dem Höhepunkt der Asbestnutzung hat die Inzidenz der Pleuramesotheliomerkrankung offenbar ein Plateau erreicht. Von den unterschiedlichen Asbestformen kam insbesondere Chrysotil zum Einsatz, das in Kanada, Brasilien und Russland gewonnen wurde. Chrysotil soll im Vergleich zu den anderen Asbestformen weniger Mesotheliom-induzierend sein.

Die meisten Arbeitsplätze, in denen Angestellte dem Asbest ausgesetzt waren, bestehen heute nicht mehr. Asbest wurde verbannt und durch gleichwertige, weniger toxische Industrieprodukte ersetzt.

Die Epidemiologie einer Krankheit korreliert nicht selten mit dem Lebensalter, dem Geschlecht, der Beschäftigung eines Patienten, dem sozialen Status wie auch der Geographie (Laast 1995). Für das MPM ergibt sich ein inzwischen gut dokumentierter Zusammenhang von Tumorerkrankung und beruflicher Asbestexposition.

Die Geschichte der Epidemiologie des MPM offenbart beispielhaft die Risiken der modernen Industriegesellschaft, die im Umgang mit Produkten wie z. B. Asbest nicht immer die gebotene Sorgfalt walten ließ. Als Konsequenz kam es zur Erkrankung Tausender von Angestellten der Asbestindustrie. Diese Tragödie wurde eindrucksvoll beschrieben von Bill Fels, einem führenden Mitglied des amerikanischen Asbestproduzenten Johns-Manville (Harrington u. McClassion 1998).

Historische Entwicklung

Die Tumorerkrankung der Pleura, zunächst als Endotheliomie bezeichnet, wurde zum ersten Mal Ende des 19. Jahrhunderts als seltene Tumorerkrankung mit einer jährlichen Inzidenz von 1 bis 2 Fällen pro 1 Million Einwohner beschrieben.

In den 50er Jahren des 20. Jahrhunderts wurde von Ärzten in Kimberly (Südafrika) beobachtet, dass einige „Tuberkulosepatienten" mit Pleuraergüssen, die sich einer tuberkulostatischen Therapie unterzogen, auf diese nur ungenügend ansprachen. Darüber hinaus wurde beobachtet, dass die Mehrzahl dieser Patienten im Westen Südafrikas beheimatet waren und als Minenarbeiter in den so genannten Asbestbergen Crocidolit-haltiges Erz über Jahre gefördert hatten. Dr. C.A. Flex konnte zusammen mit einem

Thoraxchirurgen sowie einem Pathologen diese „Sonderfälle" eines Pleuraergusses einer seltenen Tumorerkrankung zuordnen, die sie als „Mesotheliom" bezeichneten. In vier Jahren konnten 33 Fälle zusammengetragen und veröffentlicht werden (Wagner et al. 1960). Seither wird das Pleuramesotheliom als eigenständige Krankheit angesehen, die in einem hohen Maße mit der Asbestexposition korreliert. Nach der Publikation Wagners gab es zahlreiche Versuche aus der Asbestindustrie, den Zusammenhang zwischen MPM und beruflicher Asbestexposition in Frage zu stellen und die aufgetretenen Gesundheitsschäden in Folge der Asbestexposition als eine Art Selbstverschulden einzustufen (Castleman 1991; Flynn 1982).

Auf diese Weise wurden potentielle Präventionsmöglichkeiten lange Zeit vernachlässigt. Erst 1975 wurden in Schweden Schritte unternommen, den Gebrauch von Crocidolit zu limitieren. Andere Länder folgten erst beträchtlich später dem schwedischen Beispiel.

Bislang gibt es drei EG-Verordnungen, die zum Ziel haben, Arbeitnehmer und die allgemeine Bevölkerung vor asbestassoziierten Krankheiten, insbesondere dem MPM, zu schützen. Inzwischen ist in einigen Ländern des EG-Raumes ein absolutes Verwendungsverbot von Asbestprodukten wirksam. Andere hingegen haben den Gebrauch von Chrysotil nur eingeschränkt.

In Deutschland ist der Gebrauch von Asbest seit 1994 verboten. In ähnlicher Weise verfuhren Österreich, Dänemark, Finnland, Frankreich, Italien, die Niederlande und Schweden (Bingnon et al. 2002). Ungeklärt bleibt allerdings die Beobachtung, dass gerade in Schweden, einem der ersten Länder, die Asbestprodukte verbannten, noch im Jahre 1999 mehr MPM-Fälle zu beobachten waren als Arbeitsunfälle (Järvholm et al. 1999). In den USA und in Großbritannien führten Gerichtsbeschlüsse zur Schließung der wichtigsten Asbestproduktionsstätten.

Asbest

Asbest gehört zu einer heterogenen Gruppe von Mineralfaserstoffen (fibröse Silikate). In ◘ Abb. 1.1 findet sich eine Zusammenstellung der wichtigsten asbestiformen Mineralfaserstoffe. Zwei Gruppen sind zu unterscheiden:
1. Serpentin-Asbeste (Chrysotil – weißer Asbest) und
2. Amphibol-Asbeste (Chrocidolit – blauer Asbest; Amosid – brauner Asbest).

Diese Mineralfaserstoffe haben unterschiedliche chemische und physikalische Eigenschaften. Die Serpentin-Asbestfasern sind länger, flexibler und oft in sich gewunden. Sie eignen sich für die Textilproduktion. Serpentin-Asbeste sind wasserlöslich und von der Lunge schneller zu eliminieren als Amphibol-Asbeste. Amphibol-Asbestfasern sind kürzer, steif und gerade. Sie wurden daher bevorzugt für Asbestzement verwendet und für die elektrische und thermische Isolierung eingesetzt. Pro Jahr reduziert sich die Chrocidolit-Lungenbelastung um etwa 1% bei einer Halbwertzeit von ca. 7 Jahren (De Claerk et al. 1996).

Australien und Südafrika sind die einzigen Länder, die Amphibol-Asbeste abgebaut haben. Südafrika war in den 80er Jahren zudem der Hauptexporteur dieser Mineralfasern.

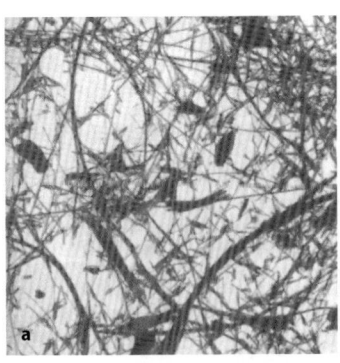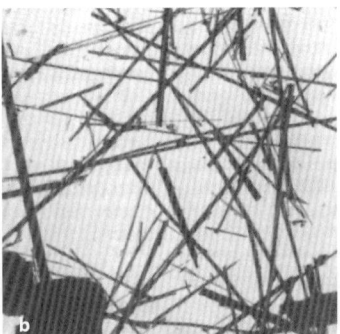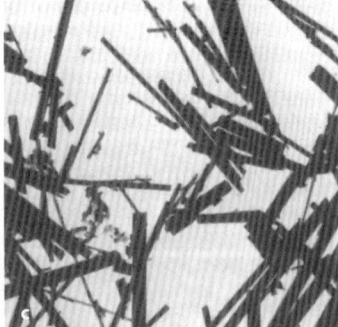

◘ Abb. 1.1a–c. Die wichtigsten asbestiformen Mineralfaserstoffe. a „Weißer" Asbest (Chrysotil, $3MgO.2SiO_2.2H_2O$); b „blauer" Asbest (Crocidolit, $Na_2O.Fe_2O_3.3FeO.8SiO_2.H_2O$); c „brauner" Asbest (Amosid, $5FeO.MgO.8SiO_2.H_2O$). (Nach Parkes 1984)

Restriktive Epidemiologie

Wegen des zwingenden Zusammenhangs von Mesotheliommanifestation und Asbestexposition ist die Epidemiologie des Mesothelioms auch die Epidemiologie des Asbests (De Claerk u. Mask 2002). Amphibol-Asbest ist weltweit für das Auftreten des MPM verantwortlich. Die Latenzzeit zwischen Asbestexposition und MPM-Manifestation beträgt dabei etwa 20–40 Jahre.

Am häufigsten findet man das MPM in Ländern, die entweder Amphibol-Asbest produzieren (Südafrika und Westaustralien) oder vorrangig im Schiffbau und in der Bauindustrie eingesetzt haben. Nach Angaben der WHO aus dem Jahre 1993 liegt die MPM-Mortalitätsrate in den meisten westeuropäischen Ländern bei 10–50 pro 1 Million bei Männer und bei 5–10 pro 1 Million bei Frauen (WHO 1993).

Die geschlechtsspezifischen Unterschiede erklären sich durch Unterschiede in der Asbestexposition. Im Schiffbau und in der Bauindustrie waren in den 60er und 70er Jahren, als die Verwendung von Asbest ihren Höhepunkt hatte, vorwiegend Männer beschäftigt. Die MPM-Inzidenz verzeichnet von der fünften Lebensdekade an einen stetigen Anstieg und findet ihren Höhepunkt nach dem 70. Lebensjahr.

Mesotheliome können sich in der Pleura, dem Peritoneum und dem Perikard entwickeln. Das peritoneale Mesotheliom ist weniger häufig als das MPM, das perikardiale Mesotheliom ist eine ausgesprochene Seltenheit. Asbestexposition und Mesotheliommanifestation korrelieren geographisch und zeitlich. Vor allem die Minenarbeiter in den Amphibol-Produktionsstätten Südafrikas und Westaustraliens sind betroffen, ebenso die Arbeitskräfte der asbestverarbeitenden Industrie in diesen Gebieten. Nach dem zweiten Weltkrieg erhöht sich die Asbestexposition auch in Westeuropa und Japan aufgrund ihrer starken Nachfrage an Amphobilasbest-haltigen Produkten. Der Export von Chrocydilith und Amosid aus Südafrika hatte seinen Höhepunkt in den späten 70er Jahren und endete schließlich Mitte der 90er Jahre (Harrington u. McClassion 1998).

Das höchste MPM-Risiko tragen diejenigen, die zwischen 1930 und 1980 der sog. „Industrial Labor Force" angehörten. In diesen Zeitraum fällt auch der dramatische Anstieg der MPM-Mortalitätsrate, die inzwischen in den Vereinigten Staaten, Westaustralien und Westeuropa eine sinkende Tendenz aufweist oder ein Plateau erreicht hat.

In einer dritten Welle waren Personen betroffen, die an der Beseitigung asbesthaltiger Materialien in den Städten und in der Industrie beteiligt waren und dabei mit asbesthaltigen Materialien aus Wohngebäuden und Fabrikanlagen in Kontakt kamen, da Asbestzement ein weit verbreitetes Baumaterial war.

Neue Risiken der Asbestexposition ergeben sich z. B. auch bei der Entsorgung von Dampfmaschinen und Dampfkesseln, da bei der Erstellung derartiger Anlagen Asbest zur Isolation verwendet wurde.

Ätiologie

Die Asbestexposition ist die Hauptursache für die Entwicklung des MPM. In der nichtasbestexponierten Bevölkerung finden sich Mesotheliome nur ausnahmsweise. Das karzinogene Potential der einzelnen Asbesttypen ist allerdings unterschiedlich zu veranschlagen. So ist Chrocodilit 10-mal stärker als Amosid und Amosid wiederum 10-mal gefährlicher als Chrysotil (Enterlin u. Handerson 1987).

Über den Zusammenhang zwischen Asbestexposition und MPM-Manifestation besteht Einigkeit. Die MPM-Inzidenz nach Asbestexposition steigt mit der Zeit potentiell um das Drei- bis Vierfache. Darüber hinaus korreliert sie mit der Intensität der Exposition und dem kanzerogenen Potential der dabei beteiligten Asbestfasern (Barry 1999). Aus Fallstudien geht jedoch hervor, dass schon geringe Mengen an Chrocodilit bereits MPM induzieren können.

Allerdings gibt es unterschiedliche Auffassungen zum kanzerogenen Potential der einzelnen Asbestfasern. Nach der sog. „Amphibol-Hypothese" kann Chrysotil in reiner Form für die Entwicklung von MPM nicht verantwortlich gemacht werden und damit ohne Bedenken auch weiterhin für industrielle Zwecke Verwendung finden (Steiner et al. 1996). Dem gegenüber zu stellen ist jedoch, dass diese erkennbare Verharmlosung aus mindestens zwei Gründen nicht gerechtfertigt ist:
- reines Chrysotil findet sich praktisch nie, ist aber oft mit Tremulid, einem Amphibol, verunreinigt;
- die Chrysotil-Exposition ist wie die anderer Amphibole mit Lungenkrebs assoziiert.

Asbestexposition

Exposition am Arbeitsplatz

Das Mesotheliom findet sich in erster Linie bei Patienten, die an ihrem Arbeitsplatz direkt mit Asbest in Berührung gekommen sind, wie z. B. Minenarbeiter oder Beschäftigte der weiterverarbeitenden Industrie, (Schiffbau und Bauindustrie). Die meisten dieser Arbeitsplätze existieren heute nicht mehr.

Alle Asbestfasern sind ausgezeichnete Hitze- und Lärmisolatoren und besitzen eine hohe Zugfestigkeit. Aus diesem Grunde wurde Asbest zur Verkleidung von Dampfkesseln und Maschinen in Kohle- und Ölkraftanlagen verwendet. Das Gleiche gilt im Schiffsbau für die Isolation von Maschinenräumen und für Dampflokomotiven zur Verkleidung ihrer Kessel und Maschinen. Die in diesen Branchen Tätigen waren dem Asbest ausgesetzt und tragen deshalb ein signifikant erhöhtes Risiko, an einem MPM zu erkranken.

Asbestzement diente in großem Umfang zur Herstellung von Abflussrohren, Dachrinnen und Dachziegeln. Der Umgang mit diesen Produkten (z. B. Zurechtschneiden oder Bohren) führt zu einer signifikanten Asbestexposition. Selbst die Herstellung von Asbestzementprodukten dieser Art ist mit einem erhöhten MPM-Risiko verbunden. Asbest fand auch Anwendung bei der Lärmisolierung. Dieser Präparationsprozess ist als „Limpet spraying" bekannt. Dabei wird die zu isolierende Fläche durch Sprays mit einem Schutzfilm versehen – eine Tätigkeit mit erheblicher Staubentwicklung und damit der Gefahr der Asbestfaserinhalation.

Asbest wurde über viele Jahre hinweg in der Autoindustrie als wichtiger Bestandteil von Bremsklötzen und Dichtungsringen verarbeitet. In der Textilindustrie diente Asbest zur Fertigung feuerfester Kleidung. Weniger bekannt ist Asbest als Bestandteil von Gasmasken (2. Weltkrieg) und sogar (vorübergehend) von Zigarettenfiltern (USA). Betroffen sein konnten auch Transportarbeiter bei der Eisenbahn oder in Häfen, da Asbest nicht selten unsachgemäß in ungefütterten Jutetaschen verschifft und transportiert wurde.

Auch Familienmitglieder von am Arbeitsplatz Asbestexponierten sind einem erhöhten MPM-Risiko ausgesetzt. Hier ergibt sich die Gefahr der Asbestfaserinhalation beispielsweise über kontaminierte Arbeitskleidung, da es durchaus üblich war, diese zu Hause reinigen zu lassen.

Asbestexposition in der Umwelt

Untersuchungen zur MPM-Epidemiologie haben gezeigt, dass neben den unmittelbar Asbestexponierten am Arbeitsplatz auch die Bevölkerung in unmittelbarer Nähe von Asbestproduktionsanlagen mit einem erhöhten Krebsrisiko belastet ist (Wagner 1960). Die zuerst in Südafrika gemachte Beobachtung konnte später auch in Nordwestitalien in der Umgebung der Asbestzementfabriken von Casale Mont Ferato sowie in der Nachbarschaft eines Antophylit-Werks in Finnland bestätigt werden (Magnani et al. 1995; Meuermann et al. 1974).

In einigen Gegenden findet sich Asbest als Mineralablagerung im Erdboden und kann somit als ständige natürliche Gefahr der in dieser Nachbarschaft angesiedelten Bevölkerung betrachtet werden. Zu verweisen ist auf die Belastung mit dem Amphibol-Asbest Erionit in bestimmten Gebieten der Türkei mit einer sehr hohen MPM-Mortalitätsrate. Türkische Studien lassen erkennen, dass Erionit unter den Asbestmineralfasern wahrscheinlich am stärksten mesotheliomogen wirksam ist. In anderen Gegenden herrscht der Trimolid-Mineralfasertyp vor, der beispielsweise für Mesotheliom-Endemien in ländlichen Gebieten Griechenlands (Metsovo) und Frankreichs (Korsika) verantwortlich gemacht wird (Constatopoulos et al. 1985; Rey et al. 1993).

Andere Ursachen

Neben der Asbestexposition wird vor allem das SV-40-Virus mit der Häufung mesothelialer Tumoren in Verbindung gebracht. Die Epidemiologie dieses SV-40 (DNA-Sequenzen) ist weitgehend ungeklärt. Vermutet wird, dass dieses Virus als Kofaktor des Asbests bei der Entwicklung des MPMs fungiert. Allerdings findet sich das Virus auch in anderen soliden Tumoren sowie bei gesunden Individuen. Seine Prävalenz steht im Zusammenhang mit SV-40-verunreinigtem Polioimpfstoff in den 50er Jahren. Carbone hat aber darauf hingewiesen, dass zur Charakterisierung der Eigenschaften, der Herkunft und des onkogenen Potentials der SV-40-DNA-Sequenzen weitere Untersuchungen erforderlich sind (Carbone et al. 2002).

Erfahrungen unter den Überlebenden von Hiroshima und Nagasaki lassen vermuten, dass auch atomare Strahlung das Risiko für ein MPM erhöhen kann (Kawatza et al. 1996). Dagegen scheint das Zigarettenrauchen keinen signifikanten Einfluss auf die Entwicklung dieses thorakalen Tumors auszuüben. Auch Pleuraplaques im Röntgenthoraxbild als Zeichen einer vorangegangenen Asbestexposition sind offensichtlich unter Berücksichtigung des Ausmaßes der Asbestexposition nicht prädiktiv für ein signifikant erhöhtes MPM-Risiko.

Prävention

Eine Prävention des MPMs besteht in der Vermeidung der Asbestexposition. Dies bedeutet heute Sicherstellung von Vorsichtsmaßnahmen für jene, die mit der Entfernung und Entsorgung von Asbest im Zuge der Gebäude- und Industrieanlagenrenovierung beschäftigt sind. Auch auf medikamentöse Ansätze ist hinzuweisen. So führte die tägliche Verabreichung von Pretinol (250.000 U/A) zu einer Verminderung der MPM-Rate bei Amphibol-exponierten Fabrikarbeitern (Musk et al. 1998; De Klerk et al. 1998).

Therapie und Überleben

Als Prognosefaktoren für das Überleben gelten das Tumorstadium, der histologische Typus, die Lokalisation und die tumorbedingte Symptomatik. Patienten im Frühstadium, mit epithelialer Histologie, pleuralem Mesotheliom oder Atemnot haben eine bessere Prognose als Patienten im Spätstadium der Erkrankung mit sarkomatöser Histologie, peritonealem Mesotheliom und thorakalen Schmerzen.

Bezüglich therapeutischer Details wird auf andere Kapitel dieser Monographie verwiesen. Allgemein ist zu sagen, dass wie im Falle anderer solider Tumoren je nach Tumorstadium und Performance-Status die klassischen Behandlungsoptionen Operation, Radiotherapie und Chemotherapie zur Verfügung stehen. In der Mehrzahl der Fälle ergibt sich jedoch nur ein palliativer Behandlungsansatz mit dem Ziel einer Lebenszeitverlängerung, der Linderung von tumorbedingten Symptomen sowie der Sicherstellung der Lebensqualität. Fortschritte sind insbesondere bei der Chemotherapie des MPM zu registrieren. Mit Pemetrexed in Kombination mit Cisplatin wurde kürzlich über die Ergebnisse einer großen randomisierten Phase-III-Studie der erste zytostatische Standard festgeschrieben (Vogelzang et al. 2003).

Literatur

Berry G (1999) Models for mesothelioma incidence following exposure to fibres in terms of timing and duration of exposure and the biopersistance of the febers. Inhalation Toxicol 11: 111–130

Bignon J, Iwatsubo Y, Galateau-Salle F et al. (2002) History and experience of mesothelioma in Europe. In: Robinson BWS, Chahinian AP (eds) Mesothelioma. Martin Dunitz, London

Carbone M, Powers A, Fisher S et al. (2002) Novel molecular, epidemiological and therapeutic issues in mesothelioma: the role of SV40. In: Robinson BWS, Chahinian AP (eds) Mesothelioma. Martin Dunitz, London

Castleman BI (1991) Asbestos and cancer: history and public policy. Br J Ind Med 48: 427–432

Cavazza A, Travis LB, Travis WD et al. (1996) Post-irradiation malignant mesothelioma. Cancer 77: 1379–1385

Constantoupolos SH, Goudevenos JA, Saratzis et al. (1985) Metsovo lung: pleural calcification and restrictive lung function in northwestern Greece. Environmental exposure to mineral fiber as etiology. Environ Res 10: 319–331

de Klerk NH, Musk AW, Williams VM et al. (1996) Comparisons of measures of exposure to asbestos in former crocidolite miners from Wittenoom Gorge, W. Australia. Am J Ind Med 30: 579–587

de Klerk NH, Musk AW, Ambrosini GL et al. (1998) Vitamin A and cancer prevention. II Comparison of the effects of retinal and beta-carotene. Int J Cancer 75: 362–367

de Klerk NH, Musk AW (2002) Epidemiology of mesothelioma. In Robinson BWS and Chahinian AP (eds) Mesothelioma. London: Martin Dunitz.

Enterline PE, Henderson VL (1987) Geographic patterns for pleural mesothelioma deaths in the United States, 1968–1981. J Natl Cancer Inst 79: 31–37

Flynn L (1982) South Africa blacks out blue asbestos risk. New Scientist 22: 237–239

Harrington JS, McGlashan ND (1998) South Africa asbestos: production, exports and destinations, 1959–1993. Am J Ind Med 33: 221–326

Järvholm B, Englund A, Albin M (1999) Pleural mesothelioma in Sweden: an analysis of the incidence according to the use of asbestos. Occup Environ Med 56: 110–113

Last JM ed. (2001) A Dictionary of Epidemiology, 4rd ed. Oxford University Press, New York

Magnani C, Terracini B, Ivaldi C, Botta M, Mancini A, Andrion A (1995) Pleural malignant mesothelioma and non-occupational exposure to asbestos in Casale Monferrato, Italy. Occup Environ Med 52: 362–367

Meurman LO, Kiviluoto R, Hakama M (1974) Mortality and morbidity among the working population of anthophyllite asbestos miners in Finland. Br J Ind Med 31: 105–112

Musk AW, de Klerk NH, Ambrosini GL et al. (1998) Vitamin A and cancer prevention. I Observations in workers previously exposed to asbestos at Wittenoom, Western Australia. Int J Cancer 75: 355–361

Parkes WR (1984) Occupational lung disorders. 2nd edn. Butterworth, London

Rey F, Viallat JR, Boutin C et al. (1993) Les mésothéliomes environmentaux en Corse do Nord-est (1993) Rev Mal Respir 10: 339–345

Stayner LT, Dankovic DA, Lemen RA (1996) Occupational exposure to chrysotile asbestos and lung cancer risk: a review of the amphibole hypothesis. Am J Public Health 86: 179–186

Vogelzang NJ, Rusthoven JJ, Symanovski J et al. (2003) Phase III study of pemtrexed in combination with cisplatin versus cisplatin alone in patients with malignant pleural mesothelioma, J Clin Oncol 21: 2636–2644

Wagner JC, Sleggs CA, Wagner JC (1960) Diffuse pleural mesothelioma and asbestos exposure in the North-West Cape Province. Br J Ind Med 17: 260–271

Tumorbiologie und moderne Labordiagnostik

M. Taron, C. Sàrries, J.L. Ramírez, R. Rossell

Einleitung

Die Wirksamkeit der zytostatischen Therapie zeigt in klinisch definierten Patientengruppen mit soliden Tumoren eine erhebliche Schwankungsbreite. Durch die Steigerung ihrer Intensität und Anwendungsdauer wird seit jeher versucht, die schon frühzeitig einsetzende Resistenz gegenüber zytostatischen Medikamenten zu überwinden. Die Erfolge dieses Bemühens waren aber bislang eher bescheiden. Gegenwärtig wird versucht, durch „translational pharmacogenomics", einem vergleichsweise jungen Bereich der Tumorforschung, Verbesserungen zu erreichen. Basierend auf verschiedenen genetischen Merkmalen, wie z. B. Polymorphismen, Mutationen und der Hoch- bzw. Herunterregulation von sog. Zielgenen, sollen individuelle Behandlungskonzepte zur Verbesserung von Ansprechraten und Überlebenschancen geschaffen werden (Sarries et al. 2002), wofür verschiedene DNA-, RNA- und Proteinanalyseverfahren entwickelt wurden. Im Zentrum der medizinisch-onkologischen Forschung eines klinischen Labors stehen gegenwärtig die Einzelnukleotid-Polymorphismen (SNPs), die RNA-Expression und die aberrante Promotorhypermethylierung. Nachfolgend werden die Grundlagen für die technische Voraussetzung dieser Forschung dargelegt und auf ihre klinische Relevanz hingewiesen.

Polymorphismen

Effektivität und Toxizität einer Chemotherapie hängen von der Genetik des Tumors sowie von genetischen Charakteristika der Patienten ab. Das Ziel der Pharmakogenomik ist es, genetische Unterschiede zu identifizieren, die für die Wirksamkeit von Medikamenten entscheidend sein können (Watters et al. 2003). Dieses Konzept ist in der Onkologie von großer Bedeutung, da Wirksamkeit und Verträglichkeit von Zytostatika erheblich variieren können.

Polymorphismen stehen für genetische Eigenschaften eines Patienten. Sie können in der DNA peripherer Lymphozyten bestimmt werden, und zwar unabhängig von Tumorart und Tumorstadium. Durch das Human Genome Project wurden zahlreiche Polymorphismen identifiziert. Von „Polymorphismus" kann gesprochen werden, wenn eine genetische Veränderung in mehr als 1% der Untersuchten nachgewiesen wird. Liegt die Nachweisfrequenz niedriger, so spricht man von Mutationen.

Polymorphismen entstehen
- durch die Substitution eines Nukleotids durch ein anderes (SNPs),
- durch DNA-Deletionen von einem Nukleotid bis hin zum Verlust ganzer Chromosomenstücke,
- durch DNA-Insertionen von zwei, drei oder vier repetitiven Nukleotiden oder noch größerer Chromosomenstücke (10–60 Nukleotide). SNPs sind die mit 90% bei weitem häufigsten Polymorphismen beim Menschen (Hu et al. 2002). Sie sind

ungleichmäßig über das Genom verteilt, durchschnittlich in einem Abstand von 1000 Basenpaaren.
Es gibt Bereiche mit niedriger (X-Chromosom) und extrem hoher Dichte (HLA-Lokus auf Chromosom 6). Die meisten SNPs liegen im Bereich der nichtkodierenden DNA, sodass sie ohne Einfluss auf die Proteinstruktur und die Proteinfunktion bleiben. Nur etwa 50% der SNPs liegen im kodierenden Bereich. Sie bedingen einen Austausch von Aminosäuren und beeinflussen damit Struktur und Aktivität der Proteine. SNPs finden sich auch in regulatorischen Bereichen, vor allem in Promotoren, wo sie die transkriptionelle Aktivität und damit auch die Genexpression beeinflussen können.

Zwei nicht verwandte Personen haben eine zu 99,9% identische DNA. Angesichts der Größe des menschlichen Genoms von 3-mal 10^9 Basenpaaren repräsentieren diese 0,1% immerhin einen Unterschied in 3 Millionen Basenpaaren oder 3 Millionen Polymorphismen. Diese determinieren nicht nur das Aussehen und die Persönlichkeit eines Menschen, sondern führen auch zur Variabilität der Toxizität und Wirksamkeit einer Chemotherapie, da diese Polymorphismen auch in Genen auftreten, die die Absorption, Distribution sowie die Verstoffwechslung und Exkretion von Medikamenten bestimmen können (Twyman et al. 2003).

SNP-Analyse

Die SNP-Analyse unterteilt sich in zwei unterschiedliche Vorgehensweisen: in die SNP-Identifizierung (Nachweis neuer SNPs) und die SNP-Genotypisierung (Identifizierung spezifischer Allele eines bekannten Polymorphismus; Chen et al. 2003; Twyman et al. 2003).

SNP-Identifizierung

Hierbei handelt es sich um die Erforschung von Genen bzw. Gengruppen, die einen Einfluss auf die Wirkung von Medikamenten ausüben können. Zwei Strategien wurden verfolgt:
1. Die Suche nach potentiellen Genen („the candidate gene approach"). Hierbei benutzt man zunächst a priori Kenntnisse über
    - Enzyme, die zur Metabolisierung von Medikamenten beitragen oder
    - Proteine, die den Transport von Medikamenten bedingen („drug transporter") und
    - sog. „Target-Gene".
   Um darüber hinaus neue potentielle Kandidaten-Gene bestimmen zu können, bedient man sich des DNA-Microarrays sowie neuer Erkenntnisse aus der Proteomforschung und der Bioinformatik (Ring et al. 2002).
2. Die genomweite Untersuchung („genome-wide scan strategy") bedient sich der Genotypisierung verschiedener, über das gesamte Genom verteilter SNPs. Hierbei besteht die Möglichkeit, auch bislang unbekannte Gene und Signalwege, die für die Wirksamkeit von Medikamenten in Frage kommen könnten, zu erkennen. Allerdings ist dieser genomweite Ansatz aufwendig. Hunderttausende von SNPs sind zu genotypisieren. Um aussagekräftige, statistisch signifikante Daten erheben zu können, ist es erforderlich, mehr als 500.000 SNPs in ca. 1000 Patienten zu screenen bzw. annähernd 500 Millionen Tests vorzunehmen (Twyman et al. 2003).

Deshalb ist der „candidate gene approach" für eine breiter angelegte pharmakogenomische Forschung heute realistisch und praktikabel.

SNP-Genotypisierung

Dieser Vorgang besteht aus drei sequentiellen Schritten:
1. Die Target-Amplifikation,
2. die Alleldifferenzierung und
3. die allelspezifische Produktidenfizierung (Chen et al. 2003).

Die Target-Amplifizierung bedient sich der Polymerasekettenreaktion (PCR). Dabei geht es um die spezifische Amplifizierung einiger hundert Basenpaare aus der Umgebung des mutmaßlichen Polymorphismus.

Zur Alleldiskriminierung bieten sich verschiedene Analysemöglichkeiten an:
1. Hybridisierung/Annealing,
2. Primerextension oder
3. enzymatische Spaltung.

Die geläufigsten Methoden sind hierbei die allelspezifische Hybridisierung, die allelspezifische Primerextension (Genflex/Affimetrix: SnuPE/Amersham PB oder SnaPshot/Applied Biosystems) sowie die allelspezifische enzymatische Spaltung. Die Analyse der

Restriktionsfragmentlängenpolymorphismen (RFLP) – eine sehr weit verbreitete Methode – folgt dem letztgenannten Prinzip.

Für die allelspezifische Produktidentifizierung kommt am häufigsten die fluoreszenzbasierte Detektion zum Einsatz. Hier wiederum ist der so genannte Fluoreszenzresonanz-Energietransfer am weitesten verbreitet, der bei zwei benachbarten Flurophoren in Erscheinung tritt. Einer der Flurophore (Donor) besitzt ein Emissionsspektrum, das mit dem Anregungsspektrum des anderen Flurophors (Akzeptor) überlappt. Wird der Donor angeregt, so wird Energie vom Donor auf den Akzeptor übertragen, mit der Folge der Reduktion der Emissionsintensität des Donors und der Zunahme der Emissionsintensität des Akzeptors.

Zwei andere Untersuchungsmethoden zur Genotypisierung verfolgen das entgegengesetzte Analyseprinzip. Das Taqman-Assay (Applied Biosystems) benutzt die intrinsische 5'-Nukleaseaktivität der Taq-Polymerase, um ein Fluoreszenzsignal bei einer kurzen allelspezifischen Oligonukleotidprobe zu erzeugen. Bei dieser Methode wird die den Polymorphismus flankierende Region in Gegenwart von zwei Sonden amplifiziert, wobei jede für ein Allel spezifisch ist. Jedes Oligonukleotid ist am 5'-Ende mit einem unterschiedlichen Reporterfarbstoff markiert (typischerweise FAM oder VIC), um die Amplifikation des jeweiligen Allels zu identifizieren. Außerdem trägt die Sonde noch einen sog. „Quencher" (TAMRA). Während der PCR binden die Sonden spezifisch an komplementäre Sequenzen zwischen dem Sense- und Antisense-Primer. Durch Spaltung wird der Reporterfarbstoff vom Quencher getrennt, sodass eine erhöhte Fluoreszenz entsteht. Dieses durch PCR generierte Signal zeigt das Vorhandensein des/der in der Probe vorhandenen Allels/Allele an.

Das Molecular Beacon Assay (Stratagene) benutzt längere Sonden mit selbstkomplementären Enden, die mit Donor- und Akzeptorflurophoren gelabelt sind. Durch die Hybridisierung werden Donor und Akzeptor voneinander getrennt, der Quenching-Effekt wird ausgeschaltet und es wird ein Fluoreszenzsignal produziert. Bei beiden Assays ist das generierte Signal proportional zur Menge des PCR-Produkts und spiegelt den aktuellen Status in einer Real-time-PCR wider. Diese Eigenschaft wird bei der quantitativen Genexpressionsanalyse durch Real-time-PCR ausgenutzt (s. unten).

Andere Verfahren der Detektion eines Allels basieren auf der Inkooperation eines oder mehrerer Nukleotide, an die ein Fluoreszenzfarbstoff gekoppelt ist. Die direkte Fluoreszenzdetektion wird generell bei „solid-phase assay formats" („microarrays", „bead arrays") und bei Trennung der allelspezifischen Produkte durch Gel- oder Kapillarelektrophorese eingesetzt. In der klinischen Routine sind Taqman und Molecular Beacon Assays wahrscheinlich am besten geeignet, obwohl noch weitere effiziente Methoden wie die Pyrosequenzierung und Massenspektroskopie zur Verfügung stehen.

Da alle neuen Analyseverfahren den Genotyp akurat und effektiv bestimmen können, sollte sich die Wahl der Methode am Forschungsziel und den gegebenen personellen und finanziellen Voraussetzungen orientieren. Genotypisierung im Rahmen des klinischen „translational research" ist normalerweise auf wenige SNPs beschränkt, die bei einer relativ geringen Anzahl von Patienten getestet werden müssen (normalerweise im Bereich von Hunderten bis wenige Tausend). Die entscheidenden Unterschiede liegen bei der Investition für das Gerät, den laufenden Kosten und Durchorganisation sowie der Zeit und dem Aufwand, neues Personal anzulernen.

Als Beispiel für eine der ersten klinisch orientierten SNP-Analysen von DNA-Reparaturgenen gilt ihr Einsatz zur Bestimmung der Wirksamkeit von Cisplatin, einem der wichtigsten Zytostatika in der Standardchemotherapie beim fortgeschrittenen nichtkleinzelligen Bronchialkarzinoms.

Das Excision-Repair-Cross-Complementing-1 Gen (ERCC1) ist eine Voraussetzung für die Eliminierung von Cisplatin-DNA-Addukten. Die ERCC1-Expression im Tumor korreliert beim Ovarialkarzinom (Dabholkar et al. 1994; Li et al. 2000) sowie beim Magenkarzinom (Metzger et al. 1998) mit der Resistenz gegenüber Cisplatin. Eine niedrigere ERCC1-Expression bedeutet bei mit Gemcitabin/Cisplatin behandelten NSCLC-Patienten (Lord et al. 2002) ein längeres Überleben. Im Codon 118 von ERCC1 – 42 Basen vor dem Anfang der Helix-turn-Helix-Sites im Exon 4 – wurde eine Nukleotidänderung (AAC zu AAT) festgestellt, die keine Aminosäureveränderung (Asparagin) bedingt. Interessanterweise können solche stillen Mutationen die Genexpression in Abhängigkeit vom benutzten Codon beeinflussen (Ford et al. 2000). Bei ERCC1 führt diese stille Mutation zu einer Erniedrigung der mRNA und der Proteinkonzentration, was funktionelle Konsequenzen auf die Reparatur von Cisplatin-DNA-Addukten hat (Yu et al. 1997). Die stille Mutation von ERCC1 in Codon 118 wurde an genomischer DNA von Lymphozyten bei 62 mit Docetaxel/Cisplatin behandelten Patienten im Stadium IV NSCLC untersucht (Issla et al., in press).

Das mediane Überleben aller Patienten lag hier bei 10,2 Monaten. Gemessen am ERCC1-Genotyp ergab sich für 34 Patienten mit heterozygotem C/T-Gen-

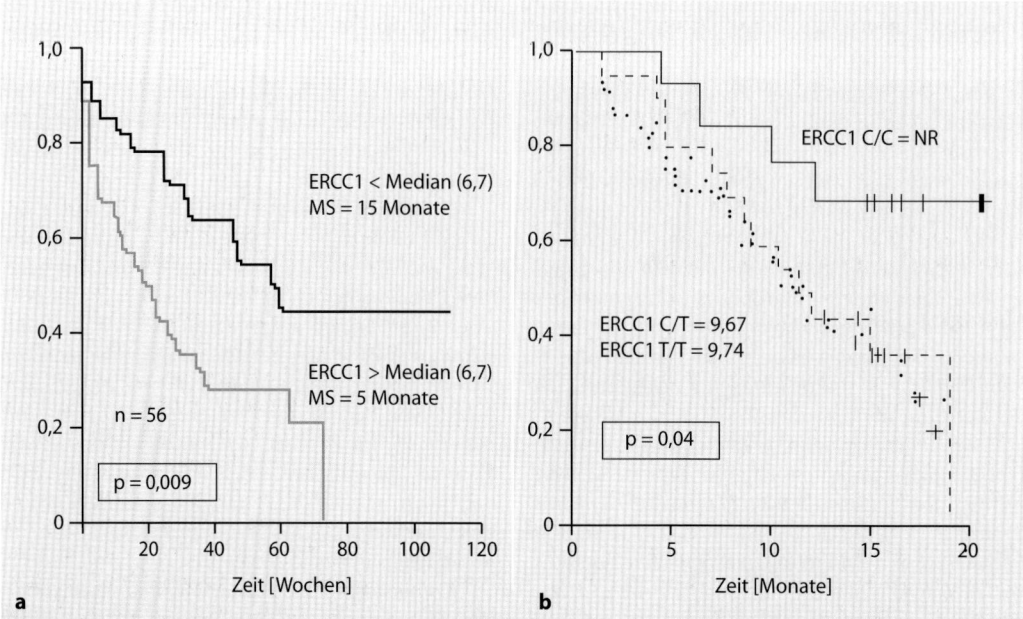

◘ Abb. 2.1. a Überleben nach Gemcitabine/Cisplatin-Behandlung bei fortgeschrittenem NSCLC gemäß ERCC1- mRNA-Expressionsniveau (nach Lord et al. 2002). b Überleben nach Docetaxel/Cisplatin in fortgeschrittenem NSCLC gemäß ERCC1-Genotyp (C/T-Codon 118)

typ eine mediane Überlebenszeit von 9,6 Monaten und für 17 Patienten mit dem seltenen homozygoten Allelotyp T/T von 9,7 Monaten. Bei 11 Patienten mit dem homozygoten Wildtyp C/C hingegen wurde der Überlebenszeitmedian noch nicht erreicht (◘ Abb. 2.1). Das mediane Überleben für alle 51 Patienten mit einem vom Wildtyp unterschiedlichen Genotyp betrug 9,7 Monate (p=0,01). In der Multivarianz-Regressionsanalyse erwies sich der ERCC1-Genotyp als die einzige statistisch signifikante Variable für das Überleben. Als Hazard-Ratio ergaben sich für den heterozygoten C/T-Genotyp versus C/C-Wildtyp 3,7; für den homozygoten T/T-Genotyp versus C/C-Wildtyp 3,25 (p=0,04). Die Zeit bis zur Tumorprogression für alle Patienten lag bei 5,3 Monaten. In Abhängigkeit vom ERCC1-Genotyp lag sie beim heterozygoten C/T (n=34) bei 4,1 Monaten, beim seltenen T/T-Typus (n=17) bei 5,8 Monaten und beim C/C-Wildtyp (n=11) bei 8,4 Monaten (p=0,03). Bei allen nicht den Wildtyp Tragenden (n=51) lag das Gesamtüberleben bei 5,3 Monaten (p=0,02). Als Konsequenz dieser Ergebnisse wäre anzuraten, alle Patienten vor Behandlungsbeginn zu genotypisieren und nachfolgend in Abhängigkeit vom ERCC1-Genotyp einer platinbasierten oder platinfreien Kombinationstherapie zuzuführen (GILT-Studie).

Genexpressionsanalyse

Unter „functional genomics" versteht man die Untersuchung der Genfunktion durch eine gleichzeitige Messung in Genomen, meist durch Microarray-Technologie und serielle Genexpressionsanalysen. Aktuell ist ein rasanter Anstieg der molekularbiologischen Grundlagenforschung unter Einsatz dieser modernen Analyseverfahren zu verzeichnen. Dabei werden ganz unterschiedliche Projekte verfolgt, wie z. B. die Identifizierung neuer Zielmoleküle, die Biomarker-Identifizierung, Pharmakologie und Toxikogenomics, die zielgerichtete („targeted") Selektivität sowie die Entwicklung prognostischer Tests. Mit dieser Entwicklung besteht die große Hoffnung, die Diagnostik von Tumorkrankheiten auf die molekulare Ebene auszudehnen und die Therapie für die Patienten zu individualisieren. Zu den wichtigsten Aufgaben gehört daher nun die Validierung der zahlreichen molekularen Befunde und Analysesysteme sowie die Überführung dieser Erkenntnisse in die Klinik.

In molekularbiologischen Labors mit enger Bindung an klinische Studien und Patientenbetreuung werden aktuell im Wesentlichen zwei Wege zur Analyse und Quantifizierung der Genexpression beschritten. Zum einen handelt es sich um die Expressionsanalyse Tausender von Genen in biologischen Materialien, zum anderen um die Expressionsanalyse einer vergleichsweise geringen Auswahl von Genen. Für das erste Konzept steht die Mikroarray-Technologie, für das zweite in erster Linie die quantitative PCR. Außerdem kommt neuerdings die lasergestützte Mikrodissektion zum Einsatz, mit deren Hilfe die Genexpressionen der verschiedenen Komponenten biologischer Proben (Tumorgewebe, tumorbegleitendes Gewebe, Normalgewebe) diskriminiert werden kann.

Mikroarray-Technologie

Die Mikroarray-Analyse ermöglicht die gleichzeitige Expressionsmessung von 3000 bis 40.000 Genen pro Probe (Aitmann 2003; Duggan et al. 1999; Lander 1999). In der Anfangszeit war hier die Menge der zur Verfügung stehenden RNA limitierend. Gewöhnlich war RNA im Mikrogrammbereich von hoher Qualität erforderlich (Frischgewebe, Fresh-frozen-Gewebe). Inzwischen können Mikroarray-Analysen auch an kleineren Mengen qualitativ hochwertiger RNA erfolgreich eingesetzt werden (Biopsien, zytologische Proben). Hierbei wird die RNA in vitro linear vor der Hybridisierung amplifiziert.

Die Mikroarray-Analyse hat zwei Vorteile (Winegarden et al. 2003; Ntzani et al. 2003): Zum einen ermöglicht sie, Tausende von Transkripten gleichzeitig zu untersuchen, ohne vorherige Kenntnis der Signifikanz bestimmter Gene und ihrer Beteiligung an biologischen Prozessen wie z. B. der Resistenzentwicklung gegenüber zytostatischen Medikamenten. Zum anderen ist es möglich, Gruppen von Genen zu identifizieren, die in ihrer Gesamtheit von prädiktiver oder prognostischer Bedeutung z. B. für den Krankheitsverlauf von Tumorerkrankungen oder die Bewertung neuer Behandlungsansätze bedeutsam sind.

Allerdings ist diese sehr attraktive Technologie mit beträchtlichen Kosten verbunden und somit zurzeit nur an ausgewählten Forschungseinheiten zu realisieren.

Real-Time-quantitative PCR (RT-QPCR)

Diese Untersuchungsmethode ermöglicht die Analyse weniger Gene bei einer Vielzahl von Proben, da hierbei im Vergleich zur Mikroarray-Analyse weniger Gewebe erforderlich ist und signifikant kostengünstiger gearbeitet werden kann (Bustin et al. 2000; Lehman et al. 2001). Die benötigte RNA-Menge für reproduzierbare Analysen liegt im Nanogrammbereich.

Das größte Problem der Genexpressionsanalyse ist der Mangel an Tumorgewebe, aus dem qualitativ hochwertige RNA gewonnen werden kann. Ein weiterer Vorteil der RT-QPCR besteht darin, dass für diese Analysemethode auch RNA aus formalinfixiertem und in Paraffin eingebettetem Gewebe verwendet werden kann (Spetch et al. 2001; Krug et al. 2003). Damit kann auf klar definiertes biologisches Material zurückgegriffen werden (Diagnosematerial der Pathologie). Die bei diesen Untersuchungen erhobenen molekularbiologischen Befunde lassen sich zudem gut mit Patientencharakteristika, Tumor- und Krankheits- bzw. Therapieverlaufsdaten korrelieren.

Als Beispiel für die schon heute bestehende klinische Relevanz der mit Hilfe der RT-QPCR erhobenen Befunde ist auf die Ergebnisse im Zusammenhang mit ERCC1 bei Patienten mit fortgeschrittenem NSCLC, die einer Gemcitabin/Cisplatin-Chemotherapie zugeführt worden sind, hinzuweisen (Rosell et al. 2003). In diesem Fall wurde die mRNA aus in Paraffin eingebettetem, bronchoskopisch gewonnenem Biopsiematerial isoliert. Die für den Median angegebene ERCC1-Expression der in dieser Studie berücksichtigten 56 Patienten lag bei 6,7. Auffällig war das wesentlich kürzere mediane Überleben jener Patienten mit einer vergleichsweise hohen Expression von ERCC1 (5 Monate) im Vergleich zu jenen mit niedrigerem ERCC1 (15 Monate). Dieser Unterschied war statistisch signifikant und die Höhe des ERCC1 erwies sich in einer multivarianten COX-Analyse als unabhängiger prädiktiver Faktor (Lord et al. 2002) (siehe ◘ Abb. 2.1). Die Ergebnisse wurden inzwischen in verschiedenen weiteren Untersuchungen an Patienten, die mit einer platinhaltigen Chemotherapie behandelt worden waren, validiert (Rosell et al. 2003, 2004). Aktuell läuft außerdem eine große randomisierte Studie, ausgehend von der Spanish Lung Cancer Group, die in prospektiver Form den ERCC1-abhängigen Erfolg der Chemotherapie klinisch validiert. Die Patienten erhalten hier in Abhängigkeit von der Höhe der ERCC1-Expression, die prätherapeutisch aus Biopsiematerial ermittelt wird, entweder Cisplatin/Docetaxel (Kontrollarm) oder Docetaxel/Cisplatin bzw. Docetaxel/Gemcitabin.

Zellfreie zirkulierende DNA und aberrante Promotormethylierung

Zahlreiche Berichte verweisen auf die Möglichkeit der Bestimmung spezifischer genetischer Tumormarker aus zellfreier zirkulierender DNA im Serum oder Plasma wie z. B. Mutationen, LOH, Mikrosatelliten-Instabilität, aberrante Promotor-Hypermethylierung.

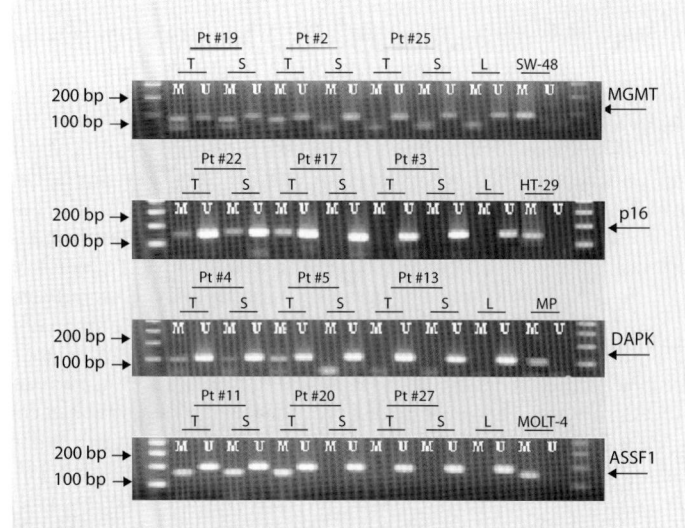

◘ Abb. 2.2. Methylierungsspezifische PCR von MGMT, p16, DAPK und RASSF1A in gepaarten Tumor- und Serumproben, die während der Operation gewonnen wurden. DNA-Methylierungsmuster wurden durch MSP-Assay bestimmt. (Siehe Text)

Die aberrante Promotor-Hypermethylierung ist die wichtigste für die Karzinogenese relevante Veränderung. Sie fungiert als epigenetische Quelle für die Inaktivierung der Transkription. Bei diesem Vorgang wird eine Methylgruppe (-CH$_3$) an die 5'-Position des Cytosinringes angekoppelt. Die Reaktion wird durch DNA-Methyltransferasen (DNMTs) unter Verwendung von S-Adenosyl-Methionin (SAM) als Methyldonor katalysiert. Diese Modifikation betrifft lediglich Cytosin, das direkt vor einem Guanin platziert ist (CpG-Dinukleotide). Die Frequenz der CpGs im Gesamtgenom ist allerdings geringer als mathematisch zu erwarten. Allerdings gibt es „Cluster" dieser Dinukleotide in kurzen DNA-Bereichen, so genannten CpG-Inseln, die sich oft in den Promotorenregionen befinden (Herman et al. 2003). Fast die Hälfte der menschlichen Promotoren besitzt CpG-reiche Promotorenregionen. Im Allgemeinen sind diese Dinukleotide unmethyliert, unabhängig davon, ob das Gen transkribiert wird oder nicht. Durch Methylierung der CpG-Inseln kommt es zu einer aberranten Suppression der Transkription, wodurch z. B. die Tumorsuppressorgene inaktiviert werden können. Die Zahl der tumorrelevanten Gene, die durch aberrante Promotor-Hypermethylierung betroffen sind, ist ähnlich hoch wie die der durch Mutationen inaktivierten (Jones et al. 2002). Methylierungen lassen sich durch PCR-Analyse an mit Natriumbisulfit chemisch behandelter DNA nachweisen. Natriumbisulfit konvertiert Cytosin in Uracil, mit Ausnahme seiner methylierten Form, da diese sich gegenüber chemischen Modifikationen als resistent erweisen.

Nach der Bisulfitbehandlung sind methylierte und nichtmethylierte DNA-Stränge nicht mehr komplementär. Dies ermöglicht nun, spezifische Primer für jeden Genotyp zu entwickeln. Hierdurch können wenige Kopien methylierter DNA in einer Umgebung überschüssiger Wildtyp-DNA identifiziert werden. Damit eignet sich diese Analyse zum Nachweis der Methylierung in Serum- und Plasma-DNA.

Erste klinische Befunde wurden mit dieser Analysetechnik bei Glioblastomen erhoben. Beim multiformen Glioblastom (GBM) korreliert der zytostatische Effekt von BCNU und Temozolamid mit der Existenz der O^6-Alkylierung. Diese wiederum korreliert invers mit der Expression des DNA-Reparaturenzyms MGMT. Ist bei Hirntumoren eine Methylierung (40%) vorhanden – bestätigt durch eine methylierungsspezifische PCR (MSP) – so geht dies einher mit einer höheren Ansprechrate und besseren Überlebenschancen (Esteller et al. 2000). Beim Glioblastom ist die Ausbeute verwertbarer Tumorzellen wegen des hohen Nekroseanteils ungenügend und durch die häufig getätigte Einmalbiopsie darüber hinaus zusätzlich komprimiert. Aus diesem Grund bietet hierbei die Serum-DNA-Analyse eine brauchbare Alternative, was inzwischen durch weitere klinische Untersuchungen bestätigt werden konnte.

Bei 28 mit BCNU oder Temozolamid/Cisplatin therapierten Glioblastom-Patienten wurden mittels MSP vergleichende Tumor- und Serum-DNA-Analysen vorgenommen (Balana et al. 2003). Hier zeigte sich eine hochsignifikante Übereinstimmung der Methylierungsbefunde zwischen Tumor- und Serum-

Tabelle 2.1. Therapieansprechen gemäß MGMT-Methylierung in Serum, Glioma oder beiden (Balana et al. 2003)

	MGMT-Status	Krankheits-progression n (%)	Objektive Rückbildung und Krankheitsstabilisierung n (%)	p (Fisher's Exact Test)
Gewebe und Serum	Unmethyliert Methyliert	9 (64,3) 1 (9,1)	5 (35,7) 10 (90,9)	0,01
Serum	Unmethyliert Methyliert	10 (58,8) –	7 (41,2) 8 (100,0)	0,008
Gewebe	Unmethyliert Methyliert	7 (58,3) 1 (16,7)	5 (41,7) 5 (83,3)	0,15

DNA nicht nur für MGMT, sondern auch für andere Tumorsuppressorgene wie p16, DAPK und RASSF1A (◘ Abb. 2.2). Ein Ansprechen der Tumorerkrankung (objektive Rückbildung plus Krankheitsstabilisierung) zeigte sich bei 10 von 11 Patienten (91%) im Falle einer nachgewiesenen MGMT-Methylierung, aber nur bei 5 von 14 Patienten (36%) ohne Methylierungsnachweis (p=0,01) (◘ Tabelle. 2.1). Für 16 mit Temozolamid/Cisplatin behandelte Patienten ergab sich keine signifikante Korrelation zwischen MGMT-Methylierung und Ansprechrate. Im Gegensatz dazu ergab sich statistisch signifikant eine höhere Effektivität unter BCNU für Patienten mit nachgewiesener MGMT-Methylierung. Die Zeit bis zur Tumorprogression lag bei 30 Wochen mit MGMT-Methylierung (n=12), verglichen mit fehlender Methylierung (n=10; p=0,006) mit nur 15,7 Wochen. Der Nachweis von MGMT-Methylierung in der Serum-DNA erwies sich als prädiktiver Faktor bezüglich der Ansprechrate und der Zeit bis zur Tumorprogression. Als Konsequenz dieser Befunde könnte sich mit der MSP die Möglichkeit der Individualisierung der Chemotherapie bei Glioblastompatienten eröffnen.

Schlussfolgerung

Zur Erstellung genetischer Profile stehen inzwischen verschiedene Analysemethoden zur Verfügung. Experimentelle Daten und erste klinische Befunde deuten an, dass Genexpressionsanalysen (RNA-Quantifizierung, aberrante Methylierung) und das SNP-Profiling inzwischen in der Lage sind, bei einzelnen Tumorerkrankungen dem Kliniker bei therapeutischen Entscheidungen zu helfen. Die zunehmende Kenntnis der molekularbiologischen Vorgänge zusammen mit verbesserten analytischen Methoden bilden zweifelsfrei die Grundlage einer Pharmakogenomics-orientierten Chemotherapie. Das Management chirurgischer Patienten dürfte zukünftig in einem besonderen Maße von den Fortschritten der Molekularbiologie profitieren. Schon heute deutet sich an, dass mittels genetischer Marker die Indikation zur adjuvanten oder präoperativen Chemotherapie bzw. Chemotherapie-Radiotherapie selektiv getroffen werden kann. Bei Patienten im fortgeschrittenen Tumorstadium stellen molekulare Befunde inzwischen ein wichtiges Hilfsmittel dar, die Chemotherapie individueller, effektiver und risikoärmer zu gestalten und einzusetzen.

Literatur

Aitman TJ (2001) DNA microarrays in medical practice. Br Med J 323: 611–615

Balaña C, Ramirez JL, Taron M et al. (2003) MGMT methylation in serum and tumor DNA predicts response to BCNU but not to temozolamide plus cisplatin in glioblastoma multiform. Clin Cancer Res 9(4): 1461–1468

Bustin SA (2000) Absolute quantification of mRNA using real-time reverse transcription polymerase chain reaction assays. J Mol Endocrinol 25: 169–193

Chen X, Sullivan PF (2003) Single nucleotide polymorphism genotyping: biochemistry, protocol, cost and throughput. Pharmocol J 3: 77–96

Dabholkar M, Vionnet J, Bostick-Bruton F et al (1994) Messenger RNA levels of XPAC and ERCC1 in ovarian cancer tissue correlate with response to platinum-based chemotherapy. J Clin Invest 94: 703–708

Duggan DJ, Bittner M, Chen Y et al (1999) Expression profiling using cDNA microarrays. Nat Genet 21 (Suppl 1): 10–14

Esteller M, Garcia-Foncillas J, Andion et al. (2000) Inactivation of the DNA repair gene MGMT and the clinical response of gliomas to alkylating agents. N Engl J Med 343: 1350–1354

Ford BN, Ruttan CC, Kyle VL et al. (2000) Identification of single nucleotide polymorphisms in human DNA repair genes. Carcinogenesis 21: 1977–1981

Herman JG, Baylin SB (2003) Gene silencing in cancer in association with promoter hypermethylation. New Engl J Med 20: 2042–2054

Hu G, Modrek B, Stensland HMFR et al. (2002) Efficient dis-covery of single-nucleotide polymorphisms in coding regions of human genes. Pharmacogenomics J 2: 236–242

Isla D, Sarries C, Rosell R et al. (2004) Single nucleotide polymorphisms and outcome in docetaxel/cisplatin-treated advanced non-small-cell lung cancer. Ann Oncol 15: 1194–1203

Jones PA, Baylin SB (2002) The fundamental role of epigenetic events in cancer. Nat Rev Genet 3: 415–428

Krug L Azzoli CG, Kris MG, et al (2003) 10-Propargyl-10-deazaaminopterin: an antifolate with activity in patients with previously treated non-small cell lung cancer. Clin Cancer Res 9: 2072–2078

Lander ES (1999) Array as a hope. Nat Genet 21 (Suppl 1): 3–4

Lehmann U, Kreipe H (2001) Real Time PCR analysis of DNA and RNA extracted from formalin-fixed and paraffin-embedded bio-psies. Methods 25: 409–418

Li Q, Yu JJ, Mu C. et al. (2000) Association between the level of ERCC1 expression and the repair of cisplatin-induced DNA damage in human ovarian cancer cells. Anticancer Res 20: 645–652

Lord RVN, Brabender J, Gandara D et al. (2002) Low ERCC1 expression correlates with prolonged survival after cisplatin plus gemcitabine chemotherapy in non-small-cell lung cancer. Clin Cancer Res 8: 2286–2291

Metzger R, Leichman G, Danenberg KD et al. (1998) ERCC1 mRNA levels complement thymidylate synthase mRNA levels in predicting response and survival for gastric cancer patients receiving combination cisplatin and fluorouracil chemotherapy. J Clin Oncol 16: 309–316

Ntzani E, Ioannidis JPA (2003) Predictive ability of microarrays for cancer outcomes and correlates: an empirical assess-ment. The Lancet 362: 1439–1444

Ramírez JL, Sàrries C, López de Castro P et al. (2003) Methylation patterns and k-ras mutations in tumors and paired serum of resected NSCLC patients. Cancer Letters 193(2): 207–216

Ring HZ, Kroetz DL (2002) Candidate gene approach for pharmacogenomic studies. Pharmacogenomics 3(1): 47–56

Roden DM, George AL (2002) The genetic basis of variability in drug responses. Nature Rev 1: 37–44

Rosell R, Crino L, Danenberg K et al. (2003a) Targeted therapy in combination with gemcitabine in NSCLC. Sem Oncol 30(4): 19-25

Rosell R, Scagliotti G, Danenberg KD et al. (2003b) Transcripts in pretreatment biopsies from a three-arm randomized trial in metastatic non-small-cell lung cancer. Oncogene 22: 3548–3553

Rosell R, Danenberg KD, Alberola V et al. (2004) Ribonucleotide reductase mRNA expression and survival in gemcitabine/cisplatin-treated advanced non-small-cell lung cancer patients. Clin Cancer Res 15: 1318–1325

Sarries C, Haura EB, Roig B et al. (2002) Pharmacogenomic strategies for developing customized chemotherapy in non-small cell lung cancer. Pharmacogenomics 3(6): 1–18

Specht K, Richter T, Müller M et al. (2001) Quantitative gene expression analysis in microdissected archival formalin-fixed and paraffin-embedded tumor tissue. Am J Path 158: 419–429

Twyman RM, Primrose SB (2003) Techniques patents for SNP genotyping. Pharmacogenomics 4(1): 67–79

Watters JW, McLeod HL (2003) Cancer pharmagenomics: current and future applications. Biochim Biophys Acta 1603: 99–111

Winegarden N (2003) Microarrays in cancer: moving from hype to clinical reality. The Lancet 362: 1428

Yu JJ, Mu C, Lee KB, et al (1997) A nucleotide polymorphism in ERCC1 in human ovarian cancer cell lines and tumor tissues. Mutat Res 382: 13–20

Nuklearmedizinische Möglichkeiten in Primärdiagnostik und Follow-up

U. Haberkorn

Diagnostik und Therapie des Pleuramesothelioms stellen unverändert ein Problem dar. Derzeit hängt die Chance für ein längeres Überleben eindeutig von einer frühen Diagnose und einer aggressiven chirurgischen Therapie ab, was aber durch das lange Intervall zwischen dem Auftreten von Symptomen und der Diagnose erschwert wird und intensive diagnostische Anstrengungen erfordert. Eine aggressive chirurgische Therapie ist zur optimalen Entfernung der Tumormassen nötig; die extrapleurale Pneumonektomie stellt eine bessere lokale Kontrolle verglichen mit der Pleurektomie/Ekortikation in Aussicht. Eine Optimierung der Strahlentherapieplanung, die in der Regel sowohl hohe Fraktionen als auch hohe Gesamtdosen benötigt, wird durch die Anwesenheit von nahe gelegenen dosislimitierenden Strukturen eingeschränkt. Gegenwärtig verfügbare chemotherapeutische Ansätze führen nur selten zu objektivierbarem Ansprechen oder verbessertem Überleben, obwohl Gemcitabine und IL-2 als wirksame Medikamente angesehen werden, die mit einer Strahlentherapie und/oder anderen Stoffen kombiniert werden können. Viele dieser Ansätze könnten im Rahmen adjuvanter Protokolle oder durch den Einsatz bei minimalen residualen Erkrankungen zu einem größeren Erfolg führen, was als Argument für die Entwicklung multimodaler therapeutischer Strategien gesehen werden kann (Ho et al. 2001). Insgesamt führte die steigende Inzidenz des malignen Pleuramesothelioms zur Entwicklung neuer Behandlungsansätze, die jedoch noch einer Evaluation unterzogen werden müssen. Dies setzt auch neue diagnostische Verfahren voraus, die zu einer definitiven Diagnose führen und eine befriedigende Evaluation des Therapieansprechens erlauben. Die Anforderungen an bildgebende Verfahren bestehen demnach in der Darstellung der Ausdehnung einer Läsion, der Differentialdiagnose zwischen malignen und benignen Läsionen, einer exakten Stadieneinteilung und der Verlaufsbeobachtung vor und nach Therapie, d. h. dem Dokumentieren eines Ansprechens auf die jeweils durchgeführte Therapie.

Die Computertomographie (CT) und die Kernspintomographie (MRI) stellen wertvolle Methoden zur Identifizierung der Lokalisation und Ausdehnung der fraglichen Läsionen dar. Dennoch kann eine rein morphologische Darstellung keine erschöpfenden Antworten geben: Eine diffuse Verdickung der Pleura kann sowohl einem benignen als auch einem malignen Prozess entsprechen, Letzteres insbesondere bei Patienten mit vorangegangener Asbestexposition. Die diffuse Verdickung der Pleura ist demnach nicht spezifisch und kann durch eine Vielzahl von Ursachen zustande kommen wie z. B. durch Asbestexposition, Hämorrhagie oder auch durch infektiöse Prozesse wie Tuberkulose oder Empyem. Sensitivität und Spezifität des CT bezüglich der Differenzierung zwischen benignen und malignen diffusen Pleuraläsionen liegen bei 72% und 83%, die des MRI bei 100% und 87%. Die Szintigraphie mit ^{67}Gallium zeigt eine Sensitivität von 86% und eine Spezifität von 81%, weist jedoch eine schlechte Auflösung auf (Benard et al. 1998; Nishikimi et al. 1986, 1987; Yoshida et al. 1999). Andere

Tracer der konventionellen nuklearmedizinischen Diagnostik wie z. B. ^{201}Thallium kommen nur in Fallbeschreibungen vor (Watanabe et al. 1999; Ruiz Hernandez et al. 1999; Swayne et al. 1992; Garcia et al. 1991). Die Kombination von Feinnadelbiopsie der Pleura und Zytologie von Flüssigkeiten hat dagegen nur eine Sensitivität unter 40%. Eine CT-gesteuerte Feinnadelbiopsie der Pleura erreicht 60% bei einmaliger Biopsie und 85% bei wiederholten Biopsien (Benard 1998). Dagegen ermöglicht die Thorakoskopie eine Sensitivität von mehr als 90% bei niedriger Mortalitätsrate (<0,1%), aber nichtfatalen Komplikationen wie Tumorabsiedelungen an der Thoraxwand, Empyem, Einblutung, subkutanes Emphysem und Wundinfektion in bis zu 10% der Patienten. Die Methode bleibt zwar die primäre diagnostische Maßnahme für das Pleuramesotheliom, allerdings liefert dieser doch invasive Ansatz nicht immer eine genaue Stadieneinteilung bezüglich der mediastinalen Lymphknoten oder der transdiaphragmalen Ausbreitung.

Der Einsatz der Positronenemissionstomographie mit Fluordesoxyglukose (FDG-PET) in der Onkologie basiert auf Änderungen des Glukosestoffwechsels in malignen Tumoren. Für den Glukosestoffwechsel wurden drei Schlüsselenzyme für die Glykolyse (Glukokinase, Phosphofruktokinase, Pyruvatkinase) und vier Schlüsselenzyme für die Glukoneogenese (Glukose-6-phosphatase, Fructose-1,6,-diphosphatase, Phosphoenolpyruvat Carboxykinase, Pyruvatcarboxylase) identifiziert. Geschwindigkeit und Richtung dieser entgegengesetzt verlaufenden Stoffwechselwege werden bestimmt durch die Menge und die Aktivität dieser Enzyme. In Tumoren sind die glykolytischen Enzyme hochreguliert, während die Enzyme der Glukoneogenese eine niedrigere Aktivität entfalten. Diese Veränderungen sind gekoppelt an das Fortschreiten der Tumorentwicklung. Ferner treten Veränderungen im Muster der Isoenzyme mit einer Bevorzugung nichtspezifischer Isoformen mit hoher Affinität (niedriger K_m) auf. Insbesondere das Gen für den Typ-1-Glukosetransporter (GLUT1) wird als eines derjenigen Gene angesehen, die frühzeitig im Rahmen der malignen Transformation von Zellen mit Onkogenen wie src, ras oder fps eine Steigerung ihrer Expression erfahren. Dementsprechend wurde auch ein erhöhter Gehalt an Boten-RNA für die Typen 1 und 3 der Glukosetransporterfamilie bei einer Reihe humaner Tumoren beobachtet (Yamamoto et al. 1990). PET-Messungen der FDG-Anreicherung in verschiedenen experimentellen Tumoren (z. B. Prostata- und Mammakarzinome sowie gutartige Tumoren der Mamma) zeigten eine Korrelation der FDG-Aufnahme mit dem Boten-RNA-Gehalt für GLUT1 und die Hexokinase (Haberkorn et al. 1994). Zusammen mit einer schnellen Clearance ermöglicht dies eine hohe Tracer-Aufnahme in den meisten Tumoren bei hohem Kontrast. Mögliche Anwendungen der PET mit FDG im Rahmen der Bildgebung des Pleuramesothelioms sind: Detektion und Staging der Ausdehnung der Tumoren, Differenzierung zwischen malignen und benignen Läsionen bei Patienten mit vorangegangener Asbestexposition, die atypische diffuse Verdickungen der Pleura oder pleurale Effusionen bei normalem Computertomogramm aufweisen, Erfassung des Fortschreitens der Erkrankung und Evaluation des Ansprechens auf eine spezifische Therapie.

Tumorausdehnung und Staging

Bisher wurden nur einige wenige Studien mit einer begrenzten Anzahl an Patienten durchgeführt (Buchmann et al. 1999; Carretta et al. 2000; Flores et al. 2002; Gerbaudo et al. 20002; Schneider et al. 2000; Zubeldia et al. 2000. Carretta et al. untersuchten 14 Patienten (10 mit malignem Pleuramesotheliom, 3 mit anderen malignen Tumoren und einen mit einer benignen Erkrankung) mit Evidenz im CT für eine pleurale Verdickung (Carretta et al. 2000). Die PET-Messungen ergaben eine deutlich erhöhte ^{18}FDG-Anreicherung bei 12 von 13 Patienten mit maligner Läsion. Ferner konnten Fernmetastasen bei zwei Patienten entdeckt werden. Die Genauigkeit lag insgesamt bei 92%. Ein falsch-negatives Ergebnis wurde bei einem Patienten mit einem epithelialen Mesotheliom erhoben und eine benigne Pleuraerkrankung ohne erhöhte Tracer-Anreicherung wurde bei einem anderen Patienten korrekt eingestuft.

Eine ähnliche Studie, die von Buchmann et al. (1999) bei 16 Patienten (4 davon mit benignen Pleuraveränderungen) durchgeführt wurde, zeigte bei allen 12 pleuralen oder intrapulmonalen malignen Tumoren eine deutlich erhöhte FDG-Anreicherung mit korrekter Einstufung. Die vier histologisch gesicherten benignen Läsionen wurden ebenfalls aufgrund ihrer geringen FDG-Anreicherung richtig als nichtmaligne eingestuft. Der Einsatz einer Koinzidenzkamera zum Vergleich der FDG-Aufnahme mit der histologischen Analyse ergab bei 34 biopsierten Läsionen eine Sensitivität, Spezifität und Genauigkeit von 97%, 80% und 94% für FDG sowie 83%, 80% und 82% für die Computertomographie (Gerbaudo et al. 2002). Bei 5 von 11 Patienten konnten in dieser Studie extrathorakale Metastasen entdeckt werden, mit entsprechender

Änderung des therapeutischen Vorgehens (Gerbaudo et al. 2002). Benard et al. (1998) untersuchten den Wert der FDG-PET für die Differenzierung zwischen malignen versus benignen Läsionen bei 28 Patienten (24 davon mit malignen Tumoren). Die Aufnahme von FDG war in malignen Tumoren signifikant höher als in benignen Läsionen. Bei einem Schwellenwert von 2,0 für die FDG-Anreicherung gelang eine Differenzierung zwischen maligne und benigne mit einer Sensitivität von 91% und einer Spezifizität von 100%, obwohl die Aktivität bei einigen epithelialen Mesotheliomen nahe am Schwellenwert lag. Dies weist auf eine mögliche Überlappung zwischen Pleuramesotheliomen mit niedriger FDG-Anreicherung und massiv entzündlichen Veränderungen der Pleura hin. Weiterhin stellt die geringe Anzahl der Patienten mit gutartigen Erkrankungen eine Limitation dieser Studie dar, mit noch offener abschließender Beurteilung. Dennoch lieferten die FDG-PET-Bilder eine exzellente Darstellung der metabolisch aktiven Tumorareale. Ein Befall von Lymphknoten erschien in den FDG-PET-Bildern als Mehranreicherung bei 12 Patienten; 9 davon kamen im CT unauffällig zur Darstellung. Die histologische Untersuchung bei 6 Patienten bestätigte den malignen Befall in 5 Fällen und ergab eine granulomatöse Lymphadenitis bei einem Patienten. Bei einer Studienpopulation von 18 Patienten wurden 2 falsch-positive Ergebnisse beobachtet: Eine erhöhte FDG-Anreicherung in der kontralateralen Brust erwies sich als negativ bei thorakoskopischer Biopsie und eine abdominelle Läsion mit gesteigerter FDG-Anreicherung nach partieller Kolektomie stellte sich als Divertikulitis heraus (Schneider et al. 2000). Die Darstellung okkulter extrathorakaler Metastasen mittels Positronenemissionstomographie führte zum Ausschluss zweier Patienten von einer chirurgischen Therapie (Schneider et al. 2000) Eine retrospektiv durchgeführte Analyse bei 63 Patienten kam zu einer eher kritischen Einstellung bezüglich der Fähigkeit von FDG-PET, Aussagen zur Resezierbarkeit der Tumoren zu machen. Dennoch konnten mit Ausnahme einer sehr kleinen Läsion (Stadium Ia) alle Tumoren als Mehranreicherung dargestellt und bei 6 von 63 Patienten durch die Detektion von Fernmetastasen eine Änderung des therapeutischen Vorgehens herbeigeführt werden (Flores et al. 2003).

Da Pleuramesotheliome diffus die parietale Pleura befallen können, mit einer dünnen Schicht von Tumorzellen, stellen Partialvolumeneffekte ein Problem dar. Kleine Tumormassen ergeben so bei der Quantifizierung einen zu geringen Anreicherungswert. Da die Tumoren oft eine unregelmäßige Konfiguration mit ebenfalls unregelmäßiger Dicke aufweisen, ist eine Korrektur der Werte im Vergleich zu kugelförmigen Tumoren deutlich komplizierter und anfälliger für Fehler. Dies kann zu Problemen bei der Differentialdiagnose kleiner Läsionen führen.

Differenzierung maligner versus entzündlicher Läsionen

Eine kombinierte experimentelle/klinische Studie untersuchte die Unterschiede in der FDG-Anreicherung bei malignen und inflammatorischen Prozessen (Zhuang et al. 2001). In-vitro-Studien zur FDG-Anreicherung in verschiedenen Tumorzelllinien (humanes Mesotheliom, Rattenmesotheliom, Melanom der Maus, Mesotheliom der Maus, humanes Myeloma und humanes Ovarialkarzinom) und peripheren mononukleären Zellen aus 8 gesunden Probanden zeigten eine mit der Zeit zunehmende signifikant erhöhte FDG-Anreicherung in den meisten Tumorzelllinien, während die FDG-Aufnahme in mononukleären Zellen bei 7 von 8 Probanden mit der Zeit abnahm. In tierexperimentellen Studien bei Ratten mit Mesotheliom und fokaler entzündlicher Läsion waren die Anreicherungswerte bei Tumoren in den Bildern 90 min nach Applikation des Tracers signifikant höher als die Werte aus Bildern, die 45 min nach Applikation aquiriert wurden. Bei entzündlichen Veränderungen kam es dagegen nach längerem Zeitintervall zu einem Abfall der FDG-Aufnahme. Daraufhin wurden bei 26 Patienten zweizeitige PET-Messungen durchgeführt und die Aufnahmewerte der Spätaufnahmen mit denen der Frühaufnahmen verglichen. Auch hier kam es in malignen Tumoren zu einem Anstieg der Werte zu späteren Zeitpunkten. Im Unterschied dazu fiel die FDG-Anreicherung bei benignen Lungenläsionen mit der Zeit leicht ab. In entzündlichen Läsionen beispielsweise nach Strahlentherapie oder in Läsionen wie schmerzhaften Beinprothesen blieb die FDG-Aufnahme konstant. Dies kann damit erklärt werden, dass die meisten Tumorzellen einen niedrigen Spiegel an Glukose-6-phosphatase sowie hohe Spiegel an Hexokinaseaktivität aufweisen. Diese Veränderungen führen mit der Zeit zu einer höheren Anreicherung des Tracers in Tumoren als in benignen Geweben, die eine normale Dephosphorierungsaktivität und zellulären Export von FDG aufweisen.

Weiterhin ist der in Tumoren dominierende Glukosetransporter asymmetrisch und favorisiert den Influx von Glukose bzw. FDG, während die anderen Isoformen symmetrisch arbeiten.

Beurteilung der Prognose und des Therapieverlaufs

Mesotheliome können einen äußerst variablen Verlauf annehmen, mit gelegentlich zu beobachtenden Langzeitüberlebenden. Eine prognostische Aussage diesbezüglich könnte daher eine wichtige Entscheidungshilfe bei der Auswahl möglicherweise aggressiver therapeutischer Ansätze sein. Daher wurde die Rolle der FDG-PET als prognostischer Marker bei 17 Patienten untersucht (Benard et al. 1999). Patienten mit hoher FDG-Anreicherung zeigten dabei ein signifikant kürzeres Überleben als Patienten mit niedriger FDG-Aufnahme. Patienten, bei denen im PET stark metabolisch aktive Tumoren zur Darstellung kommen, ist deshalb eine schlechtere Prognose zuzuordnen.

Die Positronenemissionstomographie ermöglicht die Quantifizierung der metabolischen Aktivität maligner Läsionen. Der Vergleich der Werte vor und nach oder auch während einer Therapie kann daher zur frühzeitigen Erfassung der Therapieeffizienz genutzt werden. Die Methode wurde zur Evaluation des Ansprechens auf Therapie bei Chemotherapie, Gentherapie und Strahlentherapie bei verschiedenen Tumoren eingesetzt. In diesen Studien konnte gezeigt werden, dass Messungen des Tumorstoffwechsels wichtige Parameter für die frühe Beurteilung der therapeutischen Effizienz liefern (Haberkorn et al. 1991, 1993, 1998). Leider wurde bisher nur eine geringe Anzahl an Patienten mit Mesotheliomen untersucht. Bei diesen Patienten konnte ein Abfall der FDG-Anreicherung nach Chemotherapie beobachtet werden (Carretta et al. 2000).

Zusammenfassung und Ausblick

Definitive Aussagen über den Wert der FDG-PET für die Diagnose des Pleuramesothelioms sind zurzeit aufgrund der geringen Anzahl an verfügbaren Studien und Patienten nicht möglich. Dennoch kann die PET in diagnostisch schwierigen Fällen, bei denen die konventionelle Bildgebung keine klare Entscheidung zur Dignität einer Läsion herbeiführen kann, bei der Entscheidung helfen, ob eine weitere invasive Diagnostik mittels Thorakoskopie oder Thorakotomie indiziert ist (Benard et al. 1998). PET-Untersuchungen zeigten häufig eine größere Ausbreitung der Erkrankung als andere bildgebende Verfahren und in einigen Fällen sogar mehr Läsionen als eine Thorakoskopie (Benard et al. 1998). Die PET kann deshalb sinnvoll im Rahmen des Staging eingesetzt werden, wenn es um die Erfassung von befallenen Lymphknoten oder Fernmetastasen geht (◘ Abb. 3.1; Marom et al. 2002). Weitere mögliche Anwendungen umfassen die Rezidivdiagnostik nach radikaler Operation bei nicht eindeutigem CT-Befund sowie die Erfassung eines Ansprechens auf spezifische Therapie. Die Verfügbarkeit neuer kombinierter Systeme wie CT/PET, die fusionierte Bilder liefern, könnte zu einer Verbesserung der chirurgischen sowie der strahlentherapeutischen Therapieplanung führen, obwohl hier noch ein Vergleich mit Software-Lösungen zur Bildfusion aussteht. Ferner sind mittlerweile neue Tracer für SPECT und PET in der Tumordiagnostik in der Erprobung.

Für Messungen der Tumorproliferation steht inzwischen ^{18}Fluor-3'-deoxy-3'-Fluorthymidin (^{18}FLT) zur Verfügung. Die Anreicherung dieses Tracers beruht auf der Phosphorylierung durch die Thymidinkinase 1 (TK1), die während der S-Phase des Zellzyklus eine 10fach höhere Aktivität aufweist als z. B. in der G1-Phase (Sherley u. Kelly 1988; Coppock u. Pardee 1987). Der phosphorylierte Metabolit reichert sich in der Zelle an und ermöglicht so eine indirekte Bestimmung der Proliferation (Shields et al. 1998; Mier et al. 2002). Informationen über das proliferative Verhalten der Tumoren könnten zu einer Prognoseabschätzung, zur Strahlentherapieplanung und Verlaufsbeobachtung eingesetzt werden.

Eine weitere Möglichkeit der Verlaufsbeobachtung stellt die nichtinvasive Darstellung von therapieinduzierter Apoptose dar. Hier dient die Präsentation von Phosphatidylserinresten an der Außenseite der Plasmamembran im Rahmen der apoptotischen Kaskade als Grundlage. Annexin V ist ein humanes 35-kD-Protein mit hoher Affinität für Zellmembranen mit gebundenem Phosphatidylserin. Erste Studien mit dem ^{99m}Tc-markierten Molekül zeigten eine gesteigerte Tracer-Anreicherung in Geweben oder in Organen nach Induktion von Apoptose (Blankenberg et al. 1998, 1999, 2001). Alternative Ansätze zur Apoptosedarstellung könnten das Phänomen der Caspaseaktivierung ausnutzen, bei dem eine stabile Bindung von radioaktiv markierten Caspaseinhibitoren an die aktivierten Caspasen mit daraus resultierendem Trapping erwartet werden kann bzw. durch Spaltung von Caspasesubstraten eine Anreicherung der entstehenden Metabolite messen (Haberkorn et al. 2001).

Der Transfer und die Expression von Suizidgenen in maligne Tumoren stellen einen viel versprechenden neuen Ansatz in der Tumortherapie auch für das Pleuramesotheliom dar. Suizidgene kodieren im Allgemeinen für Enzyme, die normalerweise nicht in Säugerzellen vorkommen und deren Aktivität ungif-

Zusammenfassung und Ausblick

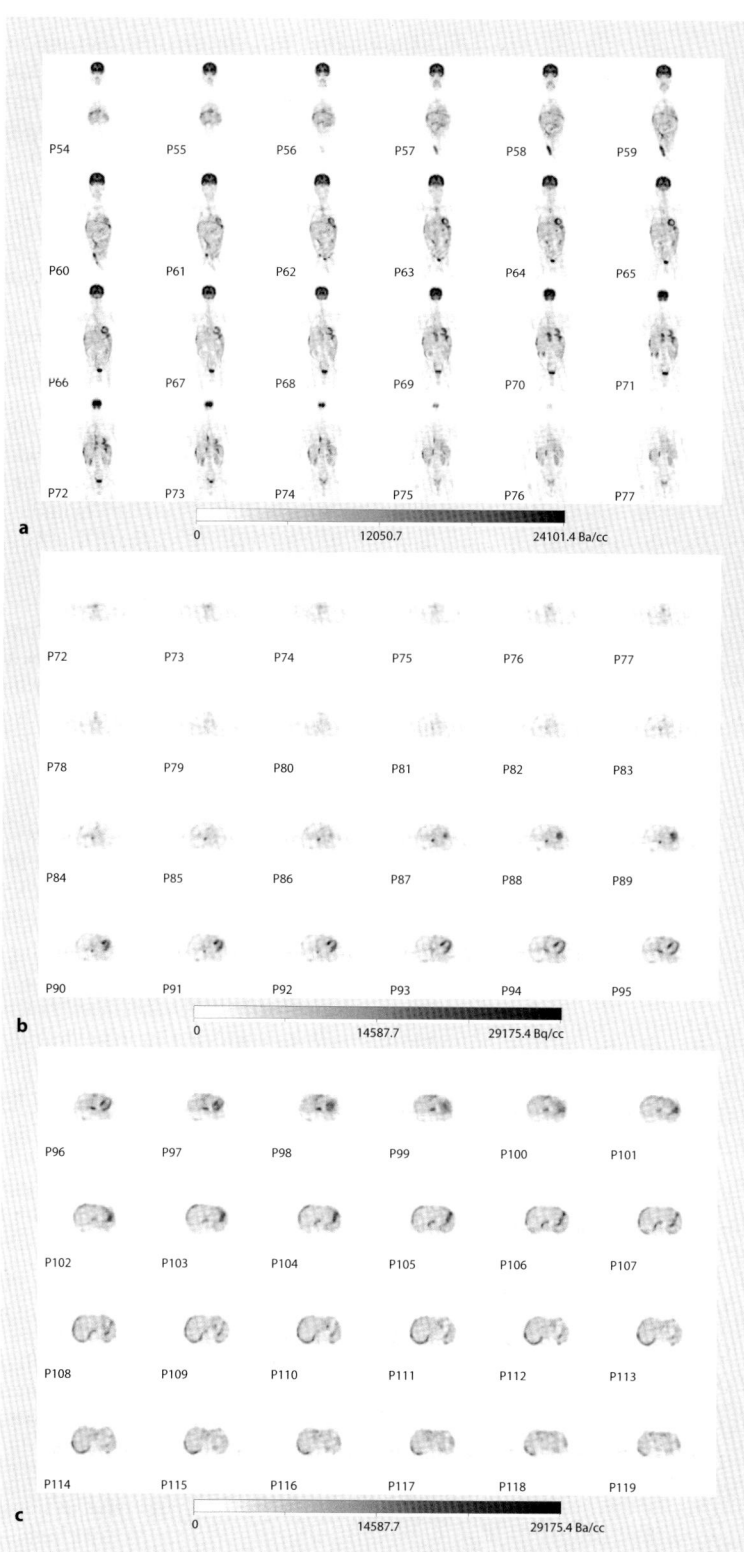

Abb. 3.1a–c. Koronare (**a**) und transversale (**b, c**) PET-Bilder (Transmission/Emission, Aufnahme im 3D-Modus) 60 min p.i. von 185 MBq ¹⁸FDG bei einem Patienten mit Pleuramesotheliom. Pleurale Tracer-Anreicherung beidseits des Thorax. Weiterhin kommt eine gesteigerte FDG-Aufnahme im Peritoneum und den Lymphknoten ventral der BWS zur Darstellung

tige bzw. relativ ungiftige Vorläufermedikamente (Prodrugs) in toxische Metaboliten umwandelt. Nach der gentechnischen Manipulation des Tumors führt die systemische Gabe der ungiftigen Substanz zur Produktion eines giftigen Stoffwechselprodukts mit Absterben von Tumorzellen. Die derzeit bekanntesten Suizidsysteme sind die Cytosin-Deaminase und die Herpes-simplex-Virus-Thymidin-Kinase (HSVtk).

Für die klinische Anwendung gentherapeutischer Ansätze sind nichtinvasive Verfahren nötig, die ein Abschätzen der Effizienz des Gentransfers erlauben. Dies schließt sowohl die Evaluation der Infektionseffizienz als auch die Verifikation eines erfolgreichen Gentransfers anhand der Transkription des übertragenen Gens ein. Diese Informationen können mit bildgebenden Verfahren erhalten und im Rahmen von Therapieplanung, Verlauf und als Indikator für die Prognose genutzt werden.

Das Prinzip der In-vivo-Darstellung der HSVtk-Aktivität wurde zuerst durch Saito et al. für die Erfassung der HSV-Enzephalitis demonstriert (Saito et al. 1982). Die HSVtk wandelt Gancyclovir in das negativ geladene Gancyclovir-Monophosphat um, das die Plasmamembran nicht nach außen durchdringen kann, mit der Folge einer Anreicherung des Gancyclovir-Metaboliten. Demnach müsste die Menge an angereichertem radioaktiv markiertem Gancyclovir das Ausmaß der im Tumor erreichten Enzymaktivität widerspiegeln. Aufnahmeversuche mit spezifischen Substraten für die HSVtk wie z. B. Gancyclovir zeigten einen zeitabhängigen Anstieg in HSVtk-exprimierenden Morris-Hepatomzellen und ein Plateau in den Kontrollzellen. Eine HPLC-Analyse der Lysate ergab nichtmetabolisiertes Gancyclovir in den Kontrollen und einen zeitabhängigen Anstieg an phosphoryliertem Gancyclovir in HSVtk-exprimierenden Zellen (Haberkorn et al. 1997). PET-Studien mit Tracer-Mengen an radioaktiv markierten spezifischen Substraten der HSVtk könnten deshalb zur Abschätzung der im Tumor induzierten Aktivität des Suizidenzyms eingesetzt werden. Erste In-vitro-Daten liegen für eine Rattenmesotheliomlinie (II-45) vor und zeigen eine zeitabhängige Zunahme der angereicherten Aktivität mit einer 4,5fach höheren Aktivität in den gentechnisch modifizierten Zellen als in den Kontrollzellen (Hustinx et al. 2001).

Die klinische Anwendung von experimentellen Ansätzen wie der Gentherapie mit Suizidgenen hängt jedoch stark von der Optimierung der verfügbaren Vektoren für den Gentransfer ab. Dies erfordert noch intensive Anstrengungen im Labor bzw. im Tierexperiment.

Literatur

Benard F, Sterman D, Smith RJ, Kaiser LR, Albelda SM, Alavı A. Metabolic imaging of malignant pleural mesothelioma with fluorodeoxyglucose positron emission tomography. Chest 1998; 114: 713–722

Benard F, Sterman D, Smith RJ, Kaiser LR, Albelda SM, Alavi A. Prognostic value of FDG PET imaging in malignant pleural mesothelioma. J Nucl Med 1999; 40: 1241–1245

Blankenberg FG, Katsikis PD, Tait JF et al. Imaging of apoptosis (programmed cell death) with ^{99m}Tc annexin V. J Nucl Med 1999; 40: 184–191

Blankenberg FG, Katsikis PD, Tait JF et al. In vivo detection and imaging of phosphatidylserine expression during programmed cell death. Proc Natl Acad Sci USA 1998; 95: 6349–6354

Blankenberg FG, Naumovski L, Tait JF, Post AM, Strauss HW. Imaging cyclophosphamide-induced intramedullary apoptosis in rats using ^{99m}Tc-radiolabeld annexin V. J Nucl Med 2001; 42: 309–316

Buchmann I, Guhlmann CA, Elsner K, Gfrorer W, Schirrmeister H, Kotzerke J, Buck A, Reske SN. F-18-FDG PET for primary diagnosis differential diagnosis of pleural processes. Nuklearmedizin 1999; 38: 319–322

Carretta A, Landoni C, Melloni G, Ceresoli GL, Compierchio A, Fazio F, Zannini P. 18-FDG positron emission tomography in the evaluation of malignant pleural diseases – a pilot study. Eur J Cardiothorac Surg 2000; 17: 377–383

Coppock DL, Pardee AB. Control of thymidine kinase mRNA during the cell cycle. Mol Cell Biol 1987; 7: 2925–2932

Flores RM, Akhurst T, Gonen M, Larson SM, Rusch VW Positron emission tomography defines metastatic disease but not locoregional disease in patients with malignant pleural mesothelioma. J Thorac Cardiovasc Surg 2003; 126: 11–16

Garcia MJ, Arbizu J, Ramirez JC, Robledo C, Domper M, Richter J. Extracardiac activity with Tl-201 in a pleural mesothelioma recurrence. Clin Nucl Med 1991; 16: 595

Gerbaudo VH, Sugarbaker DJ, Britz-Cunningham S, Di Carli MF, Mauceri C, Treves ST. Assessment of malignant pleural mesothelioma with (18)F-FDG dual-head gamma-camera coincidence imaging: comparison with histopathology. J Nucl Med 2002; 43: 1144–1149

Haberkorn U, Altmann A, Morr I et al. Gene therapy with herpes simplex virus thymidine kinase in hepatoma cells: uptake of specific substrates. J Nucl Med 1997; 38: 287–294

Haberkorn U, Bellemann ME, Gerlach L et al. Uncoupling of 2-fluoro-2-deoxyglucose transport and phosphorylation in rat hepatoma during gene therapy with HSV thymidine kinase. Gene Ther 1998; 5: 880–887

Haberkorn U, Kinscherf R, Krammer PH, Mier W, Eisenhut M. Investigation of a potential scintigraphic marker of apoptosis: radioiodinated Z-Val-Ala-DL-Asp(O-Methyl)-fluoromethyl ketone. Nucl Med Biol 2001; 28: 793–798

Haberkorn U, Strauss LG, Dimitrakopoulou A et al. PET studies of fluorodeoxyglucose metabolism in patients with recurrent colorectal tumors receiving radiotherapy. J Nucl Med 1991; 32: 1485–1490

Haberkorn U, Strauss LG, Dimitrakopoulou A et al. Fluorodeoxyglucose imaging of advanced head and neck cancer after chemotherapy. J Nucl Med 1993; 34: 12–17

Literatur

Haberkorn U, Ziegler SI, Oberdorfer F et al. FDG uptake, tumor proliferation and expression of glycolysis associated genes in animal tumor models. Nucl Med Biol 1994; 21: 827–834

Ho L, Sugarbaker DJ, Skarin AT. Malignant pleural mesothelioma. Cancer Treat Res 2001; 105: 327–373

Hustinx R, Shiue CY, Alavi A et al. Imaging in vivo herpes simplex virus thymidine kinase gene transfer to tumour-bearing rodents using positron emission tomography and [^{18}F]FHPG. Eur J Nucl Med 2001; 28: 5–12

Marom EM, Erasmus JJ, Pass HI, Patz EF Jr. The role of imaging in malignant pleural mesothelioma. Semin Oncol 2002; 29: 26–35

Mier W, Haberkorn U, Eisenhut M. [^{18}F]FLT; Portrait of a proliferation marker. Eur J Nucl Med 2002; 29: 165–169

Nishikimi T, Ochi H, Hirota K, Ikuno Y, Oku H, Takeuchi K, Takeda T. Primary pericardial mesothelioma detected by gallium-67 scintigraphy. J Nucl Med 1987; 28: 1210–1212

Ruiz Hernandez G, Garcia Garcia T, Azagra Ros Pet al. Pelvic and lumbar metastasis detected by bone scintigraphy in malignant pleural mesothelioma. Nuklearmedizin. 1999; 38: 68–71

Saito Y, Price R, Rottenberg DA, Fox JJ, Su TL, Watanabe KA, Philipps FA. Quantitative autoradiographic mapping of herpes simplex virus encephalitis with radiolabeled antiviral drug. Science 1982; 217: 1151–1153

Schneider DB, Clary-Macy C, Challa S et al. Positron emission tomo-graphy with F-18-fluorodeoxyglucose in the staging and preoperative evaluation of malignant pleural mesothelioma. J Thorac Cardiovasc Surg 2000; 120: 128–133

Sherley JL, Kelly TJ. Regulation of human thymidine kinase during the cell cycle. J Biol Chem 1988; 263: 8350–8358

Shields AF, Grierson JR, Dohmen BM et al. Imaging proliferation in vivo with [F-18]FLT and positron emission tomography. Nat Med 1998; 4: 1334–1336

Swayne LC, Hediger RG, Wolff M Bone scan detection of pelvic metastasis from pleural mesothelioma. Clin Nucl Med 1992; 17: 965–966

Teirstein AS, Chahinian P, Goldsmith SJ, Sorek M. Gallium scanning in differentiating malignant from benign asbestos-related pleural disease. Am J Ind Med 1986; 9: 487–494

Watanabe N, Shimizu M, Kameda K, Kanazawa T, Seto H. Thallium-201 scintigraphy in malignant mesothelioma. Br J Radiol 1999; 72: 308–310

Yamamoto T, Seino Y, Fukumoto H et al. Over-expression of facilitative glucose transporter genes in human cancer. Biochem Biophys Res Comm 1990; 170: 223–230

Yoshida S, Fukumoto M, Motohara T, Oobayashi K, Takada Y, Tsubota N, Sashikata T. Ga-67 tumor scan in malignant diffuse mesothelioma – comparison with CT and pathological findings. Ann Nucl Med 1999; 13: 49–54

Zhuang H, Pourdehnad M, Lambright ES et al. Dual time point ^{18}F-FDG PET imaging for differentiating malignant from inflammatory processes. J Nucl Med 2001; 42: 1412–1417

Zubeldia J, Abou-Zied M, Nabi H Evaluation of Patients with Known Mesothelioma with ^{18}F-Fluorodeoxyglucose and PET. Comparison with Computed Tomography. Clin Positron Imaging 2000; 3: 165

Neue Möglichkeiten der modernen Bildgebung für Diagnose und Stadieneinteilung

R. Eibel, S. Tuengerthal, S.O. Schönberg

Einleitung

Die Häufigkeit des malignen Pleuramesothelioms (MPM) ist im Vergleich zum Bronchialkarzinom gering, die Prognose für diese Krankheit ist in Abhängigkeit vom Stadium zum Zeitpunkt der Diagnosestellung schlecht bis infaust (Light 1995). Das MPM entwickelt sich aus den Mesotheliomzellen der Pleura und in selteneren Fällen aus entarteten Mesotheliomzellen des Perikards oder des Peritoneums. Die geschätzte jährliche Inzidenz liegt in den Vereinigten Staaten bei ca. 7–13 Fällen auf eine Million männliche Weiße. Da die berufliche Asbestexposition in den westlichen Ländern in den siebziger und achtziger Jahren ihren Höhepunkt hatte und angesichts der sehr langen Latenzzeit von 30–40 Jahren, wird in der nächsten Dekade (Walker et al. 1983; Connelly et al. 1987) ein Anstieg der jährlichen Inzidenzrate um mehr als 50%, das sind ca. 3000 neue Fälle erwartet. Anamnestisch lässt sich bei den meisten Pleuramesotheliomen eine meist berufsbedingte Asbestexposition evaluieren (Craighead 1987; Price 1997). Es entstanden zahlreiche Diskussionen über den relativen Risikoanteil der drei Hauptasbestarten Crocydolith, Amosit und Chrysotil (Blau-, Braun- und Weißasbest). Studien und Mortalitätsberichte, die sich zusammenfassend mit dem Kausalitätsrisiko der kumulativen Asbestexposition befassen, kommen zu dem Schluss, dass das Verhältnis des expositionsbedingten MPMs zu den drei risikoreichen kommerziellen Hauptasbestarten Chrysotil, Amosit und Crocydolith einem Verhältnis von 1:100:500 entspricht (Hodgson u. Darnton 2000). Bei der ausführlichen Anamneseerhebung eines Patienten sollten daher seine mögliche berufliche Exposition und eine detaillierte Staubanalyse berücksichtigt werden, um das für ihn bestehende Risiko für die Entwicklung eines MPMs einschätzen zu können. Etwa 8% der durch Arbeiten mit Asbest Erkrankten sterben an der Folgen der akuten respiratorischen Insuffizienz infolge der Asbestose. Darüber hinaus ist bemerkenswert, dass die Wahrscheinlichkeit für einen asbestexponierten Patienten, an dem MPM zu versterben, durchschnittlich 50% beträgt, verglichen mit durchschnittlich 18% eines nichtexponierten Patienten an einem anderen Malignom. Asbestexposition und Zigarettenrauchen wirken synergistisch und erhöhen die risikobedingte Krebsentwicklung um das 60fache im Vergleich zu einer entsprechenden Personengruppe von Nichtrauchern und nicht Asbestexponierten. Ein Zusammenhang zwischen Entstehen eines MPMs und inhalativem Zigarettenrauchen besteht aber nicht (Antman 1993; Hillerdal 1983; Mossman 1994; Pisani et al. 1988).

In manchen Regionen der Türkei, Griechenlands und Bulgariens ist der Erdboden durch einen äußerst hohen Gehalt an Asbestfasern belastet (Metintas et al. 2002). In seltenen Fällen wurde darüber hinaus die Entwicklung eines MPMs in Verbindung mit anderen krebserregenden Faktoren, therapeutischer Bestrahlung und intrapleural appliziertem Thoriumdioxid gebracht (Antman et al. 1993; Neugut et al. 1997; Pilatte et al. 2000).

Das MPM wird in drei histologische Unterarten eingeteilt: die erste und häufigste, die Epithelvariante ist für ihre bessere Prognose bekannt, die zweite ist die sarkomartige Form und die dritte ist das biphasische oder gemischte Mesotheliom, das sowohl epithelartige als auch sarkomartige Merkmale ausbildet.

Die Diagnose MPM wird oft erst 6 bis 8 Monate nach Auftreten der ersten Symptome gestellt (Senyigit et al. 2000). Dies liegt im Wesentlichen daran, dass die Symptome sehr unspezifisch sind und auch bei einer Vielzahl von Bagatellerkrankungen auftreten können. Die am häufigsten auftretenden Symptome bei Vorliegen eines MPMs sind Dyspnoe und nichtpleuritischer Brustkorbschmerz (Marom et al. 2002). Leider kommen daher die meisten Patienten erst in fortgeschrittenen Stadien der Erkrankung zum Arzt. Dann liegt die Lebenserwartung deutlich unter einem Jahr (De Pangher et al. 1993; Herndon et al. 1998; Ong et al. 1996). Wegen der zunehmenden Inzidenz des MPMs in Europa und den USA (Connelly et al. 1987; Peto et al. 1999) und wegen der sich entwickelnden viel versprechenden Therapiestrategien in den letzten Monaten und Jahren, ist das Interesse an pleuralen Tumoren erheblich gestiegen. Diese Therapiekonzepte bestehen aus multimodalen onkologischen Behandlungsansätze, in denen Methoden der Chirurgie, Radiotherapie und Chemotherapie kombiniert werden. Zudem gibt es experimentelle Therapieansätze wie immunmodulierende Therapien, gen- und photodynamische Therapien (Boutin et al. 1994; Sterman et al. 1998; Sugarbaker et al. 1999; Takita u. Dougherthy 1995).

Thoraxübersichtsradiographie

Die meisten Fälle von MPM werden auch heute noch primär auf den Thoraxaufnahmen in ein oder zwei Ebenen detektiert. Hierbei zeigt sich eine unilaterale Pleuraverdickung, meist begleitet von einem mäßigen bis ausgedehnten Pleuraerguss (Heller et al. 1970; Wechsler et al. 1984). 60% der Patienten weisen rechtsseitige Läsionen auf, während bei nur 5% eine beidseitige Erkrankung vorliegt. Die für ein MPM typische umschriebene pleurale Raumforderung oder diffuse, teilweise semizirkulär die Lunge ummauernde pleurale Verdickung muss nicht zwangsläufig mit einem Pleuraerguss vergesellschaftet sein. Andere Röntgenzeichen sind eine ipsilaterale Mediastinalverlagerung und ein unilateraler Verlust des Lungenvolumens infolge der Lungenkompression durch die Tumormassen. In späteren Stadien der Erkrankung können ossäre Destruktionen oder periostale Reaktionen an benachbarten Rippen oder Wirbelkörpern auftreten. Lymphknotenmetastasen, Lungenrundherde, Verdickungen der Lappenspalten und dystrophe Kalzifikationen der Lungenmetastasen sind seltener nachweisbar (Campbell u. Greenberg 1981; Hillerdal 1994; Miller et al. 1996). Einige jüngst publizierte Fallberichte zeigen, dass sich das MPM auch als ein lokalisierter Pleuratumor (Okamura et al. 2001), als ein spontaner Pneumothorax (Alkhuja et al. 2000) oder durch eine radikuläre Ausfallssymptomatik infolge einer Infiltration des Myelons (Rojas et al. 2001) manifestieren kann. Die Thoraxaufnahme kann das MPM in späteren Stadien der Krankheit erfassen, ist aber für eine frühe, sensitive und spezifische Diagnostik nicht geeignet (◘ Abb. 4.1a).

Computertomographie

Wenn auf den Thoraxübersichtsaufnahmen MPM-verdächtige Befunde erhoben werden können, ist die Computertomographie (CT) die nächste bildgebende Methode der Wahl (Marom et al. 2002). Dabei sollten vier verschiedene Begriffe bei Pleuraerkrankungen unterschieden werden: die Pleuraplaques, die diffuse Pleuraverdickung, Tumoren der Pleura sowie der Pleuraerguss.

Die Pleuraplaques sind Marker für eine stattgehabte Asbestexposition und Ausdruck einer pleuralen Asbestmanifestation. Sie stellen Ablagerungen von hyalinisierten Kollagenfasern in der parietalen Pleura dar, die meistens entlang des Rippenfells ab der sechsten bis zur neunten Rippe und entlang des Zwerchfells, hier vorwiegend im Bereich des Centrum tendineum zu finden sind. Mit Hilfe der CT können sie eindeutig von extrapleuralem Fett und von der endothorakalen Faszie unterschieden werden.

Verkalkungen werden in 20% der Fälle durch die Thoraxübersichtsaufnahme, aber in 50% der Fälle durch die Computertomographie und in sogar 80% der Fälle durch die morphologische Untersuchung des OP-Präparates oder die Obduktion identifiziert (Aberle u. Balmes 1991; Sargent et al. 1984; McLoud 1998). Manchmal können diese Plaques wie Tafelberge imponieren oder sie zeigen eine noduläre Konfiguration; teilweise finden sich Adhäsionen zur viszeralen Pleura sowie begleitende Verdichtungen im Lungenparenchym, z. B. pleuropulmonale Bänder.

Die diffuse Pleuraverdickung ist im Gegensatz zum Pleuraplaque eine unspezifische Reaktion der

Computertomographie

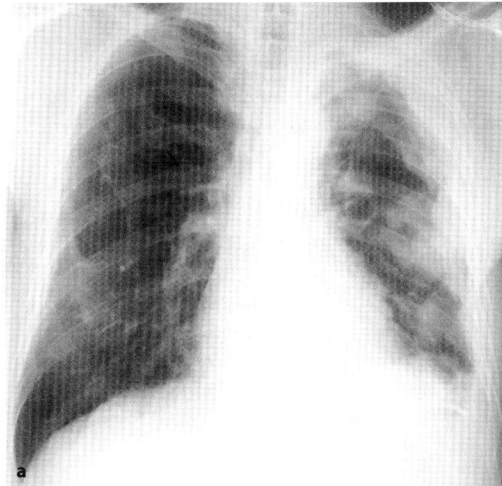

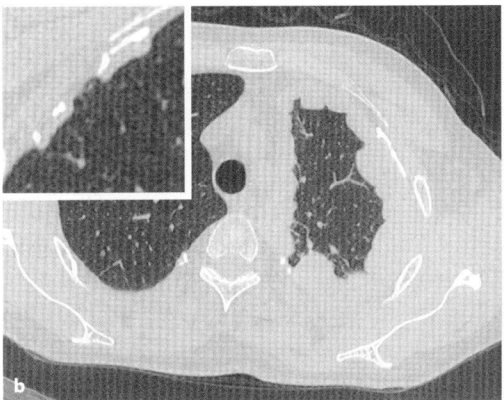

◘ **Abb. 4.1. a** Thoraxaufnahme im posteroanterioren Strahlengang. Typische Darstellung eines (histologisch nachgewiesenen) MPMs der linken Thoraxhälfte. **b** Typische kalzifizierte Pleuraplaques der rechten lateralen parietalen Pleura (Tafelbergkonfiguration) mit Detailansicht. MPM der linken Thoraxwand

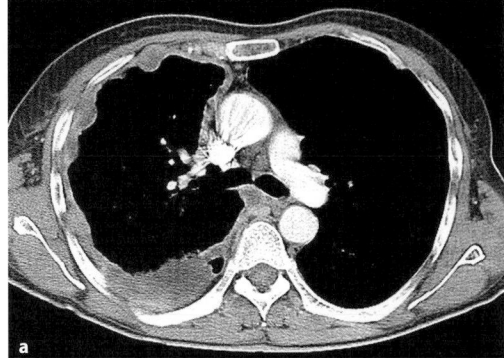

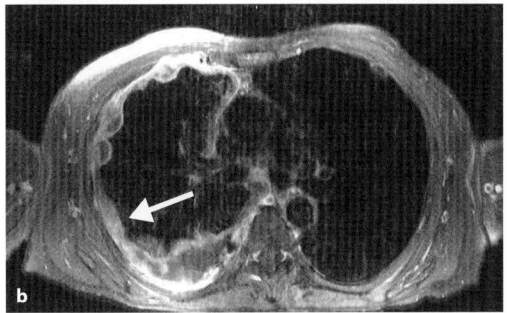

◘ **Abb. 4.2a,b.** 68-jähriger Patient mit Langzeitasbestexposition in der Anamnese. Diffuse Pleuraverdickung mit histologisch nachgewiesenem MPM der rechten Seite. CT (**a**) und korrespondierende Darstellung in der MRT (**b**; T2w-Sequenz). Begleitender Pleuraerguss rechts dorsal

Pleura als Antwort auf unterschiedliche Noxen. Das bedeutet, dass sie nicht pathognomonisch für eine Asbestexposition ist, was bei Fragen der Begutachtung berücksichtigt werden muss (Leung et al. 1990; Müller 1993). Entzündungen, Traumata, Neoplasien, Lungenembolien und Bestrahlungen können eine diffuse Pleuraverdickung verursachen. Diffuse Pleuraverdickungen betreffen nicht allein die parietale, sondern auch die viszerale Pleura. Primär sind die kostophrenischen Winkel obliteriert, bei einem weiteren Fortschreiten der Pleuraverdickung nach apikal kommt es zu narbigen Retraktionen der Lungenoberfläche mit restriktiven Einschränkungen in der Lungenfunktionsanalyse. Sogar die mediastinale Pleura kann durch die diffuse Pleuraverdickung betroffen sein. Die CT-Kriterien sind: Ausdehnung von mehr als 8 cm in kraniokaudaler Richtung, 5 cm im mediolateralen Querschnitt und eine Dicke von über 3 mm (Leung et al. 1990; Schwartz et al. 1990; ◘ Abb. 4.2).

Ein Pleuratumor ist eine lokale pleurale Raumforderung mit einem Durchmesser von mehr als 30 mm (Metintas et al. 2002). Die meisten Pleuratumore sind maligne, und in den meisten Fällen stellen sie eine metastatische Manifestation dar, in der weitaus geringeren Zahl eine maligne Primärerkrankung der Pleura (Shuman u. Libshitz 1984).

Mit Einführung der Dünnschicht- und insbesondere der Multidetektor-CT konnte die Detektionsrate von Pleuraläsionen erhöht werden. Zunächst sollte zwischen den o. g. vier Entitäten unterschieden werden. Aus therapeutischen und prognostischen Gründen stellt die Differenzierbarkeit zwischen einer gut- und einer bösartigen Läsion die größte Herausforderung an ein bildgebendes Verfahren dar. Zu diesem Thema wurden einige Studien durchgeführt, die sich mit der Aussagekraft verschiedener computer-

◻ **Tabelle 4.1.** CT-Befunde; Erguss, Größe, Ausdehnung und Konfiguration der Läsionen. *MPD* metastatic pleural disease, *ARBPD* asbestos-related benign pleural disease. (Mod. nach Metintas et al. 2002)

	MPM [%]	MPD [%]	Tuberkulose [%]	Empyem [%]	ARBPD [%]
Erguss	84	89	94	100	16
massiver Befall	30	42	16	–	–
mäßiger Befall	28	33	34	50	–
geringer Befall	25	14	44	50	16
Pleurale Ausdehnung					
Fokal	5	23	16	42	58
Diffus	20	44	69	58	37
schalenartig	70	15	9	–	5
Pleurale Verdickung					
Unregelmäßiger pleuropulmonaler Rand	26	39	38	23	68
Glatter pleuropulmonaler Rand	14	15	56	77	16
Einzelne, überlagernde Knoten	20	3	–	–	16
Multiple Knoten, zirkumferenziell die Lunge ummauernd	28	10	–	–	–
Basal gelegene pleurale Raumforderung	6	15	–	–	–
Nur pleuraler Erguss	5	18	6	–	–
Pleuraverdickung Größe <1 cm	59	17	25	39	53

◻ **Tabelle 4.2.** Beteiligung weiterer Thoraxstrukturen. (Mod. nach Metintas et al. 2002)

	MPM [%]	MPD [%]	Tuberkulose [%]	Empyem [%]	ARBPD [%]
Mediastinale Beteiligung					
Mediastinale Organe	22	10	–	–	–
Mediastinale Pleura	85	33	22	12	16
Perikardiale Beteiligung	25	15	–	–	–
Thoraxwand- beteiligung	22	5	–	–	–
Lymphadenopathie					
– hilär	16	26	13	8	–
– mediastinal	24	51	3	12	–
Zwerchfellbefall	29	5	–	–	–
Interlobuläre Lappenbeteiligung					
Unregelmäßige Verdickung	19	3	25	19	11
Knotige Struktur	13	3	–	–	–
Nur Erguss	1	–	13	–	–

Computertomographie

Tabelle 4.3. Sensitivität, Spezifität, P-Werte der charakteristischen CT-Merkmale anhand einer multivariate Analyse für die Differenzierung der häufig nachweisbaren Pleuraerkrankungen. (Mod. nach Metintas et al. 2002)

	Differenzierung zwischen MPM und MPD		Differenzierung zwischen MPM und benignen Pleuraerkrankungen		Differenzierung zwischen malignen und benignen Pleuraerkrankungen	
	Sensitivität	Spezifität	Sensitivität	Spezifität	Sensitivität	Spezifität
Pleuraschwarte	70	85	70	95	54	95
Knotige Struktur	–	–	48	96	38	96
Pleuraverdickung <1 cm	59	82	–	–	47	64
Mediastinale Pleurabeteiligung	85	67	85	83	70	83

tomographischer Kriterien in Bezug auf das Vorhandensein eines pleuralen Malignoms beschäftigten (Tabellen 4.1 bis 4.3). Unter Berücksichtigung dieser Literatur lassen sich mehrere CT-Zeichen charakterisieren: Die Pleuraverschwartung („pleural rind"), die Beteiligung der mediastinalen Pleura, die pleurale Knotenstruktur und die pleurale Verdickung um mehr als 1 cm sind eigenständige CT-Zeichen für die Differenzierung zwischen der malignen und benignen pleuralen Erkrankung. Mit Ausnahme der Pleuraverdickung um mehr als 1 cm haben alle eine hohe Spezifität. Werden eine oder mehrere dieser CT-Befunde nachgewiesen, kommt mit großer Wahrscheinlichkeit eine maligne Pleuraerkrankung in Betracht. Wichtig für eine benigne Pleuraerkrankung sind die kalzifizierten Pleuraplaques, die bei 78% der Fälle mit fortgeschrittener benigner, auf eine Asbestexposition zurückzuführende Pleuraerkrankung (ARBPD), aber lediglich in 15% der Fälle mit MPM festzustellen sind. Die Darstellung der subpleuralen Weichteilhypertrophie im Fettgewebe war ein zusätzlicher wichtiger, auf eine benigne Erkrankung hinweisender CT-Befund, der bei der Hälfte der Fälle nachgewiesen werden konnte. Eine Mediastinalinvasion oder ossäre Infiltration, ein transdiaphragmales Wachstum und die lymphogene Absiedlung oder das Auftreten von Metastasen in anderen Organen bei Vorliegen einer pleuralen Erkrankung sind eindeutige Zeichen der Malignität (Abb. 4.3). Die Mehrzeilen-CT bietet aber nicht nur eine verbesserte Detektionsrate der Pleuraerkrankungen durch die Möglichkeit der dünnen Schichten (4-mal 1 mm oder 16-mal 0,75 mm Schichtdicke). Gerade dieser hoch aufgelöste kontinuierliche Datensatz, im Spiralmodus akquiriert, bietet die Möglichkeit zu koronaren oder sagittalen Reformationen, die aufgrund der mittlerweile erreichten Isotropie des Bilddatensatzes, in ihrer Detailauflösung den axialen Bildern nicht mehr nachstehen. Dies kann die Beurteilung einer Mediastinalbeteiligung und der Infiltration der Sinus phrenicocostales erheblich erleichtern (Abb. 4.4).

Trotzdem ist die Wertigkeit der CT in mancher Hinsicht eingeschränkt; z. B. ist die Aussagekraft hinsichtlich der Zwerchfellinfiltration bei dem primär axialen Schichtverfahren begrenzt. Darüber hinaus weist die CT eine niedrige Sensitivität und Spezifität im Hinblick auf die korrekte Beurteilung eines Lymphknotenbefalls auf. Zwar sind Fernmetastasen selten, über eine intrathorakale lymphonoduläre Aussaat wird aber in 34–50% der Patienten berichtet (Ng et al. 1999; Rusch et al. 1988). Zur abschließenden Klärung der Genese einer pleuralen Erkrankung wird auch heute noch die Biopsie empfohlen (Marom et al. 2002).

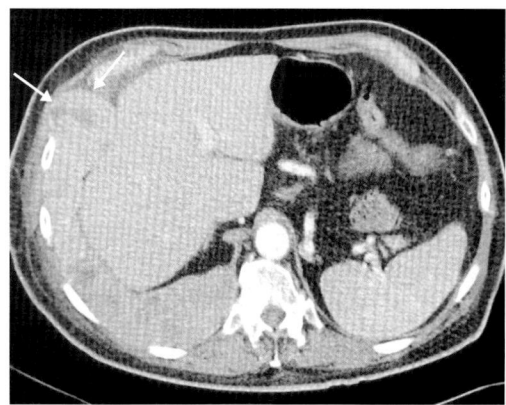

Abb. 4.3. Kontrastverstärkte CT. Diffuse knotige Pleuraverdickung. Histologisch nachgewiesenes MPM der rechten Seite. Infiltration der Thoraxwand (*weiße Pfeile*)

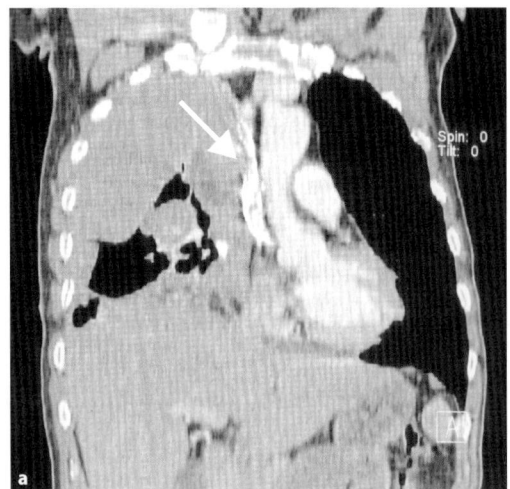

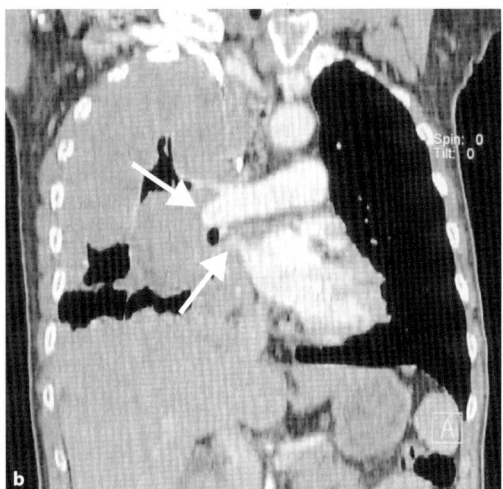

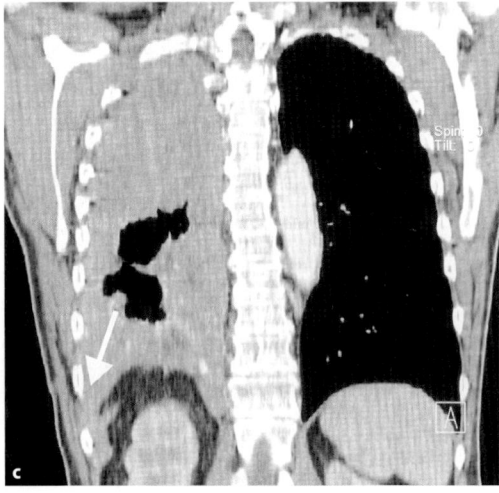

Magnetresonanztomographie (MRT)

Die Magnetresonanztomographie (MRT) ermöglicht die Bildakquisition in frei wählbaren Ebenen ohne ionisierende Strahlung. Im Gegensatz zur Thoraxübersichtsaufnahme und CT erzeugt sie eine signifikant bessere Weichteilauflösung bereits ohne die intravenöse Applikation von Kontrastmittel. Nachteile der MRT-Technik sind: eine längere Untersuchungsdauer, die niedrigere Ortsauflösung, die Bewegungsartefakte bei Patienten mit Atemnot und die Suszeptibilitätsartefakte. Letztere resultieren aus dem stark differierenden Protonengehalt des Tumorgewebes und dem direkt angrenzenden protonenarmen Lungenparenchym. Aus diesen Gründen haben bis jetzt manche Untersucher die MRT für eine genauere Bestimmung der lokalen Tumorausdehnung nur bei ausgewählten Patienten empfohlen, bei denen ggf. eine operative Resektion des MPMs in Frage kommt (Marom et al. 2002). Ein Hochfeld-Gerät (1,5 Tesla), eine Phased-array-Oberflächenspule in Kombination mit Atemanhalte- oder atemgetriggerten Sequenzen sind gegenwärtig „state of the art". Mit der Einführung neuer technischer Entwicklungen, wie die parallele Bildgebung, können die Akquisitionszeiten wesentlich reduziert werden.

Betrachtet man die Studien, die verschiedene Atemanhaltesequenzen vergleichen, wie die FLASH-Sequenz (T1 2D, „fast low angle shot") mit und ohne Kontrastmittel, die FISP-Sequenz (T2, „true fast imaging with steady state precession") sowie die HASTE-Sequenz (T2, „half-fourier acquisition single-shot turbo-spin-echo"), kann man sagen, dass die meisten Läsionen durch eine kontrastverstärkte 2D-FLASH-Sequenz abgebildet werden können. Pleuraergüsse lassen sich mittels T2-gewichteter fettunterdrückter HASTE-Sequenzen genauer darstellen als mittels konstrastverstärkter T1-fettunterdrückter Sequenzen. Die ◘ Tabelle 4.4 (übernommen aus einer Studie von Knuutila) beschreibt die Detektionsraten von Pleuraläsionen mittels CT und MRT bei verschiedenen symptomatischen Patientengruppen. Darüber hinaus hat die MRT ihren Nutzen bei der Frage nach einer Spinalkanalinfiltration, die eine Komplikation mit hoher Morbiditätsrate darstellt.

◘ Abb. 4.4a–c. Kontrastverstärkte CT. Mediastinalinfiltration und Einwachsen des MPMs in den rechten Recessus costodiaphragmalis und das Mediastinum mit Kompression der rechten A. pulmonalis (*weiße Pfeile*)

Magnetresonanztomographie (MRT)

Tabelle 4.4. Detektion in % der Läsionen bei verschiedenen diagnostischen Gruppen mittels CT und MRT (CeT1fs). (Nach Knuuttlila et al. 2001)

	Mesotheliome		Andere Malignome		Benigne Pleuraerkrankungen	
	CT	MRT	CT	MRT	CT	MRT
Pleuraveränderungen						
Pleuraerguss	94	97	61	72	79	86
Glatte Verdickung der Pleura	50	94	50	67	71	57
Pleurales Enhancement	97	97	61	78	79	57
Fokale Pleuraverdickung	75	89	56	61	43	21
KM-Enhancement der fokalen Pleuraverdickung	75	81	44	61	46	38
Pleurakalzifikationen	42	8	56	24	64	29
Fokale Verdickung der interlobären Fissuren	58	72	50	22	14	21
KM-Enhancement der Lappenspalten	39	86	0	33	7	21
Tumorbefall						
Zwerchfellbefall	36	75	6	28	0	28
Ausdehnung durch das Zwerchfell in das Peritoneum	22	19	6	6	0	7
Ausdehnung durch die Pleura in das Lungenparenchym	28	44	17	39	7	21
Befall des mediastinalen Fetts und der Mediastinalorgane	33	61	0	11	0	14
Thoraxwandbefall	22	69	33	44	0	14
Perikardiale Verdickung	36	50	6	0	0	0
Tumorwachstum in die kontralaterale Seite	14	25	0	6	0	0
Ossärer Befall	3	11	17	39	0	0
Lymphknoten						
Mediastinale LK N1	14	3	11	12	0	0
Mediastinale LK N2	25	47	17	29	0	28
Mediastinale LK N3	0	22	11	6	0	0

Bei den Patienten, die möglicherweise für eine chirurgische Intervention infrage kommen und bei denen die CT nicht konklusiv hinsichtlich der Tumorausdehnung ist, kann die MRT zusätzliche Informationen für die Planung oder auch die Vermeidung eines chirurgischen Eingriffes liefern. Dies reduziert auch die andernfalls notwendige intraoperative Exploration des Situs und kann dem Operateur wichtige Hinweise für die Durchführung des Eingriffs liefern (Heelan et al. 1999; Patz et al. 1992).

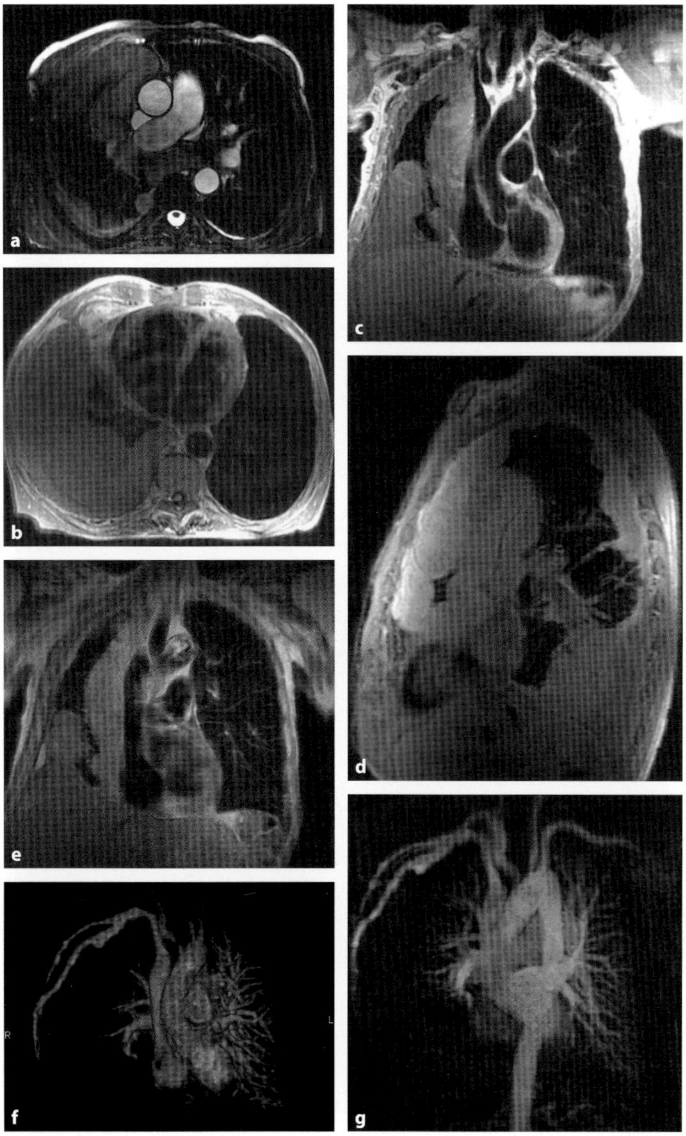

Abb. 4.5a–g. MRT-Darstellung eines histologisch nachgewiesenen MPMs des rechten Hemithorax. Darstellung mit CINE True FISP (**a**), nicht-KM-verstärkte T1-w axial, koronar und KM-verstärkte T1 sagittal (**b–d**), T2-w HASTE koronar (**e**), KM-Angio (farbig rekonstruiertes Volume rendering, **f**) und perfusionsgewichtetes Bild (weitgehendes Ausschalten der rechtsseitigen pulmonalen Perfusion durch die Tumorkompression der Lunge, **g**)

Im Hinblick auf die Aussagekraft bei der Differenzierung zwischen N1- und N2-Läsionen, ergibt sich für beide Modalitäten eine Genauigkeit von lediglich etwa 50%. Bedeutende Unterschiede zwischen CT und MRT wurden bei den beiden folgenden Fragestellungen gesehen: Zwerchfellinfiltration (CT-Genauigkeit 55%, MRT-Genauigkeit 82%, p=0,01) und Infiltration der endothorakalen Faszie (CT-Genauigkeit 46%, MRT-Genauigkeit 69%, p=0,05; Marom et al. 2002) (Abb. 4.5).

Die Ergebnisse mehrerer vergleichender Analysen zusammengefasst lauten, dass die MRT, besonders die triplanare kontrastverstärkte T1-gewichtete fettunterdrückte 2D-FLASH-Sequenz (CeT_1fs) mehr Informationen als die kontrastverstärkte CT liefert. Die fokale Verdickung der Pleura und der Lappenspalten sind Frühzeichen einer malignen Pleuraerkrankung. Klinisch wertvoll ist das MRT-Verfahren hinsichtlich der Differenzierung des Pleuramesothelioms von anderen malignen oder benignen Pleuraerkrankungen (Knuuttlila et al. 2001).

Positronenemissionstomographie (PET)

CT- und MRT-Bildgebung basieren in erster Linie auf morphologischen Kriterien, was eine eingeschränkte Genauigkeit bei der Differenzierung zwischen benignen und malignen pleuralen Erkrankungen zur Folge hat. Insbesondere bei der Differenzierung zwischen Fibrose und neoplastischem Residualgewebe nach einer stattgehabten Behandlung und v. a. auch bei der Identifizierung eines Tumorrezidives reichen morphologische Parameter oft zur eindeutigen Klassifikation nicht aus (Gorich et al. 1990). Ein weiterer Gesichtspunkt ist die geringe Sensitivität und Spezifität morphologischer Methoden hinsichtlich der Evaluation, ob eine Tumorinfiltration von mediastinalen Lymphknoten vorliegt oder ob eine Fernmetastasierung stattgefunden hat (Bénard et al. 1998; Rusch et al. 1988). So sind Verbesserungen zwingend notwendig, die eine validere Detektion und Einordnung von Lokal- und Fernmetastasen ermöglichen. Damit ließen sich dann die Patienten identifizieren, die am besten von den aggressiven kombinierten Behandlungsverfahren profitierten (Schneider et al. 2000).

Die metabolisch sehr aktiven Zellen eines Malignoms weisen eine gesteigerte Aufnahme der glukoseanalogen, positronenemittierenden F18-Fluorodeoxyglukose (FDG) auf. Auf dieser Tatsache basiert ihr weit verbreiteter Einsatz bei der PET-Bildgebung und sie ermöglicht die Differenzierung von benignen und neoplastischen Läsionen. Die PET wird mittlerweile häufig bei der Beurteilung von Lungentumoren, insbesondere des Bronchialkarzinoms eingesetzt (Carretta et al. 2000; Valk et al. 1995).

In einer vor wenigen Jahren veröffentlichten Studie von Schneider et al. (2000) weisen alle 18 MPMs eine signifikante Aktivitätsbelegung in der FDG-PET auf. Die Beteiligung sowohl der Lappenspalten als auch des Zwerchfells wurde eindeutig durch die PET nachgewiesen. Darüber hinaus wurde bei 4 Patienten eine Anreicherung der FDG in mediastinalen Lymphknoten gesehen. Andererseits wurde bei 14 Patienten keine Beteiligung der mediastinalen Lymphknoten gefunden. Bei 12 Patienten konnten die Ergebnisse durch die nachgeschaltete histopathologische Untersuchung bestätigt werden. Die CT war im Hinblick auf die Lymphknotenbeteiligung bei nur 2 von 4 Patienten korrekt (◘ Tabelle 4.5). Mit der PET konnte das Fehlen oder das Vorhandensein einer Lymphknoten- oder Fernmetastasierung bei 16 (89%) von 18 Patienten richtig bestimmt werden. Bei 2 Patienten war der erhöhte FDG-Uptake durch benigne entzündliche Erkrankungen falsch-positiv (Schneider et al. 2000).

◘ Tabelle 4.5. Validität der PET- und CT-Untersuchungsverfahren bei der Detektion mediastinaler Lymphknoten oder einer Fernmetastasierung. (Nach Schneider et al. 2000)

	CT	PET
Richtig-positiv	3	5
Richtig-negativ	5	9
Falsch-positiv	4	2
Falsch-negativ	4	0

Diese Ergebnisse entsprechen den Berichten von Bénard et al. Sie fanden bei der Identifizierung von MPM eine Sensitivität und Spezifität von 91 bzw. 100% für das PET-Verfahren (Bénard et al. 1998).

Einige Nachteile der PET-Szintigraphie sind, dass sie das Ausmaß der Ausbreitung in die Thoraxwand, das Perikard oder das Zwerchfell nicht zuverlässig genug bestimmt. Gegenwärtig sollte der CT und MRT wegen der überlegenen anatomische Detailerkennung der Vorzug gegeben werden, die PET ist zurzeit ein additives Verfahren (Schneider et al. 2000). Zu falsch-positiven Ergebnissen kann es bei der PET-Szintigraphie durch die Aufnahme von FDG in stoffwechselaktive Entzündungsherde kommen (Patz et al. 1993).

Staging

Eine korrekte histologische Diagnose, ein vollständiges und valides Tumorstaging sowie die Differenzierung zwischen Residualtumor und Pleurafibrose sind essentiell für die Beurteilung neuer Therapiestrategien. In den vorangegangenen Abschnitten wurden Möglichkeiten, Vorteile und Nachteile der verschiedenen bildgebenden Verfahren beschrieben. Zahlreiche MPM-Stagingverfahren wurden in der Literatur vorgestellt, um Aussagen über die Prognose bzw. Überlebensraten zu machen.

Butchard und Mitarbeiter hatten 1976 ein Schema vorgeschlagen, das in den nächsten Jahren verwendet wurde. Allerdings war es ungenau in Bezug auf die Lymphknotenbeteiligung und die Thoraxwandinfiltration (◘ Tabelle 4.6).

Die Internationale Vereinigung gegen Krebs – UICC – führte 1990 zum ersten Mal ein Stagingsystem auf der Basis der TNM-Standardnormen ein, das für viele andere Tumorarten Verwendung findet. Rusch

◘ **Tabelle 4.6.** Butcharts Stagingschema für maligne Pleuramesotheliome (Butchart et al. 1976)

Stufe	Beschreibung der Beteiligung
I	In der parietalen Pleura eingekapselter Tumor
II	Tumorbefall der Thoraxwand oder der Mediastinalstrukturen
III	Tumorbefall des Zwerchfells mit Beteiligung des Peritoneums; Beteiligung der kontralateralen Pleura. Lymphknotenbeteiligung außerhalb des Thorax
IV	Hämatogene Fernmetastasen

◘ **Tabelle 4.7.** Stagingschema der IMIG für maligne Mesotheliome. (Nach Rusch 1995)

NM	Beschreibung der Beteiligung
T1a	Tumorlokalisation beschränkt auf die ipsilaterale parietale, mediastinale und diaphragmale Pleura
T1b	Tumorbeteiligung der ipsilateralen parietalen, mediastinalen und diaphragmalen Pleura, mit Ausbreitung des Tumors auf die viszerale Pleura
T2	Tumorbeteiligung beider ipsilateralen Pleurablätter kombiniert mit Zwerchfellinfiltration, konfluierendem viszeralen Pleuratumor, oder Ausdehnung in das angrenzende Lungenparenchym
T3	Tumorbeteiligung beider ipsilateralen Pleurablätter kombiniert mit Beteiligung der endothorakalen Faszie, Ausbreitung in das mediastinale Fettgewebe, resezierbarer Thoraxwandeinzelfokus, oder nichttransmurale Perikardinfiltration (Lokal fortgeschrittener aber resezierbarer Tumor)
T4	Tumorbeteiligung beider ipsilateralen Pleurablätter kombiniert mit diffuser Ausbreitung in die Thoraxwand, Direktausbreitung in das Peritoneum, Spinalkanal, Mediastinalorgane, kontralaterale Pleura, innere Oberfläche oder das Perikard oder Myokard. (Lokal fortgeschrittener, nichtresezierbarer Tumor)
N0	Keine lokalen Lymphknotenmetastasen
N1	Metastasen der ipsilateralen bronchopulmonalen oder hilären Lymphknoten
N2	Metastasierung in die subkarinalen oder ipsilateralen Mediastinallymphknoten
N3	Metastasen in die kontralateralen mediastinalen oder der Mammaria-interna-Lymphknoten, sowie in die supraklavikulären Lymphknoten
Mx	Das Vorhandensein von Fernmetastasen kann nicht beurteilt werden
M0	Keine Fernmetastasen
M1	Fernmetastasen vorhanden
Einstufungsklassen	
Ia	T1a N0 M0
Ib	T1b N0 M0
II	T2 N0 M0
III	Jedes T3M0, jedes N1M0, jedes N2M0
IV	Jedes T4, jedes N3, jedes M1

aus der Internationalen Arbeitsgruppe für Mesotheliome (IMIG) schlug 1995 ein modernisiertes Stagingsystem, basierend auf einer genaueren anatomischen Beschreibungen des Primärtumors und der Tumorausbreitung vor. Dieses Stagingschema war dazu bestimmt, den geeigneten Rahmen für eine Bewertung prospektiver klinischer Studienergebnisse infolge neuer Behandlungsmöglichkeiten zu schaffen (Rusch 1995; ◘ Tabelle 4.7).

Zusammenfassung

Das MPM ist ein im Vergleich zum Bronchialkarzinom seltenes Neoplasma mit ungünstiger Prognose. Die Inzidenz ist in den letzten Jahren progredient, der Peak des asbestassoziierten MPMs steht noch bevor. Durch aggressive kombinierte Therapieverfahren konnte das Überleben in den letzten Jahren jedoch wesentlich verlängert werden.

Die CT-Merkmale des MPMs sind zwar charakteristisch, aber nicht pathognomonisch. Eine Vielzahl benigner und maligner Erkrankungen kann Pleuraveränderungen in der bildgebenden Diagnostik verursachen. Deswegen hängt die endgültige Diagnose eines MPM weitgehend von der histopathologischen Untersuchung nach erfolgter Biopsieentnahme ab. Andererseits kann die CT sehr hilfreich in der Differenzierung pleuraler Erkrankungen sein. Es gibt mehrere Befunde, die auf eine maligne Erkrankung hinweisen, andererseits lassen sich CT-Kriterien definieren, die eher für das Vorliegen einer benignen Pleuraerkrankung sprechen. In manchen Fällen reicht die CT-Bildgebung für die Diagnosestellung eines MPM aus (Metintas et al. 2002).

Die MRT hat ihren Nutzen bei der Differenzierung des MPM von anderen malignen oder benignen Pleuraerkrankungen. Insbesondere die kontrastverstärkte T1-gewichtete fettunterdrückte 2D-FLASH-Sequenz in 3 Ebenen ist der kontrastverstärkten CT in der Evaluation von Pleuratumoren überlegen. Dies trifft besonders für die Beurteilung eines lokal invasiven Wachstums zu. Trotzdem ist die Evaluation eines N1-Lymphknotenbefalls mittels MRT nicht zuverlässig genug (Knuuttlila et al. 2001).

Die PET-Szintigraphie erzeugt Bilder aufgrund des biologischen Verhaltens von Gewebe und ist besonders wertvoll, um zwischen benignen und malignen pleuralen Prozessen zu unterscheiden. Die PET ermöglicht die nichtinvasive Statusbeurteilung mediastinaler Lymphknoten und einer extrathorakalen Metastasierung. Nichtmaligne Prozesse können gelegentlich zu falsch-positiven Ergebnisse führen, sodass eine pathologische Aktivitätsbelegung in der PET auf jeden Fall einer weiteren Abklärung bedarf. Bei Vorliegen eines negativen PET-Scans ist ein MPM sehr unwahrscheinlich (Schneider et al. 2000).

Literatur

Aberle DR, Balmes JR. Computed tomography of asbestos-related parenchymal and pleural diseases. Clin Chest Med 1991; 12: 115–131

Alkhuja S, Miller A, Mastellone AJ et al. Malignant pleural mesothelioma presenting as spontaneous pneumothorax: A case series and review. Am J Ind Med 2000; 38: 219–223

Antman KH, Pass HI, Li FP et al. Benign and malignant mesothelioma, cancer. In: Principles and practice of oncology, 4th edn 1993; 1489–1508

Antman KH. Natural history and epidemiology of malignant mesothelioma. Chest 1993; 103 (Suppl 4): 373–376

Bénard F, Sterman D, Smith RJ et al. Metabolic imaging of malignant pleural mesothelioma with fluorodeoxyglucose positron emission tomography. Chest 1998; 114: 713–722

Boutin C, Nussbaum E, Monnet I et al. Intrapleural treatment with recombinant gamma-interferon in early stage malignant pleural mesothelioma. Cancer 1994; 74: 2460–2467

Butchart EG, Ashcroft T, Barnsley WC et al. Pleuropneumectomy in the management of diffuse malignant mesothelioma of the pleura: Experience with 29 patients. Thorax 1976; 31: 15–24

Campbell GD, Greenberg SD. Pleural mesothelioma with calcified liver metastases. Chest 1981; 79: 229–230

Carretta A, Landoni C, Melloni G et al. 18-FDG positron emission tomography in the evaluation of malignant pleural disease – a pilot study. Eur J Card Thorac Surg 2000; 17: 377–383

Connelly RR, Spirtas R, Myers MH et al. Demographic patterns for mesothelioma in the United States. J Natl Cancer Inst 1987; 78: 1053–1060

Craighead JE. Current pathogenetic concepts of diffuse malignant mesothelioma. Hum Pathol 1987; 18: 544–557

De Pangher MV, Manzini V, Brollo A et al. Prognostic factors of malignant mesothelioma of the pleura. Cancer 1993; 72: 410–417

Gorich J, Beyner-Enke SA, Flentje M et al. Evaluation of recurrent bronchogenic carcinoma by computed tomography. Clin Imag 1990; 14: 131–137

Heelan RT, Rusch VW, Begg CB et al. Staging of malignant pleural mesothelioma: Comparison of CT and MR imaging. AJR Am J Roentgenol 1999; 172: 1039–1047

Heller RM, Janower ML, Weber AL. The radiologic manifestations of malignant pleural mesothelioma. Am J Roentgenol Radium Ther Nucl Med 1970; 108: 53–59

Herndon JE, Green MR, Chahinian AP et al. Factors predictive of survival among 337 patients with mesothelioma treated between 1984 and 1994 by the Cancer and Leukemia Group B. Chest 1998; 113: 723–731

Hillerdal G. Malignant mesothelioma 1982: Review of 4710 published cases. Br J Dis Chest 1983; 77: 321–343

Hillerdal G. Pleural plaques and risk for bronchial carcinoma and mesothelioma. A prospective study. Chest 1994; 105: 144–150

Hodgson JT, Darnton A. The quantitative risks of mesothelioma and lung cancer in relation to asbestos exposure. Ann Occup Hyg 2000; 44: 565–601

Knuuttlila A, Kivisaari L, Kivisaari A et al. Evaluation of pleural disease using MR and CT. With special reference to malignant pleural mesothelioma. Acta Radiol 2001; 42: 502–507

Leung AN, Müller NL, Miller RR. CT in differential diagnosis of diffuse pleural disease. Am J Roentgenol 1990; 154: 487–492

Light RW. Pleural diseases. Lea and Febiger, Philadelphia, 1995; 117–128

Marom EM, Erasmus JJ, Pass HI et al. The role of imaging in malignant pleural mesothelioma. Sem Oncol 2002; 29: 26–35

McLoud TC. CT and MR in pleural disease. Clin Chest Med 1998; 19: 261–276

Metintas M, Ucgun I, Elbek O et al. Computer tomography features in malignant pleural mesothelioma and other commonly seen pleural diseases. Eur J Radiol 2002; 41: 1–9

Miller BH, Rosado-de-Christenson ML, Mason AC. et al. From the archives of the AFIP. Malignant pleural mesothelioma: Radiologic-pathologic correlation. Radiographics 1996; 16: 613–644

Mossman BT. Carcinogenesis and related cell and tissue responses to asbestos: a review. Ann Occup Hyg 1994; 38: 617–624

Müller NL. Imaging of the pleura. Radiology 1993; 186: 298–309

Neugut AI, Ahsan H, Antman KH. Incidence of malignant mesothelioma after thoracic radiotherapy. Cancer 1997; 80: 948–950

Ng CS, Munden RF, Libshitz HI: Malignant pleural meso-thelioma: The spectrum of manifestations on CT in 70 cases. Clin Radiol 1999; 54: 415–421

Okamura H, Kamei T, Mitsuno A et al. Localized malignant mesothelioma of the pleura. Pathol Int 2001; 51: 654–660

Ong ST, Vogelzang NJ. Chemotherapy in malignant pleural mesothelioma. A review. J Clin Oncol 1996; 14: 1007–1017

Patz EF Jr, Lowe VJ, Hoffmann JM et al. Focal pulmonary abnormalities: evaluation with F-18 fluorodeoxyglucose PET scanning. Radiology 1993; 188: 487–490

Patz EF Jr, Shaffer K, Piwnica-Worms DR et al. Malignant pleural mesothelioma: value of CT and MR imaging in predicting respectability. AJR Am J Roentgenol 1992; 159: 961–966

Peto J, Recarli A, La Vecchia C et al. The European mesothelioma epidemic. Br J Cancer 1999; 79: 666–672

Pilatte Y, Vivo C, Renier A et al. Absence of SV40 large T-antigen expression in human mesothelioma cell lines. Am J Respir Cell Mol Biol 2000; 23: 788–793

Pisani RJ, Colby TV, Williams DE. Malignant mesothelioma of the pleura. Mayo Clin Proc 1988; 63: 1234–1244

Price B. Analysis of current trends in United States mesothelioma incidence. Am J Epidemiol 1997; 145: 211–218

Rojas JL, Alfageme I, De la Cruz I et al. Radicular involvement and medullary invasion from a malignant mesothelioma. Respiration 2001; 68: 106–108

Rusch VW, Godwin JD, Shuman WP. The role of computed tomography scanning in the initial assessment and the follow-up of malignant pleural mesothelioma. J Thorac Cardiovasc Surg 1988; 96: 171–177

Rusch VW. A proposed new international TNM staging system for malignant pleural mesothelioma. From the International Mesothelioma Interest Group. Chest 1995; 108: 1122–1128

Sargent EL, Boswell WD, Ralls PW et al. Subpleural fat pads in patients exposed to asbestos: Distinction from noncalcified pleural plaques. Radiology 1984; 152: 273–277

Schneider DB, Clary-Macy C, Challa S et al. Positron emission tomography with F18-fluorodeoxyglucose in the staging and preoperative evaluation of malignant pleural mesothelioma. J Thorac Cardiovasc Surg 2000; 120: 128–133

Schwartz DA, Fourtes LJ, Galvin JR et al. Asbestos-induced pleural fibrosis and impaired lung function. Am Rev Respir Dis 1990; 141: 321–326

Senyigit A, Bayram H, Babayigit C et al. Malignant pleural mesothelioma caused by environmental exposure to asbes-tos in the southeast of turkey: CT findings in 117 patients. Clin Invest Resp 2000; 67: 615–622

Shuman LS, Libshitz HI. Solid pleural manifestations of lymphoma. AJR Am J Roentgenol 1984; 142: 269–273

Sterman DH, Treat J, Litzky LA et al. Adenovirus-mediated herpes simplex virus with thymidine kinase/gancicolvir gene therapy in patients with localized malignancy: results of a phase I clinical trial in malignant mesothelioma. Hum Gene Ther 1998; 9: 1083–1092

Sugarbaker DJ, Flores RM, Jaklitsch MT et al.: Resection margins, extrapleural nodal status, and cell type determine postoperative long-term survival in trimodality therapy of malignant pleural mesothelioma: results in 183 patients. J Thorac Cardiovasc Surg 1999; 117: 54–63

Takita H, Dougherthy TJ. Intracavitary photodynamic therapy for malignant pleural mesothelioma. Semin Surg Oncol 1995; 11: 368–371

Valk PE, Pounds TR, Hopkins DM et al. Staging non-small cell lung cancer by whole-body positron emission tomographic imaging. Ann Thorac Surg 1995; 60: 1573–1582

Walker AM, Loughlin JE, Friedlander ER et al. Projections of asbestos-related disease 1980–2009. J Occup Med 1983; 25: 409–425

Wechsler RJ, Rao VM, Steiner RM. The radiology of thoracic malignant mesothelioma. Crit Rev Diagn Imaging 1984; 20: 283–310

Möglichkeiten der endoskopischen Diagnostik

F.J.F. Herth

Die heute in der Pneumologie am häufigsten angewandte endoskopische Methode ist die Untersuchung mit dem Fiberbronchoskop. Die technischen Möglichkeiten sind seit der Einführung des starren Bronchoskops durch Killian im Jahr 1897 erheblich verbessert worden; das Risiko für die Patienten ist heute minimal. Während noch bis 1960 die Bronchoskopie weitgehend aus therapeutischen Gründen zur Fremdkörperentfernung und bei Untersuchungen im Rahmen der Tuberkulosediagnostik durchgeführt wurde, ist sie heutzutage ein Instrument zur Diagnostik aller bronchopulmonalen Erkrankungen geworden.

Die Indikation zur Bronchoskopie stellt sich in den meisten Fällen bei krankhaften Röntgenbefunden oder bei Beschwerden, die eine schwerwiegende Lungenerkrankung vermuten lassen. Eine der häufigsten Indikationen ist der radiologische Verdacht auf ein Bronchialkarzinom. Auch bei Vorliegen einer sog. einseitig hellen Lunge ist an einen zentralen Bronchialtumor, im Kindesalter aber auch an eine Fremdkörperaspiration, zu denken. Einen der häufigeren röntgenologischen Befunde stellen auch interstitielle Lungenerkrankungen, ungeklärte Lungeninfiltrate oder der Verdacht auf eine Tuberkulose dar.

Eine besonders häufige Indikation ist beispielsweise die Hämoptoe, auch wenn sich röntgenologisch keine pathologischen Veränderungen finden. Auch wenn ein Tumor oder eine schwerwiegende Erkrankung bei Hämoptoe nicht oft vorkommen, sollte jeder Patient mit einer Hämoptoe bronchoskopisch untersucht werden. Eine weitere Indikation zur Bronchoskopie stellt eine Dyspnoe mit begleitendem Stridor dar. Gelegentlich wird ein Asthma bronchiale durch einen zentralen stenosierenden Tumor vorgetäuscht. Bei diesen Patienten ist das fehlende Ansprechen auf Bronchospasmolytika und oft eine Lageabhängigkeit der Beschwerden charakteristisch. Neben der Tumordiagnostik spielt die Diagnostik von peripheren Lungenerkrankungen bei dem Verdacht auf Lymphangiosis carcinomatosa, Lungenfibrose, Sarkoidose, allergische Alveolitis bzw. bei allen ungeklärten Lungeninfiltraten sowie bei Tuberkuloseverdacht eine Rolle.

Mit speziellen Untersuchungsmethoden lässt sich beinahe jede dieser Erkrankungen abklären. Lediglich pathologische Prozesse, die auf die Pleura beschränkt sind, sind bronchoskopisch nicht zu diagnostizieren. Gerade die Differentialdiagnose der Pleuratumoren nicht nur aus klinischer, sondern auch aus morphologischer Sicht bereitet teilweise erhebliche Schwierigkeiten. Die Sicherung eines Mesothelioms ist auch vor dem Hintergrund versicherungsmedizinischer Fragestellungen von erheblicher Bedeutung.

Das makroskopische Bild der malignen diffusen Pleuramesotheliome ist grundsätzlich charakteristisch. Andere bösartige Primärtumoren können aber bei pleuraler Ausbreitung das Mesotheliom im Sinne eines pseudomesotheliomatösen Wachstums imitieren. Aufgrund des variantenreichen histologischen Bildes mit verschiedenen Wachstumsmustern auch innerhalb desselben, z. B. 2 cm im Durchmesser großen Schnittpräparates ergibt sich eine ganze Reihe von möglichen Differentialdiagnosen. Dieser Aspekt muss besonders bei der Bewertung von nur wenige Millimeter im Durchmesser großen Biopsieproben berücksichtigt werden. Somit bedarf es der gezielten chirurgischen Biopsie, die heutzutage als videoassistierte Thorakoskopie durchgeführt wird.

Die Bronchoskopie kommt somit in der initialen Diagnosestellung des Pleuramesothelioms nicht zum Einsatz. Sie besitzt jedoch einen hohen Stellenwert beim Lymphknoten-(N)-Staging und bei palliativen Situationen mit zentralen Bronchusstenosen.

Technik

Starres Bronchoskop

Das von Kilian beschriebene Verfahren der starren Bronchoskopie beruht darauf, dass der Patient mit einem Hohlrohr aus Metall intubiert wird. Am zweckmäßigsten wird diese Untersuchung in Vollnarkose durchgeführt. Die Beatmung ist mithilfe verschiedener Techniken möglich, sodass für den Zeitraum der Bronchoskopie ein ausreichender Gasaustausch gewährleistet ist. Ein optisches System erlaubt die sehr genaue Betrachtung der zentralen Bronchien. Vorteil dieser Methode ist, dass mit relativ kräftigen Zangen größere Biopsien aus dem Bronchialsystem entnommen werden können. Auch Manipulationen im zentralen Bronchialbereich, wie Fremdkörperentfernung, Tumorverkleinerung oder das Stillen von Blutungen, sind möglich. Ein Nachteil der starren Bronchoskopie ergibt sich aus dem höheren Risiko, das durch die zusätzlich notwendige Narkose entsteht. Ein weiterer Nachteil liegt in der starren Optik, die nur die zentralen Bereiche des Bronchialsystems einsehen lässt. Die Kombination mit der Fiberglastechnik ist dann sinnvoll, wenn weiter peripher gelegene Abschnitte bis hin zu den Segment- und Subsegmentostien eingesehen werden müssen.

Fiberglasbronchoskop

Dünnkalibrige und flexible Fiberglassysteme ermöglichen die Einsicht in das periphere Bronchialsystem und wurden 1968 von Ikeda als Fiberglasbronchoskopie eingeführt. Mit diesen Geräten können auch die Segmente und Subsegmente der Oberlappen gut beurteilt werden. Da sich die flexiblen Geräte den anatomischen Verhältnissen der oberen Luftwege anpassen, ist eine Einfuhr über Mund oder Nase auch in Lokalanästhesie problemlos möglich. Dabei ist das Risiko einer Untersuchung in Lokalanästhesie deutlich geringer als das einer Bronchoskopie in Vollnarkose. Der geringere Personalbedarf und die erheblich geringere Komplikationsrate haben zu einem weltweiten Anstieg der fiberglasoptischen Untersuchung geführt. Technische Neuentwicklungen erlauben heute einen effizienten Einsatz dieser Instrumente in fast allen Fällen. Die Fiberglasinstrumente haben auch heute noch eine deutlich schlechtere Optik als die starren Instrumente. Durch neuere Bronchoskope mit Chip-Technik ist die Optik dieser Geräte fast gleich gut wie bei den starren Geräten.

Indikation bei Pleuramesotheliom

Lymphknotenstaging

Sinn des Tumorstagings ist die exakte Bestimmung nach dem TNM-System, um eine rationale Basis für die Therapie zu finden.

Die Prognose des Pleuramesothelioms wird durch den Befall regionärer und überregionärer Lymphknotenstationen entscheidend beeinflusst. Deswegen kommt der Beurteilung der Lymphknoten im Rahmen des prätherapeutischen Stagings eine besondere Bedeutung zu.

Bronchoskopisch ist beim Pleuramesotheliom die gezielte transbronchiale Nadelbiopsie (TBNA) im Bereich der Hili und des Mediastinums eine Technik, die zum N-Staging bei radiologisch vergrößerten Lymphknoten eingesetzt wird. Die transbronchiale Nadelbiopsie stellt eine gering invasive Möglichkeit dar, mittels geeigneter Nadeln parabronchiale Prozesse durch die intakte Bronchialwand zu punktieren. Zur Gewinnung von Aspiraten oder Stanzzylindern stehen unterschiedliche Nadeltypen zur Verfügung. Die Bedeutung der transbronchialen Nadelaspiration (TBNA) für das Staging regionaler Lymphknotenstationen ist belegt.

Der Blick des Endoskopikers ist auf das Lumen und die Innenwand der Atemwege beschränkt. Prozesse in den tieferen Wandschichten und in der Umgebung können nur an indirekten Veränderungen vermutet werden. Da diese jedoch häufig einen entscheidenden Einfluss auf die Diagnostik und auch auf therapeutische Entscheidungen haben, besteht dringender Bedarf, den Blick des Endoskopikers zu erweitern. Dies umso mehr, als sich die herkömmlichen radiologischen Untersuchungsverfahren wie CT, NMR und PET insbesondere in der Diagnostik der zentralen Atemwege und des Mediastinums als unzurei-

Interventionelle Bronchoskopie

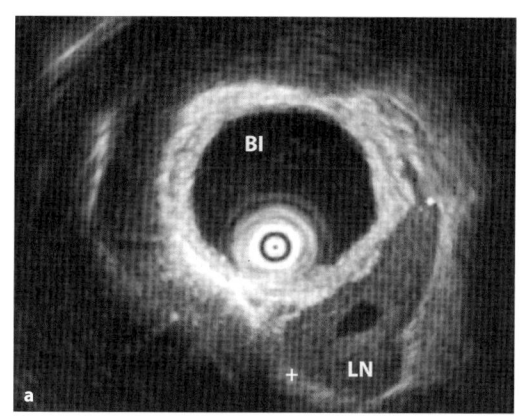

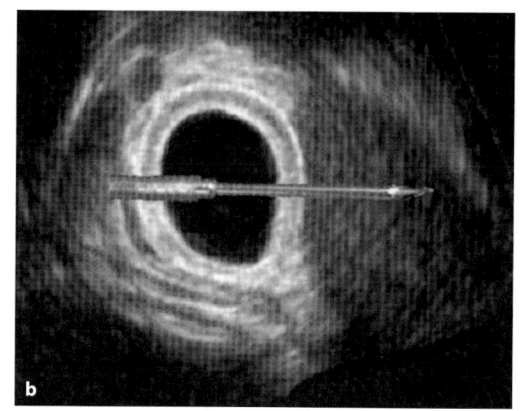

Abb. 5.1a, b. Lymphknoten in Position 10r (nach 18) am Bronchus intermedius (BI) (a). Animation einer Nadelpunktion in einen endosonographisch dargestellten Lymphknoten (b)

chend erwiesen haben. Aus diesem Grunde wurde in den vergangenen Jahren nach einer technischen Lösung zur Anwendung der Endosonographie in den Atemwegen gesucht. In Kooperation mit der Firma Olympus konnte so ein inzwischen marktfähiges System für den endobronchialen Ultraschall (EBUS) entwickelt und in größerem Umfang klinisch angewandt werden.

Mit EBUS können unter günstigen Bedingungen Lymphknoten bis zu einer Größe von 2–3, ihre Binnenstruktur (Lymphfollikel und Sinus) sowie kleine zu- und abführende Lymphgefäße dargestellt werden. Es wurde daher untersucht, ob durch sonographische Steuerung die Resultate verbessert werden können. In mehreren Studien wurde gezeigt, dass mittels EBUS Lymphknoten leicht dargestellt werden können. Zunächst erfolgte die Lokalisation, gefolgt von einer TBNA (Abb. 5.1). In allen Arbeiten konnte die Anzahl der diagnostischen Punktionen durch EBUS auf über 80% gesteigert werden. Die diagnostische Genauigkeit hat sich somit im Vergleich zur Literatur – es werden Trefferquoten von 50–70% beschrieben – durch das „zusätzliche Auge" EBUS signifikant erhöht. Komplikationen wurden, wie in allen bisherigen Arbeiten über die TBNA, nicht beobachtet.

Interventionelle Bronchoskopie

Die Beteiligung der zentralen Atemwege bei Tumorleiden führt zu einer Vielzahl klinischer Symptome, die von der Lokalisation, der Geschwindigkeit des Auftretens und nicht zuletzt auch von der Beteiligung der Nachbarorgane abhängt. Die häufigste und neben der schweren Blutung auch dramatischste Komplikation ist der zentrale Atemwegsverschluss, besonders, wenn es sich um einen singulären Atemweg handelt, wie den Larynx, die Trachea oder den verbliebenen Hauptbronchus bei Tumorverschluss oder nach Resektion der Gegenseite. Da die Kompensationsmechanismen bei langsamem Eintritt einer zentralen Atemwegsstenose lange effektiv sind und die klinischen Symptome wie Atemnot und Stridor nur sehr allmählich zunehmen, ist die Fehldeutung und -behandlung als Asthma sehr häufig. Hinzu kommt, dass die Beurteilung der zentralen Atemwege auf der Röntgenaufnahme durch die Überlagerung der umgebenden mediastinalen Strukturen schwierig ist. Die akute Dekompensation der zentralen Atemwege tritt zumeist erst dann ein, wenn das Lumen unter 5 mm eingeengt ist und eingedicktes Sekret zum Verschluss führt.

Die Symptome beim Verschluss kleinerer Atemwege sind weniger dramatisch. Sie werden durch lokalisierte Atelektasen mit Retentionspneumonie oder Abszessbildung verursacht oder durch umschriebene Überblähung bei Ventilmechanismus durch Tumorverschluss von Lappen- oder Segmentbronchien.

Alle Komplikationen können schon bei Diagnosestellung, aber auch erst später im weiteren Verlauf der Tumorerkrankung als Behandlungsfolge oder durch Fortschreiten des Leidens eintreten. Dann sind in der Regel die therapeutischen Möglichkeiten eingeschränkt, da sich die Komplikationen der verschiedenen Verfahren oft addieren.

Die Methode der Wahl richtet sich im Wesentlichen nach der Dringlichkeit des Eingriffs und danach, ob das Behandlungsziel kurativ oder lediglich palliativ ist. In einer lebensbedrohlichen Situation ist eine exakte Bestimmung des Tumorstadiums in aller Regel nicht möglich, sondern die Entscheidung zum Eingriff muss in drängender Eile getroffen werden. Da die Prognose und die definitive Behandlung in dieser Situation nicht absehbar sind, muss die Wahl des endoskopischen Eingriffs im Hinblick auf die größte Effektivität bei geringstem Risiko getroffen werden, sodass ein möglichst breites Spektrum an Alternativen für die weitere Behandlung offen bleibt.

Mechanische Tumorabtragung

Beim akuten Verschluss durch exophytische Tumormassen ist der effektivste und schnellste Weg zur Desobliteration die Abtragung mit dem starren Bronchoskoprohr unter Allgemeinnarkose. Bei diesem Vorgehen wird zunächst unter Sicht die starre Lupenoptik zur Schienung durch die Tumorstenose hindurchgeführt, um eine Perforation mit dem Bronchoskoprohr zu vermeiden. Danach wird das starre Bronchoskoprohr in einer schraubenförmigen Bewegung durch die Stenose geschoben, wobei große Tumorstücke mit dem Rand abgeschert werden, die dann mit dem Sauger oder einer Zange entfernt werden können. Das Manöver kann schrittweise mit Rohren ansteigenden Kalibers durchgeführt werden, bis das gewünschte Lumen erreicht ist.

Wenn die Verlegung der Atemwege inkomplett ist und der Patient kurze Phasen eines kompletten Atemwegsverschlusses bei ausreichender Oxygenierung toleriert, dann lassen sich insbesondere große polypoide und wenig vaskularisierte Tumoren komplett mit starren Fremdkörperzangen entfernen. Wegen der geringeren Zangendimensionen und der nicht gesicherten Beatmung ist dies mit flexiblen Bronchoskopen nicht möglich.

Argonbeamer

Eine thermische Möglichkeit der Rekanalisation stellt die Argon-Plasma-Koagulation dar. Hierbei dient das Argongas als Vehikel für die Elektrizität, die dem Gasstrom folgt und auf diese Weise sogar einen gebogenen Verlauf nehmen kann, sodass auch eine Anwendung im schrägen Winkel möglich ist. Der Koagulationseffekt der elektrischen Gaswolke ist gut zu sehen, und die Eindringtiefe kann durch die Distanz der Sonde zur Wand beeinflusst werden. Bei flächenhaften Blutungen scheint der Argonbeamer anderen Methoden, besonders dem Nd:YAG-Laser, überlegen zu sein.

Kryotherapie

Eine weitere Form thermischer Gewebezerstörung ist die Kälteanwendung. Hierbei wird eine Hohlsonde an den Tumor gebracht und dann mit flüssigem Stickstoff gefüllt. Das Gewebe wird hierdurch bei einer Temperatur von −70° gefroren und zerstört. Nach dem Wiederauftauen wird die Sonde entfernt, das Gewebe nekrotisiert allmählich und kann dann nach einiger Zeit endoskopisch abgetragen werden, sofern die Nekrose nicht spontan abgehustet wird. Die Kryotherapie subtotaler Atemwegsstenosen kann dennoch gefährlich sein, da die Sonde während des Gefriervorgangs fest mit dem Tumor verbunden ist, im Fall der Hypoxie nicht ohne das Risiko schwerer Verletzungen entfernt werden und das Auftauen länger als 1 min dauern kann.

Nd:YAG-Laser

Im Gegensatz zu den zuvor beschriebenen Methoden wird beim Laser die Umsetzung der Lichtenergie kontaktfrei erzielt, da sie durch Absorption und Streuung der Laserstrahlen im Gewebe erfolgt. Der therapeutische Laserstrahl des Nd:YAG-Lasers hat eine Wellenlänge von 1060 nm und ist nicht sichtbar. Deshalb wird ein sichtbarer Heliumlaser als Zielstrahl benötigt. Die thermische Wirkung des Laserlichts ist gut zu sehen und lässt sich durch Variation der Einstellung der Leistung gut steuern. Die Absorption der Energie und ihre Umsetzung in Hitze hängen wesentlich von der Färbung des Gewebes ab. So nimmt rotes, gut durchblutetes oder bereits karbonisiertes Gewebe sehr viel Energie auf, während weißliches Gewebe sehr viel mehr Energie zur Zerstörung benötigt. Die Hitzekonvektion durch die Blutgefäße im Tumor selbst und im Mediastinum ist wesentlich geringer, sodass die Eindringtiefe mit anschließender Koagulationsnekrose bis zu 1 cm betragen kann.

Deshalb werden heute übereinstimmend niedrige Leistungen von 20–30 W zur Koagulation des Gewebes und der Gefäße und von 40 bis maximal 50 W zur Tumorvaporisation empfohlen. Unter diesen Kautelen ist der Nd:YAG-Laser ein sehr effektives und sicheres Instrument zur Gewebeabtragung in den Atemwegen und hat andere Methoden vielfach ersetzt.

Endoprothesen (Stents)

Die neueste Entwicklung interventioneller bronchoskopischer Verfahren betrifft den Einsatz von Endoprothesen zur Desobliteration und Schienung der zentralen Atemwege. Hierfür steht heute eine Vielzahl verschiedener Modelle zur Verfügung, ohne dass bislang ein ideales System zur Behandlung aller Situationen gefunden ist.

Das erste Modell, das weite Verbreitung fand, war der von Dumon entwickelte Silikonstent. Er besteht aus einem einfachen oder verzweigten Silikonrohr mit Noppen auf der Oberfläche zur Fixierung und wird in unterschiedlichen Durchmessern, Längen und Biegungen vertrieben. Der endoskopische Einsatz erfolgt mit dem starren Bronchoskop oder einem speziellen Implantator, häufig auch unter zusätzlicher radiologischer Kontrolle. Da die starren Silikonrohre gegen Biegungen verkanten und durch zähes Sekret verlegt werden können, wurde als Verbesserung von Freitag in Analogie zum Wandaufbau der Luftröhre ein Hybridstent aus Silikon entwickelt, der eine flexible Dorsalwand aufweist und dessen ventrale Wand durch Stahlspangen verstärkt ist. Da die Fixation durch zwei bronchiale Schenkel an der Bifurkation erfolgt, ist dieser Stent wesentlich voluminöser und entsprechend schwieriger einzusetzen.

Selbstexpandierende Metallendoprothesen bestehen aus Metallgeflechten, die in zusammengefaltetem Zustand in die Atemwege eingebracht und dort entfaltet werden oder sich nach der Freisetzung selbst entfalten und so als künstliche Gerüste dienen.

Da ihre Wandstärke erheblich geringer ist als die der Kunststoffprothesen, bleibt für das Lumen wesentlich mehr Raum. Außerdem sind sie viel leichter zu implantieren.

Die selbstexpandierenden Prothesen entfalten sich durch den Memory-Effekt sog. „intelligenter" Metalllegierungen aus Nickel und Titan, Nitinol genannt, der sie immer wieder in eine einmal vorgegebene Form zurückkehren lässt. Die Hysteresekurve letzterer sog. „memory-shape alloys" ähnelt derjenigen des Knorpels sehr stark, während die Stahlfilamente wegen ihrer Rigidität erhebliche Traumata setzen können, bis hin zur Perforation mit Fistelbildung oder Arrosionsblutung aus der Pulmonalarterie. Auch die selbstexpandierenden Maschendrahtprothesen können von Granulations- oder Tumorgewebe durchwachsen werden und dann nach interner Reokklusion kaum noch zu entfernen sein. Aus diesem Grund wurden beschichtete Hybride konstruiert, bei denen das Metallgeflecht von einer gewebeundurchlässigen biokompatiblen Kunststoffmembran umhüllt wird. Die umhüllten Metalllegierungen, wie sie zur Anwendung in der Speiseröhre bereits kommerziell erhältlich sind, kommen einem idealen Stent wohl am nächsten. Langzeitergebnisse bleiben jedoch noch abzuwarten.

Solange es noch kein ideales System gibt, muss man je nach Gegebenheiten nach einer individuellen Lösung suchen: Für Bifurkationstumoren empfehlen sich der Dumon- und der Freitag-Stent. Ansonsten bestehen sehr gute Erfahrungen mit dem Nitinolstent, der sich besonders in kleineren Atemwegen, an Biegungen und in der subglottischen Region bewährt. Besonders in der gegen Durchwachsung beschichteten Version scheint dieses System am vielseitigsten anwendbar, so z. B. auch zur Deckung von Fisteln zu den Nachbarorganen.

Schließlich werden in der interventionellen Bronchoskopie sehr oft die Verfahren miteinander kombiniert. So kommen sehr häufig thermische Verfahren zur Wiedereröffnung zur Anwendung. Der erzielte Erfolg wird dann durch eine Stentüberbrückung stabilisiert (◘ Abb. 5.2).

Internistische Thorakoskopie

Die Thorakoskopie wurde 1910 gleichzeitig mit der Laparoskopie von H. C. Jacobaeus, einem Internisten in Stockholm, eingeführt. Obwohl primär von ihm als diagnostisches Verfahren vorgesehen und bei tuberkulösen Pleuraergüssen angewandt, wurde die Thorakoskopie in den folgenden vier Jahrzehnten beinahe ausschließlich zur therapeutischen Durchtrennung von Lungenadhärenzen mittels Thorakokaustik in der Pneumothoraxtherapie der Tuberkulose genutzt. Erst mit Einführung der antibiotischen Therapie der Tuberkulose wurde das diagnostische Potential der Thorakoskopie bei einer großen Anzahl pleuropulmonaler Krankheiten erkannt und besonders in Europa von internistischen Lungenspezialisten zu einem Diagnoseverfahren ausgebaut. In den letzten Jahren wurde die Thorakoskopie von den Thoraxchirurgen erneut im Rahmen der minimal-invasiven Chirurgie als videoassistierte Thorakoskopie zu einer diagnostischen und therapeutischen Methode entwickelt. Beim Pleuramesotheliom besteht derzeit in Zentren nur bei therapierefraktärem Erguss die Indikation zur internistischen Thorakoskopie und Pleurodese, ansonsten sollte, auch zur Therapieplanung, wenn möglich eine VATS durchgeführt werden (s. Kap. Dienemann)

Technik der internistischen Thorakoskopie

Die internistische Thorakoskopie wird nach Prämedikation mit z. B. Dicodid und in der Regel in Lokalanästhesie, selten in Allgemeinnarkose, durchgeführt. Für die Thorakoskopie werden starre Instrumente benutzt, die denen der Laparoskopie weitgehend entsprechen. Durch die Trokarhülse können dann Optiken mit verschiedenen Winkeln und mit Biopsiezangen eingebracht werden. Die Benutzung eines zweiten Trokars zur Entnahme von Biopsien (2-Loch-Technik) ist in der Regel nicht notwendig. Flexible Instrumente haben sich nicht bewährt, da ihre Fixierung und genaue Lokalisation in der Pleurahöhle nicht befriedigend möglich sind. In Entwicklung sind semiflexible Instrumente, deren Schaft starr und deren Spitzen beweglich sind, sowie Ultraschall-Thorakoskope.

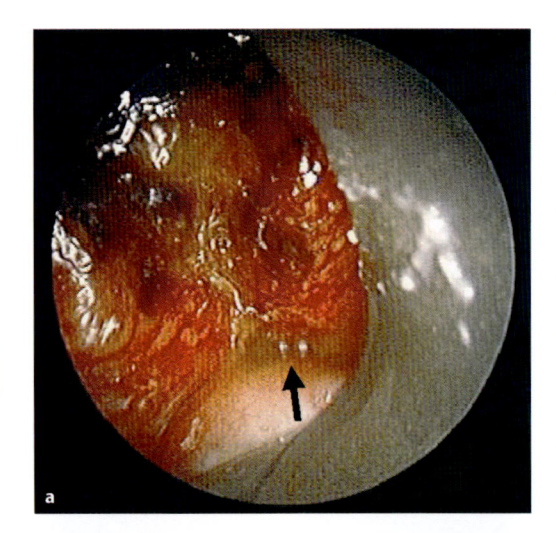

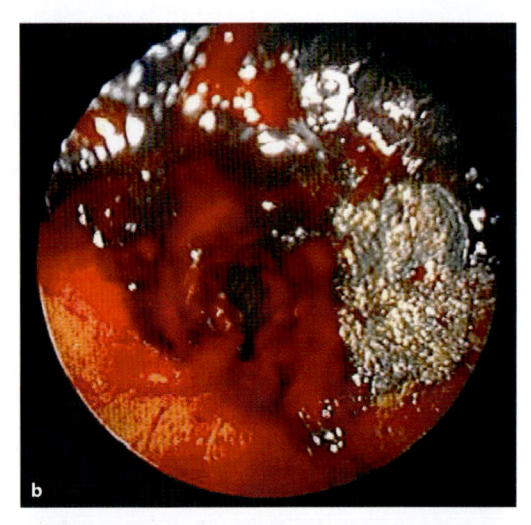

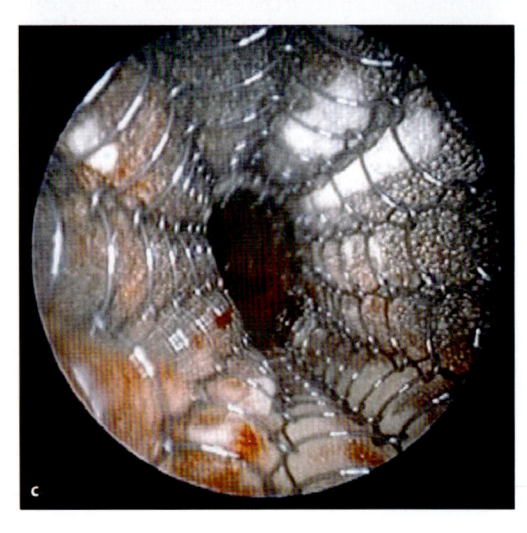

Die Wahl der Eingangsstelle zur Thorakoskopie richtet sich nach der Lokalisation der röntgenologisch vermuteten Veränderungen unter Vermeidung riskanter Eintrittsorte. Beim Pleuraerguss wird in der Regel etwas oberhalb des Zwerchfells in der mittleren oder vorderen Axillarlinie in Seitenlagerung eingegangen.

Mit den starren Optiken erfolgt eine sorgfältige Inspektion der Pleurahöhle, bei Vorliegen eines Ergusses sollte dieser zuvor abgesaugt werden. Mit Hilfe der optischen Biopsiezangen wird gezielt Untersuchungsmaterial aus den makroskopisch veränderten Bereichen der Pleura entnommen.

Nach Beendigung der Thorakoskopie wird durch die Trokarhülse ein Drainageschlauch eingeführt, der nach kompletter Ausdehnung der Lunge und/oder nach Sistieren der Ergussproduktion entfernt wird. Über diesen Drainageschlauch kann auch eine Pleurodesetherapie beim persistierenden Erguss oder bei einem Pneumothorax erfolgen (◘ Tabelle 5.2). Während der Thorakoskopie kann durch gezielte Applikation von Talkumpuder eine Talkum-Pleurodese durchgeführt werden.

Heute ist die verbreitetste Indikation ein exsudativer Pleuraerguss, der diagnostisch mit den nichtinvasiven Verfahren nicht geklärt werden konnte. Als eine therapeutische Maßnahme wird die Thorakoskopie hauptsächlich beim Pleuraerguss in Kombination mit den verschiedenen Pleurodesetechniken angewandt. Wichtige Voraussetzungen für den Erfolg der Pleurodese sind die komplette Entfernung des Pleuraergusses und die anschließende Ausdehnung der Lungen, sodass viszerale und parietale Pleura in

◘ **Abb. 5.2a–c.** Bronchoskopische Desobliteration bei Einbruch eines ausgedehnten Pleuramesotheliom mit mediastinalen Lymphknotenmetastasen in die Trachea (**a**). Tumoreduktion durch Nd:YAG Laserkoagulation, um den Erstickungsanfall zu beheben (**b**). Bei austherapiertem Patient erfolgt partieller Resektion zur inneren Schienung eine Stentimplantationt, um das Lumen freizuhalten (**c**)

Tabelle 5.1. Vergleich der Effizienz verschiedener Pleurodeseverfahren, Medline-Recherche)

Methode	Studien [n]	Patienten [n]	Erfolgsrate [%]
Pleurektomie	2	147	99
Talkum	10	164	91
Fibrinkleber	3	61	84
Tetrazyklin	9	161	73
Bleomycin	4	227	73
Pleuradrainage	4	69	55

Kontakt kommen und miteinander verkleben. Obwohl sklerosierende Substanzen wie Tetrazyklin u. a., die durch den nach der Thorakoskopie gelegten Drainageschlauch eingebracht werden können, Erfolgsraten um 80% aufweisen, hat sich als effektives Verfahren die Talkumpuderung der Pleura herausgestellt, die während der Thorakoskopie vorgenommen wird. Mit diesem Verfahren lässt sich sowohl die Dauer der Drainagezeit als auch die Rückfallrate gegenüber den anderen Methoden deutlich reduzieren.

Zusammenfassung

Aufgrund des Wachstumsverhaltens des Pleuramesothelioms besitzt die Bronchoskopie keinen Stellenwert in der primären Diagnostik. Im Falle von vergrößerten Lymphknoten im Mediastinum existiert mit der transbronchialen Nadelaspiration jedoch eine hervorragende minimal-invasive Methode zur zytologischen und histologischen Materialentnahme. Mittels neuer Techniken wie der endobronchialen Ultraschalluntersuchung können die Ergebnisse dieser Methode noch weiter verbessert werden.

Im fortgeschrittenen Tumorstadium stellt die interventionelle Bronchoskopie eine, auch kostengünstige, Methode dar, um zentrale Atemwegsstenosen gut zu beherrschen. Es existieren verschiedene Techniken, die je nach Art und Lage der Problematik zum Einsatz kommen. Klare Kriterien, eine Methode der anderen vorzuziehen, sind nicht definiert.

Die internistische Thorakoskopie als diagnostisches Verfahren ist in Zentren sicher von der videoassistierten Thorakoskopie abgelöst worden. Sie kommt jedoch bei therapierefraktärem Pleuraerguss als effektives Verfahren zur Pleurodese noch zum Einsatz.

Literatur

Boutin C, Rey F. Thoracoscopy in pleural malignant mesothelioma: a prospective study of 188 consecutive patients. Part 1: Diagnosis. Cancer 1993; 72: 389–393

Dumon JF. A dedicated tracheobronchial stent. Chest 1990; 97: 328–332

Cavaliere S, Foccoli P, Toninelli C, Feijo S. Nd:YAG laser therapy in lung cancer: An 11-year experience with 2253 applica-tions in 1585 patients. J Bronchol 1994; 1: 105–111

Farin G, Grund KE. Technology of argon plasma coagulation with particular regard to endoscopic applications. Endo Surg 1994; 2: 71–77

Freitag L, Tekolf E, Linz B, Greschuchna D: A new dynamic air-way stent. Chest 1993; 104: 44–52

Freitag L. Tracheobronchial stents. In: Strausz J (ed) European Respiratory Monograph. 1998, pp 79–105

Gasparini S, Zuccatosta L, DeNictolis M. Transbronchialneedle aspiration of mediastinal lesions. Monaldi Arch Chest Dis 2000; 55: 29–32

Herth F. Diagnostic and staging of mesothelioma – transthoracic ultrasound (US). Lung Cancer 2004; 45: 63–67

Herth F, Becker HD. Endobronchial ultrasound of the airways and the mediastinum. Monaldi Arch Chest Dis 2000; 55: 36–45

Herth F, Becker HD. New staging procedures in lung cancer. Lung Cancer 2001; 32(1): 9–12

Herth F, Ernst A, Becker HD. Conventional vs. Endobronchial ultrasound guided transbronchial needle aspiration (TBNA) – a randomised trial. Chest 2002; 122(4): 30

Homasson JP, Renault P, Angebault M, Bonniot JP, Bell NJ: Bronchoscopic cryotherapy for airway strictures caused by tumors. Chest 1986; 90: 159–164

Loddenkemper R. Thoracoscopy – state of the art. Eur Respir J 1998; 11: 213–221

Macha H-N, Becker K-O, Kemmer H-P. Pattern of failure and survival in endobronchial laser resection. Chest 1992; 105: 1668–1672

Maki DD, Gefter WB, Alavi A. Recent advances in pulmonary imaging. Chest 1999; 116:1388–1402

Minai OA, Dasgupta A, Metha AC. Transbronchial Needle Aspiration of central and peripheral lesions. In: Bolliger CT, Mathur PN (eds) Interventional Bronchoscopy. Prog Respir Res, vol 30. Basel, Karger, 2000, pp 66–79

Mountain CF, Dresler CM. Regional lymph node classification for lung cancer staging. Chest 1997; 111: 1718–1723

Rusch VW. Clinical features and current treatment of diffuse malignant pleural mesothelioma. Lung Cancer 1995; 12: 127–46

Rusch VW. A proposed new international TNM staging system for malignant pleural mesothelioma. From the International Mesothelioma Interest Group. Chest 1995; 108: 1122–1128

Sutedja G, Postmus PE. Bronchoscopic treatment of lung tumors. Lung Cancer 1994; 11: 1–17

Sugarbaker DJ, Strauss GM, Lynch TJ et al. Node status has prognostic significance in the multimodality therapy of diffuse, malignant mesothelioma. J Clin Oncol 1993; 11: 1172–1178

Vilmann P. Endoscopic ultrasonography-guided fine-needle aspiration biopsy of lymph nodes. Gastroint Endosc 1996; 43: 24–29

Wang KP, Brower R, Haponik EF, et al. Flexible transbronchial needle aspiration for staging of bronchogenic carcinoma. Chest 1983; 84: 571–576

Mesotheliome – Pathologie und Pathogenese

K.-M. Müller

Einleitung

Die Differentialdiagnose primärer und sekundärer Pleuratumoren kann ausgesprochen problematisch sein. Beim histogenetisch begründbaren sehr vielfältigen histologischen und zytologischen Bild können grundsätzlich bei primären Mesotheliomen und sekundären Pleurakarzinosen phänotypisch sehr ähnliche Befunde resultieren. Die Zusammenhänge zwischen einer erhöhten, meist beruflichen, auch lange Jahre zurückliegenden *Asbeststaubexposition* und der Entwicklung pleuraler und abdomineller Mesotheliome ist besonders durch die Arbeiten von Wagner et al. und die Erfahrungen der letzten 50 Jahre auch epidemiologisch eindeutig belegt (Wagner et al. 1960). Diese Untersuchungsergebnisse begründen die Einordnung der primären Mesotheliome bei beruflich bedingten Krebserkrankungen (Literatur s. Jones et al. 1987; Müller 1997; Krismann u. Müller 2000).

Pleuramesotheliom

Die Geschichte der malignen Mesotheliome in der Medizin ist noch jung. Erst in den 20er Jahren des 20. Jahrhunderts konnte die Existenz primärer Tumoren des Lungenrippenfells bewiesen werden. Eine zuverlässige Diagnostik insbesondere bei der Abgrenzung von sekundären Tumoren der serösen Häute ist erst seit den 80er Jahren mit ständigen Fortschritten in der Immunhistochemie möglich geworden (Krismann u. Müller 2000).

Seit etwa 1985 kam es im Rahmen der Zunahme asbestassoziierter Mesotheliome zu einem erheblichen Anstieg der Inzidenz. Derzeit werden im deutschen Mesotheliomregister in Bochum jährlich mehr als 600 neue Erkrankungsfälle gesichert (◘ Abb. 6.1).

Hinzu kommt eine nicht genau bekannte „Dunkelziffer" nicht zentral erfasster Mesotheliome. Eine weitere Zunahme der Mesotheliome bis etwa 2020 wird prognostiziert. Die Inzidenz der nicht asbestassoziierten malignen Mesotheliome beträgt ca. 1–2 pro 1 Million Einwohner.

Die pleurale Manifestation ist die bei weitem häufigste (Verhältnis Pleura zu Peritoneum etwa 10:1). Das Perikard ist primär nur in etwa 2% aller Mesotheliome und die Tunica vaginalis testis nur in Einzelfällen betroffen. Aufgrund der überwiegenden beruflichen Asbestexposition sind Männer insgesamt wesentlich häufiger betroffen.

Das Hauptmanifestationsalter der Mesotheliome liegt im 6. Lebensjahrzehnt. Primäre Tumoren stellen lediglich ungefähr 1–3% aller malignen pleural manifestierten Tumoren dar, bei weitem häufiger sind metastatische, oft pseudomesotheliomatös wachsende Pleurakarzinosen, überwiegend von Adenokarzinomen der Lunge, der Mamma, des Gastrointestinaltrakts, der Ovarien, des Pankreas und der Nieren.

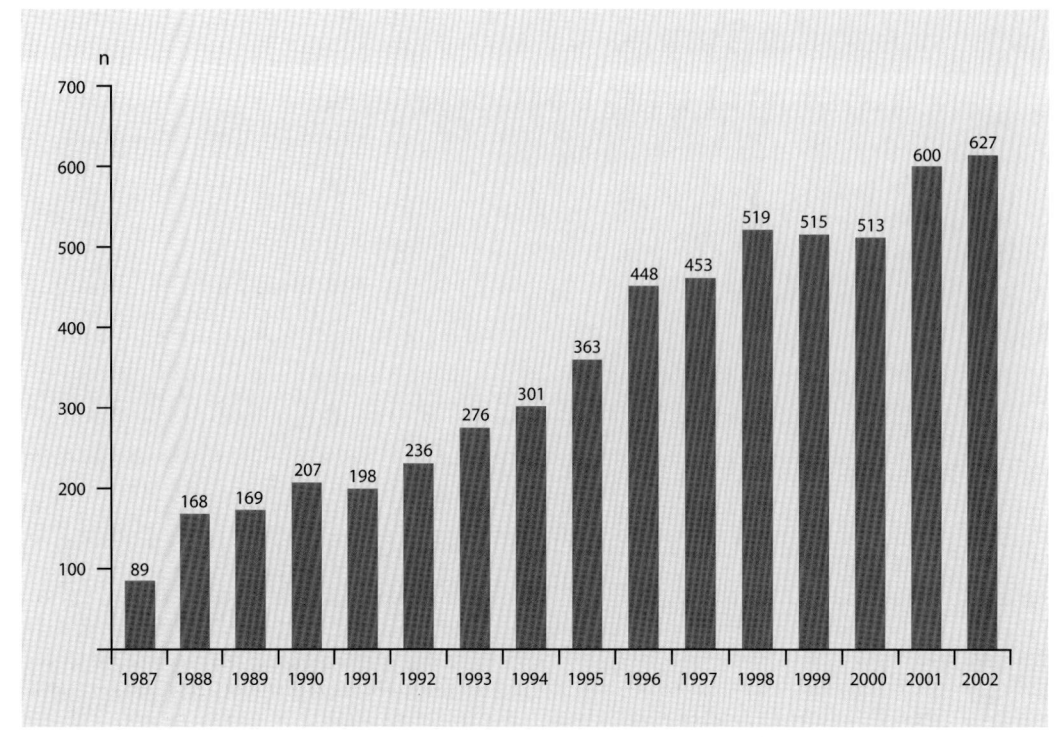

Abb. 6.1. Anstieg der gesicherten Mesotheliome im Deutschen Mesotheliom-Register in Bochum von 1987–2002

Ätiologie

Asbest

Nach wie vor kommt der überragende Stellenwert bei der kausalen Pathogenese maligner Mesotheliome dem Asbest zu (Abb. 6.2).

Der Zusammenhang zwischen der Entwicklung maligner Mesotheliome und einer früheren inhalativen Asbestexposition wurde 1960 erstmals dokumentiert. Obwohl der Arbeitsstoff schon seit der Antike bekannt war, kam es technologiebedingt erst nach dem zweiten Weltkrieg zu einem weltweiten Asbestboom. Der maximale Asbestverbrauch fand in Deutschland in den Jahren zwischen 1965 und 1980 statt. Die Latenzzeiten bei der Mesotheliomentwicklung zwischen Expositionsbeginn und Manifestation betragen im Mittel mehr als 30 Jahre. Alle kommerziell verwendeten Asbestarten können Mesotheliome induzieren. Eine Expositionsschwellendosis für die Entwicklung maligner Mesotheliome ist nicht bekannt. Im Gegensatz zum asbestassoziierten Lungenkrebs können jedoch auch kurze und gelegentlich vergleichsweise nur geringe Asbestkontakte ausreichen, um nach entsprechender Latenzzeit Mesotheliome zu induzieren. Derzeit sind etwa 90% der im Deutschen Mesotheliomregister erfassten malignen Mesotheliome asbestassoziiert.

Erionit

Eine inhalative urbane Exposition gegenüber Erionit, einem in bestimmten Regionen der Türkei vorkommenden nichtasbestartigen vulkanischen Zeolith, ist ebenfalls mit einem erhöhten Risiko zur Entwicklung maligner Mesotheliome behaftet. Auch im Deutschen Mesotheliomregister wurden mehrere Patienten aus verschiedenen Orten der Türkei registriert, die als Gastarbeiter lange in Deutschland gearbeitet haben und an Mesotheliomen erkrankten. Hierbei muss dann unter Umständen zwischen einer möglichen urbanen und einer beruflichen Exposition differenziert werden (Abb. 6.3).

Künstliche Mineralfasern

Bei künstlichen Mineralfasern wie Steinwolle oder Schlackenwolle, die als Asbestersatzstoffe eingesetzt werden, handelt es sich um amorphe Silikate mit erheblich größerer Fasergeometrie und einem differen-

Pleuramesotheliom

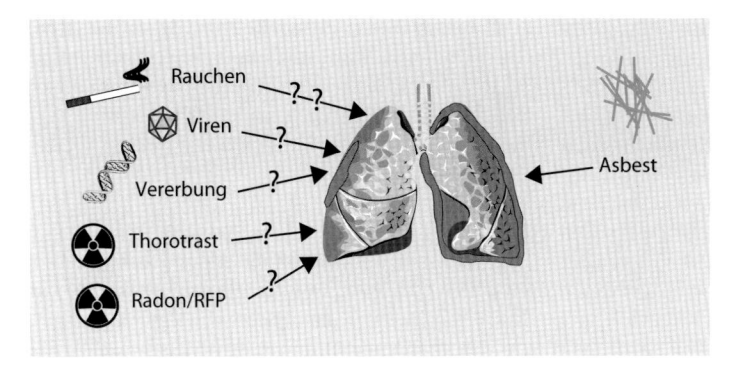

◘ **Abb. 6.2.** Übersicht gesicherter und möglicher Kausalfaktoren für die Entwicklung von Pleuramesotheliomen

ten Bruchverhalten. Eine abschließende Bewertung der möglichen Induktion maligner Mesotheliome durch künstliche Mineralfasern ist derzeit noch nicht möglich. Tierexperimentelle Daten sind widersprüchlich. Es konnten bisher im Tierversuch nur nach intraperitonealer Installation Malignome erzeugt werden, nicht jedoch nach inhalativer oder intratrachealer Exposition. Im Deutschen Mesotheliomregister ist derzeit noch kein gesicherter Fall eines Mesothelioms nach ausschließlicher Exposition gegenüber künstlichen Mineralfasern bekannt. Immer wieder wurden auch nichtfaserförmige Substanzen in Zusammenhang mit der Induktion maligner Mesotheliome diskutiert. Für das Zigarettenrauchen konnte kein direkter Zusammenhang mit der Entstehung maligner Mesotheliome belegt werden.

Eine familiäre Häufung von Mesotheliomen ist zuweilen zu beobachten. Hierbei handelt es sich häufig um Fälle von vermehrt asbestexponierten Familienmitgliedern, deren Angehörige asbestkontaminierte Arbeitskleidung gereinigt haben. Eine epidemiologische Studie konnte bei 71% der untersuchten Mesotheliompatienten eine vorbekannte Krebserkrankung in der Familie belegen, im Vergleich zu 44% bei untersuchten Patienten mit malignen Lungentumoren.

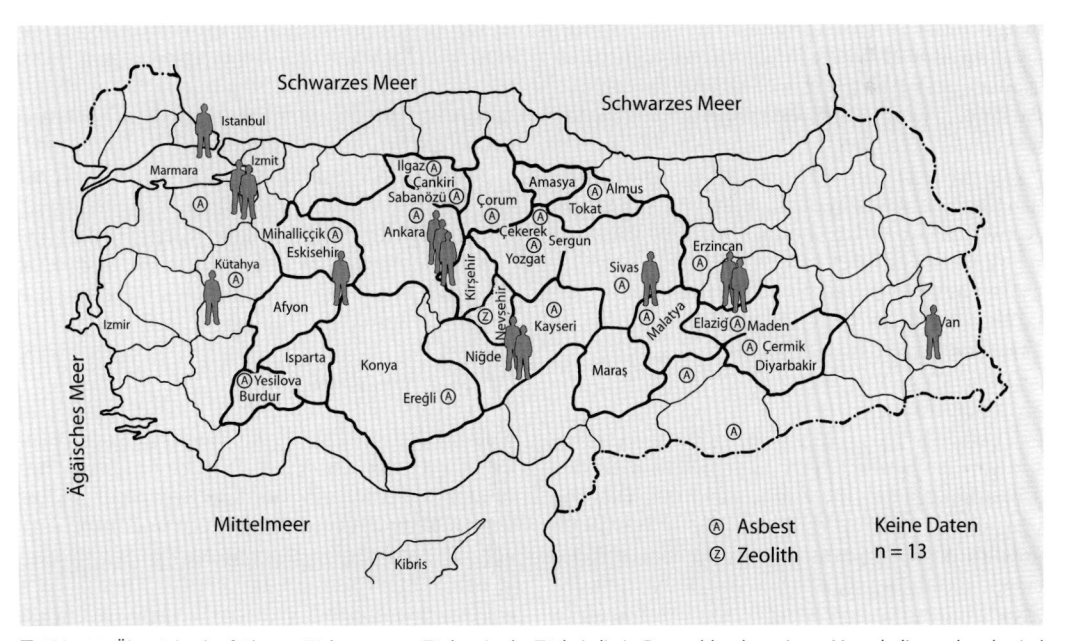

◘ **Abb. 6.3.** Übersicht der früheren Wohnorte von Türken in der Türkei, die in Deutschland an einem Mesotheliom erkrankt sind (Daten des Deutschen Mesotheliomregisters)

Die Diskussion um das Simian-Virus 40 (SV 40)

In humanen Mesotheliomen wurden erstmals 1994 SV40-ähnliche DNA-Sequenzen nachgewiesen (Light 2001). Positive Ergebnisse beim Nachweis von Virussegmenten in malignen Mesotheliomen erzielten in der Folge mehrere Arbeitsgruppen. Die Diskussion über eine mögliche Beteiligung des SV40-Virus an der Entstehung humaner Mesotheliome erlangte durch die Entdeckung, dass zwischen den Jahren 1955 und 1963 mit SV40 kontaminierte Poliomyelitisvakzinen in Europa und den USA in Gebrauch waren, schlagartig die Bedeutung einer internationalen Forschungsaufgabe mit hoher sozialmedizinischer Implikation.

Das SV40-Virus gehört zu den sehr gut untersuchten Viren. In dem 5265 Basenpaaren umfassenden Genom des Papovavirus SV40 werden ein so genanntes „frühes" und ein „spätes" Segment unterschieden. Das frühe Segment kodiert für 2 Proteine, die als klein-t- (tAg) und groß-T-Antigen (TAg) bezeichnet werden. Diese Proteine sind für die Transformation in vitro und die Karzinogenität in vivo verantwortlich. Grundlage der kanzerogenen Potenz des SV40 ist die Fähigkeit des TAg, an die bekannten wachstumsinhibierenden Proteine p53 und die Proteine der Retinoblastom-(Rb-)Familie zu binden und diese funktionell zu inaktivieren. In aktuellen Untersuchungen unter Einschluss deutscher und US-amerikanischer Proben anhand eines größeren Kollektivs mit 118 Mesotheliomen, 13 reaktiven Veränderungen der Pleura und 20 Vergleichsfällen von malignen Lungentumoren konnten spezifische DNA-Sequenzen für das SV40-Virus in 57% der epitheloiden pleuralen und peritonealen Mesotheliome, jedoch in keinem der biphasischen und sarkomatoiden Mesotheliome und in keinem der malignen Lungentumoren nachgewiesen werden. Auch in nichtinvasiven Mesotheliomen waren Virussequenzen nachweisbar, nicht jedoch in dem angrenzenden tumorfreien Gewebe, das in einer Probe zur Untersuchung gelangte (Carbone et al. 1994; Shivapurkar et al. 2000).

Pathogenese

Die genauen Mechanismen der molekularen Pathogenese maligner Mesotheliome sind trotz vieler vorwiegend experimenteller Daten nur unvollständig bekannt. Wie bei anderen Organtumoren ist offenbar eine Vielzahl von genetischen Alterationen an der Tumorinitiierung und -progression beteiligt. Beim Studium bereits manifester Tumoren sind die genomischen Veränderungen in der Regel so weit fortgeschritten, dass eine sichere Zuordnung zu primären, für die zelluläre Tumorrealisation bedeutsamen und sekundären Läsionen im Rahmen des autonomen Zellwachstums nicht möglich ist (◘ Abb. 6.4).

Genetische Befunde

Die erste Arbeit über zytogenetische Befunde bei zwei malignen Mesotheliomen stammt aus dem Jahr 1978. Erst 10 Jahre später wurden an Kollektiven von 15–30 Fällen weitere zytogenetische Untersuchungen an Mesotheliomen durchgeführt. Meist waren komplexe Alterationen vorhanden. Abschnitte der Chromosomen 1, 3 und 7 waren mit interstitiellen oder terminalen Deletionen oder Translokationen involviert. Bereits hier wurde eine Beteiligung der Onkogene myc (Myelocytomatosis-Virus-Familie), ras („rat sarcoma virus"), raf („RAS activated fragment") und met („N-methyl-N'-nitroso-guanidin treated human osteosarcoma cell line") für die Pathogenese maligner Mesotheliome diskutiert (Literatur s. Krismann et al. 2002). Weitere Arbeiten, die Verluste auf Chromosom 1 nachweisen konnten, sind zahlreich. Auf Chromosom 9 konnten Verluste von verschiedenen Arbeitsgruppen, teils mit klassischer Zytogenetik, teils mit neueren Methoden auch unter Einschluss der komparativen genomischen Hybridisierung (CGH) belegt werden. Chromosom 14 zeigte bei verschiedenen Untersuchern mit unterschiedlichen Methoden wiederkehrend Verluste. Auch Verluste von Chromosom 22 sind mehrfach beschrieben worden. Das auf Chromosom 17p lokalisierte Tumorsuppressorgen p53 ist zwar im Tierexperiment häufig von einem Funktionsverlust betroffen, für humanes Tumorgewebe existieren aber kontroverse Mitteilungen.

Eigene CGH-Ergebnisse stehen in Einklang mit den bekannten Daten (Krismann u. Müller 2000). Bisher sind aber weder spezifische Defekte noch bestimmte reproduzierbare Kombinationen von zytogenetisch fassbaren Defekten bei Mesotheliomen ermittelt worden.

Zelluläre Reaktionen

Bei der Diskussion zur Pathogenese maligner Mesotheliome kommt der makrophagenvermittelten Entzündungsreaktion eine wichtige Bedeutung zu. Die pulmonale und pleurale Deposition und Inkorporation von Asbestfasern führt nach In-vitro-Befunden zu einer Aktivierung von Lymphozyten und Makrophagen. Eine klonale T-Helferzell-Expansion bewirkt durch vermehrte Zytokinsekretion eine Immunglobulinsekretion durch B-Lymphozyten. Kaskadenartig

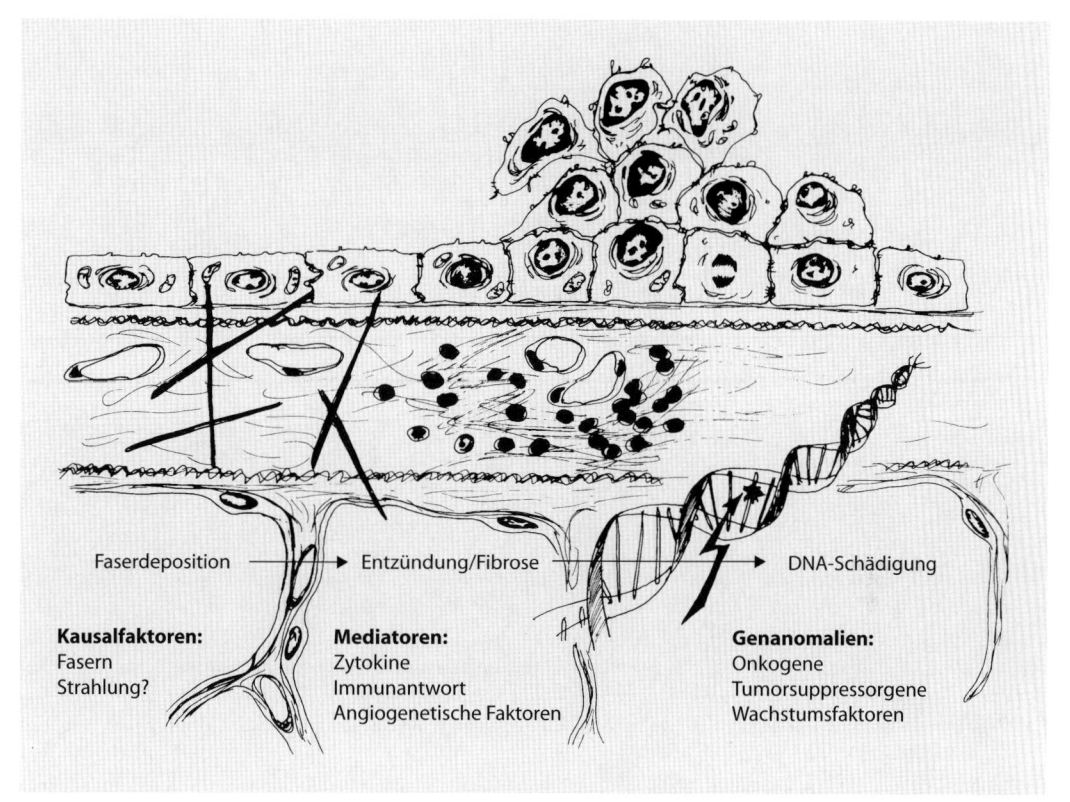

Abb. 6.4. Schema zur kausalen und formalen Pathogenese maligner Mesotheliome als Reaktion auf jahrelang pleural inkorporierte Asbestfasern. Aktivierung von Onkogenen und Inaktivierung von Tumorsuppressorgenen als mitwirkende Kausalfaktoren bei der Entwicklung pleuraler maligner Tumoren

erfolgt eine Freisetzung von Tumornekrosefaktor α, „platelet derived growth factor" (PDGF) sowie Fibronektin durch Makrophagen. Reaktive Sauerstoffmetaboliten werden vermehrt gebildet. Andererseits wird durch Interferon γ die Kollagenfasersynthese in den Fibroblasten sowie die PDGF-induzierte Fibroblastenproliferation reduziert, was einen gewissen protektiven Aspekt darstellt. Die erhöhte Immunglobulinsekretion bewirkt an den Makrophagen eine gesteigerte Freisetzung von Sauerstoffradikalen bei Kontakt mit den Fasern und perpetuiert die Entzündungskaskade. Durch Sauerstoffradikale werden DNA-Schäden (Mutationen, Strangbrüche) ermöglicht. Eine detaillierte Übersicht zu den asbestassoziierten immunologischen Phänomenen findet sich bei Kagan u. Brody (1996) (Abb. 6.5).

Ein Schwerpunkt liegt derzeit in der Erforschung der Tumorangiogenese. Dabei konnte eine Expression des angiogenen Zytokins VEGF („vascular endothelial growth factor") auf Protein- und mRNA-Ebene dokumentiert werden. Darüber hinaus konnte auch die Expression des VEGF-Rezeptors flt-1 („fms-like tyrosine kinase") ebenfalls auf mRNA- und Proteinebene, vorwiegend bei epitheloiden, teils aber auch bei biphasischen und sarkomatösen Mesotheliomen belegt werden. Dieser Rezeptor ist bei der Endothelorganisation und Monozytenmigration beteiligt. Aus der möglichen Blockierung von VEGF-Rezeptoren im Hinblick auf antiangiogenetische Auswirkungen ergeben sich Therapieansätze.

Pathologie

Makroskopische Befunde

Fortgeschrittene Tumorausbreitungsphasen maligner Mesotheliome sind in aller Regel makroskopisch durch ein charakteristisches Wachstumsmuster gekennzeichnet, das computertomographisch/radiologisch oder autoptisch wegweisend ist. Dennoch sind spezifische makroskopische Befund nicht zu erheben (Abb. 6.6 und 6.7).

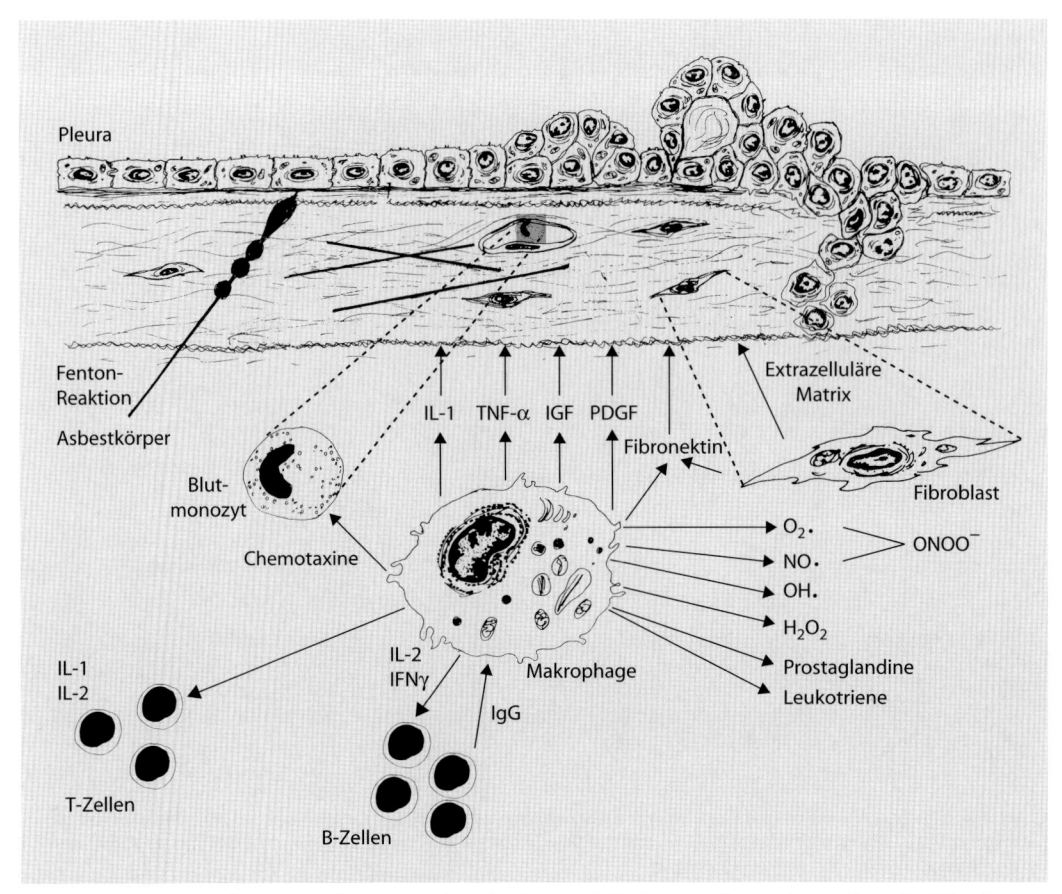

Abb. 6.5. Schema komplexer entzündlich-immunologischer Prozesse bei asbestassoziierten pleuropulmonalen Erkrankungen. Aktivierung von Alveolarmakrophagen und T-Zellen mit Freisetzung von Mediatoren

Einerseits können Pleurakarzinosen anderer Primärtumoren pseudomesotheliomatöse Wachstumsmuster induzieren, andererseits können maligne Mesotheliome selten auch umschrieben ausgebildet sein. Bei den pleuralen Mesotheliomen handelt es sich in fortgeschrittenen Ausbreitungsphasen um ein mantelförmig, meist recht gleichmäßig die Lunge umschließendes, bevorzugt basal akzentuiertes weißes, wechselnd derbes, teils pseudozystisches Fremdgewebe. Dieses folgt charakteristischerweise den Interlobärspalten und führt zu einer Obliteration der komplementären Pleurablätter. Erst spät, besonders beim sarkomatoiden Subtyp, kommt es zur Infiltration in das angrenzende Lungenparenchym. In späten Stadien kommen auch multiple intrapulmonale Tumorknoten vor. Klinische Leitsymptome sind therapierefraktäre bzw. rezidivierende Pleurergüsse, Dyspnoe sowie thorakale Schmerzen. Die derzeit aktuelle TNM-Klassifikation der Pleuramesotheliome und die klinische Stadieneinteilung sind in ◘ Abb. 6.8 und ◘ Tabelle 6.1 dargestellt (Hermanek et al. 1997; Rusch 1996).

In frühen Wachstumsphasen finden sich bevorzugt in der Pleura parietalis, zum Diagnosezeitpunkt fast immer auch in der Pleura visceralis kleine weißliche, fast multifokal ausgebildete Knötchen.

Ein Befall des Perikards oder Epikards kann selten primär, viel häufiger sekundär auftreten. Hier führt die ergussbedingte Kompression des Herzens mit zunehmender Ventrikelfunktionsstörung zur diagnostischen Punktion oder Probenentnahme.

Histologische Befunde

Histologische und zytologische phänotypische Bilder häufiger pleuraler und seltener peritonealer und perikardialer Mesotheliome sind äußerst variabel (◘ Abb. 6.9).

Pleuramesotheliom

Tabelle 6.1. Internationales Staging System für diffuse maligne Pleuramesotheliomeder International Mesothelioma Interest Group (IMIG)

T – Tumorausbreitung

T	Ipsilaterale *parietale* einschließlich mediastinale und diaphragmale Pleura	Verstreute Tumorherde im Bereich der *viszeralen* Pleura	Beteiligung der diaphragmalen Muskulatur *oder* konfluente Tumorherde im Bereich der viszeralen Pleura bzw. Einbruch des Tumors von der viszeralen Pleura in das subpleurale Lungenparenchym	Beteiligung der Fascia endothoracica *oder* Einbruch in das mediastinale Fettgewebe *oder* einzelne resektable Tumorherde im Bereich der Brustwand *oder* nicht-transmurale Beteiligung des Perikards	Diffuser Einbruch bzw. multifokale Tumormassen mit/ohne Destruktion von Rippen *oder* direkte transdiaphragmale bzw. peritoneale Ausbreitung *oder* direkte Ausbreitung des Tumors in ein *oder* mehrere mediastinale Organe *oder* direkte Ausbreitung des Tumors in die Wirbelsäule *oder* Ausbreitung durch die innere Oberfläche des Perikards mit/ohne perikardialem Erguss *oder* Beteiligung des Perikards
T1a	+				
T1b	+	+			
T2	+	+	+		
T3	+	(+)	(+)	+	
T4	+	(+)	(+)	(+)	+

N – Lymphknoten

NX	Regionäre Lymphknoten können nicht beurteilt werden
N0	Keine regionären Lymphknotenmetastasen
N1	Metastase(n) in den ipsilateralen peribronchialen und/oder hilären Lymphknoten
N2	Metastase(n) in den subkarinalen und/oder den ipsilateralen medistinalen Lymphknoten einschließlich der ipsilateralen inneren mammilären Lymphknoten
N3	Metastase(n) in den kontralateralen mediastinalen, kontralateralen inneren mammilären, ipsilateralen oder kontralateralen supraklavikulären Lymphknoten

M – Metastasen

MX	Fernmetastasen können nicht beurteilt werden
M0	Keine Fernmetastasen
M1	Fernmetastasen vorhanden

Klinische Stadien

Stad.	TNM
Ia	T1a N0 M0
Ib	T1b N0 M0
II	T2 N0 M0
III	jeder T3 M0, jeder N1 M0, jeder N2 M0
IV	jeder T4, jeder N3, jeder M1

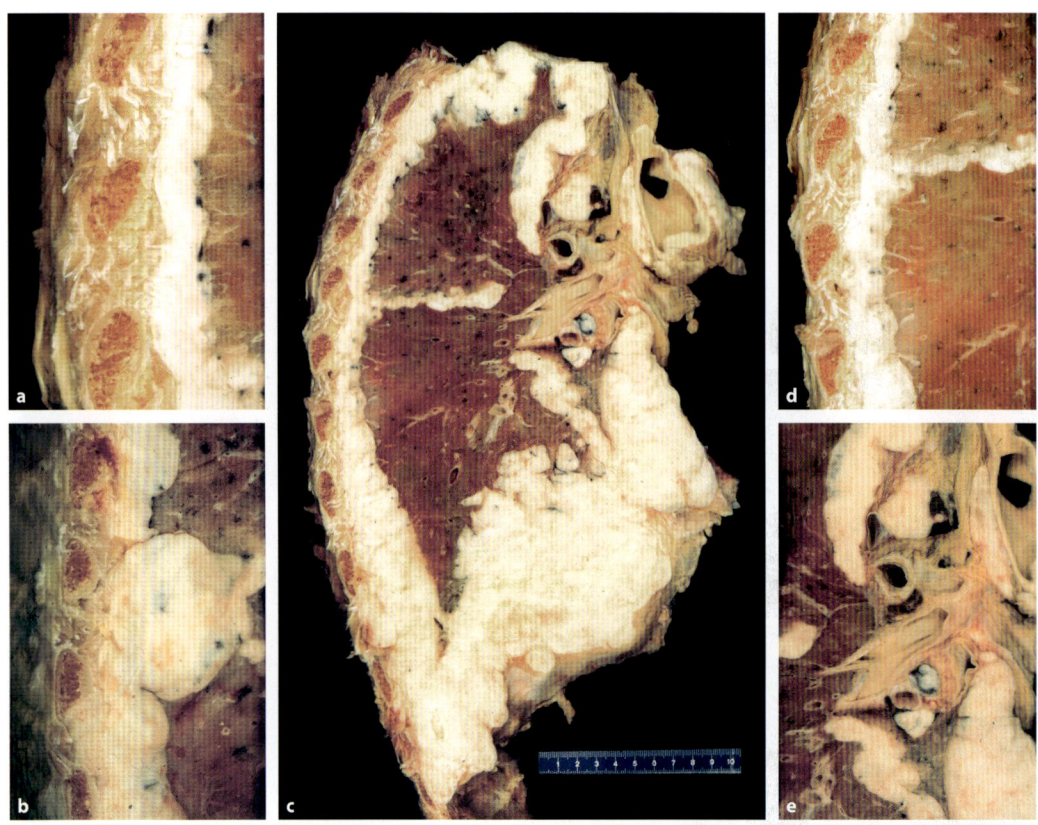

Abb. 6.6a–d. Makroskopische Befunde eines weit vorgeschrittenen, vorwiegend sarkomatoid wachsenden Pleuramesothelioms in frontaler Schnittführung durch die rechtsseitige Thoraxregion. **a,b** Mantelförmige, teils auch knotige Tumorentwicklung in der Grenzzone von Thoraxwand und Lunge. **c** Tumorpropagation entlang eines interlobären Septums. **d** Multiple Lymphknotenmetastasen im parahilären Bereich (62-jähriger Patient mit beruflicher Asbestexposition. Lungenstaubanalyse mit maximal 60 Asbestkörpern)

Die differentialdiagnostische Abgrenzung von noch reaktiven Mesothelproliferaten (RMH) über die atypische mesotheliale Hyperplasie (AMH), das Mesothelioma in situ (MIS) und Frühmesotheliome bis zu manifesten infiltrierenden, pleuraüberschreitenden Tumoren erfordert gute Kenntnisse und Erfahrungen des Pathologen und ausreichendes Untersuchungsgut (Abb. 6.10).

Nach führenden histologischen Wachstumstypen werden – entsprechend der 1999 revidierten WHO-Klassifikation der Lungen- und Pleuratumoren – überwiegend epitheloide, überwiegend sarkomatoide und biphasische Mesotheliome unterschieden. Die Mehrzahl der malignen Mesotheliome weist eine biphasische Differenzierung auf, sofern größere Proben des Tumors untersucht werden. Die abschließende Bestimmung des histologisch phänotypisch führenden bzw. in der Regel in Kombination vorliegenden Wachstumstyps ist daher nur am Operationsgut oder im Rahmen einer Obduktion zu stellen. Anders als bei malignen Lungentumoren und zahlreichen anderen Organtumoren existiert für die Mesotheliome bislang kein verbindliches histopathologisches Grading-Schema. Vom Pathologen sollte zunächst das phänotypisch führende histologische Wachstumsmuster und der Anteil des niedrigsten Differenzierungsgrads unter Berücksichtigung zellulärer Atypien, Mitosen sowie Nekrosen angegeben werden.

Varianten

Neben den drei histologisch bestimmbaren Hauptgruppen sind noch mehrere seltene Varianten bekannt, die sich jeweils durch eine besondere Histomorphologie auszeichnen. Dazu gehört die in der WHO-Klassifikation aufgeführte desmoplastische Form, die im Einzelfall bei kleinen Biopsien erhebliche differentialdiagnostische Schwierigkeiten bei

Pleuramesotheliom

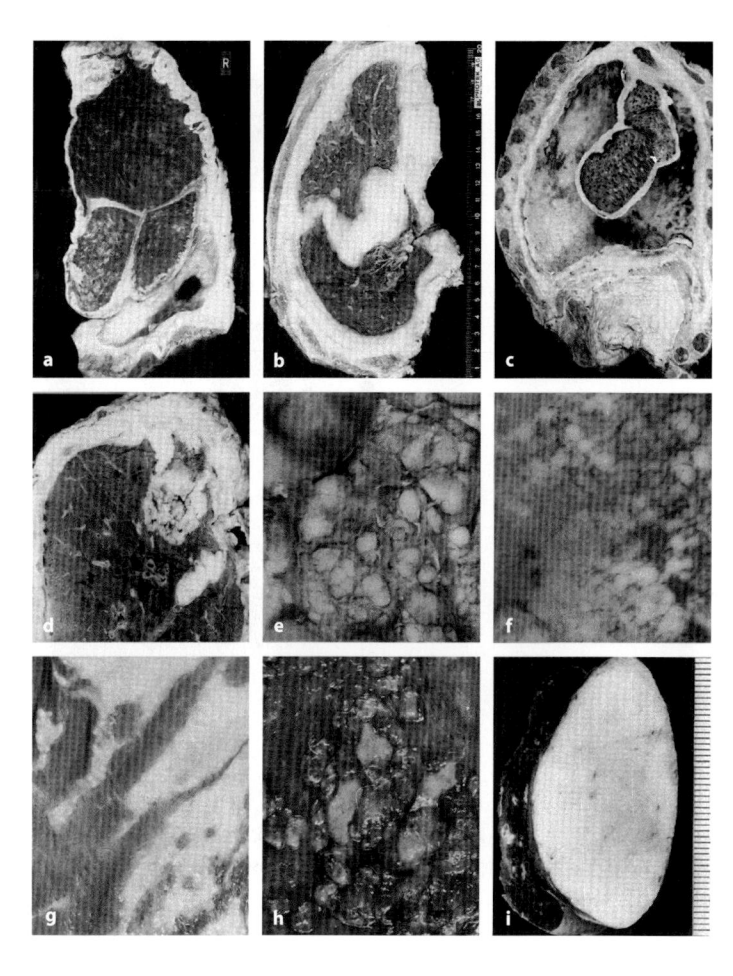

Abb. 6.7a–i. Makroskopische Befunde pleuraler Neoplasien und hyaliner Pleuraplaques. **a** Frontalschnitt der rechten Lunge im Endstadium eines diffusen malignen Pleuramesothelioms. Basale ausgedehnte Ergusshöhle. Tumorpropagation entlang der interlobären Septen. **b** Horizontalschnitt der rechten Lunge 12 cm unterhalb der Spitze. Massive Tumorpropagation auch im mediastinalen und interlobären Bereich. **c** Hemithorax vom Bild des Endstadiums eines malignen Mesothelioms. Massive Kompression und Atelektase der hiluswärts komprimierten Restlunge durch einen massiven tumorbedingten Pleuraerguss. **d** Pseudomesotheliom als Folge der Pleurakarzinose eines peripheren Adenokarzinoms im Lungenoberlappen. **e** Nodulär wachsendes Pleuramesotheliom der parietalen Pleura. **f** Granuläre Pleurakarzinose bei einem kleinzelligen bösartigen Lungentumor. **g** Typische hyaline Pleuraplaques nach Asbeststaubexposition. **h** Noduläre pleurale Karzinose eines kleinzelligen bösartigen Lungentumors in Kombination mit kleinen typischen hyalinen Pleuraplaques. **i** Lokalisierter gutartiger fibröser Pleuratumor, ausgehend von der Pleura pulmonalis mit schmalem anhängenden Saum und atelektatischem Lungengewebe (Operationspräparat)

der Abgrenzung gegenüber Pleuraschwarten bereiten kann, sowie das in der WHO-Klassifikation nicht gesondert angeführte deziduoide Mesotheliom und kleinzellige Varianten.

Zusatzuntersuchungen

Im Laufe der letzten Jahre ist die pathologisch-anatomische Differentialdiagnostik primärer und sekundärer Tumoren der serösen Häute durch den Ausbau und den Einsatz immunhistochemischer Verfahren erheblich bereichert worden. Die histologische Diagnose eines malignen Mesothelioms nach konventionellen lichtmikroskopischen und üblichen histochemischen Verfahren sollte grundsätzlich durch gezielt ausgewählte immunhistochemische Untersuchungen bestätigt werden (Tabelle 6.2).

Es konnten zwar charakteristische wiederkehrende, bisher aber keine spezifischen Befunde für Mesotheliome aufgezeigt werden.

Es gibt drei klassische differentialdiagnostische Probleme in der Mesotheliomdiagnostik. Sekundäre Pleurakarzinosen von Adenokarzinomen können ähnliche Bilder hervorrufen wie vorwiegend epitheloide Mesotheliome. Zur Differentialdiagnose wird hier üblicherweise in Ergänzung der histochemischen PAS-Färbung ohne und mit Diastasevorbehandlung zum Schleimnachweis ein immunhistochemisches Markerpanel eingesetzt. Eine eindeutige Mesotheliomdiagnose kann bei zellulärer Koexpression von Keratinen und Vimentin sowie Nachweis von Calretinin, bei negativer Reaktion mit dem Antikörper gegen HEA und Fehlen diastaseresistenter Vakuolen erfolgen (Müller 1997; Travis et al. 1999). Es gibt daher Grenzfälle, bei denen einzelne Details nicht eindeutig zur Diagnose passen. Bei derartigen Problemfällen muss das Krankheitsbild im Rahmen eines klinisch-pathologischen Konsils – auch unter Berücksichtigung versicherungsmedizinischer Fragen – erörtert werden.

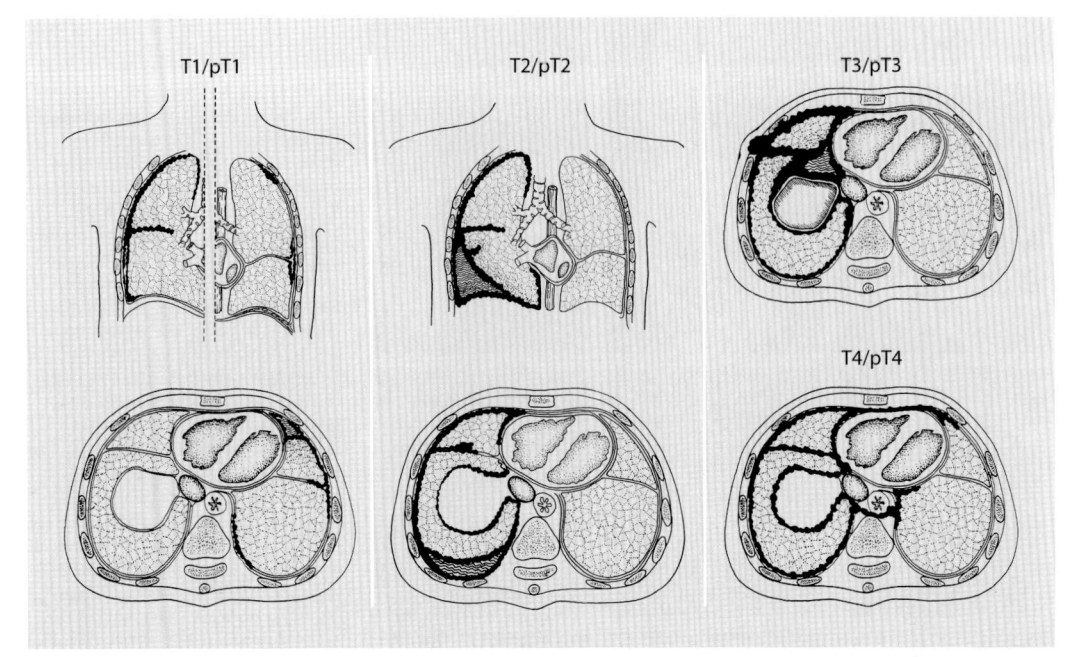

Abb. 6.8. Schematische Darstellung unterschiedlicher Tumorstadium beim Pleuramesotheliom nach der TNM-Klassifikation von 1999

Die Abgrenzung sarkomatoider Mesotheliome von Pleurasarkomatosen primärer Weichteilsarkome gelingt in der Regel mit Hilfe der in der Sarkomdiagnostik eingesetzten Antikörper. Vorwiegend sarkomatoide Mesotheliome koexprimieren meist Keratine und Vimentin, seltener sind auch Calretinin und Aktin nachweisbar.

Ausgesprochen problematisch kann im Einzelfall die differentialdiagnostische Abgrenzung reaktiver Serosaläsionen von frühen neoplastischen Befunden sein (◘ Abb. 6.11). Bei dieser Problematik kann auch die immunhistochemische Untersuchung gelegentlich nicht abschließend weiterführen. Man ist auf die Beurteilung zytologischer Atypien und eines invasiven Wachstums angewiesen. In Biopsien gibt es gelegentlich Befunde oberflächlicher nichtinvasiver Neoplasien, die im Sinne eines sog. Mesothelioma in situ eingeordnet werden müssen und zusammen mit den minimal-invasiv wachsenden Mesotheliomen unter dem Begriff des Frühmesothelioms zusammengefasst werden. Einerseits können reaktive Pleuraläsionen, z. B. im Rahmen einer Pleuritis bei rheumatischer Grunderkrankung, mäßiggradige nukleäre Atypien aufweisen, andererseits gelingt bei bereits neoplastischen toporegional unterschiedlich weit fortgeschrittenen Läsionen in Frühstadien oft der Nachweis eines infiltrativen Wachstums noch nicht (s. ◘ Abb. 6.11).

Weiterführende Verfahren unter Einsatz molekularpathologischer Methoden befinden sich derzeit noch in der Erprobung.

Der zuweilen problematischen Differentialdiagnose Rechnung tragend, hat das Europäische Mesotheliompanel 1993 eine 5-stufige Klassifikation nach histologischen Kriterien für die diagnostische Sicherheit etabliert, die immer noch Gültigkeit besitzt. Dabei bedeutet die Kategorie

A   sicheres,
B   wahrscheinliches,
C   mögliches Mesotheliom,
D   wahrscheinlich und
E   sicher kein Mesotheliom.

Für versicherungsmedizinische Fragestellungen einer Berufskrankheit der Ziffer 4105 der Berufskrankheitenverordnung sind die Kategorien A und B als diagnostische Sicherheit ausreichend.

Stellenwert molekularpathologischer Zusatzuntersuchungen

Derartige Untersuchungen ergänzen derzeit die Diagnostik, aufgrund bislang fehlender spezifischer Defekte erlangen sie aber nicht den Status diagnosesichernder Untersuchungen im Spektrum der Diffe-

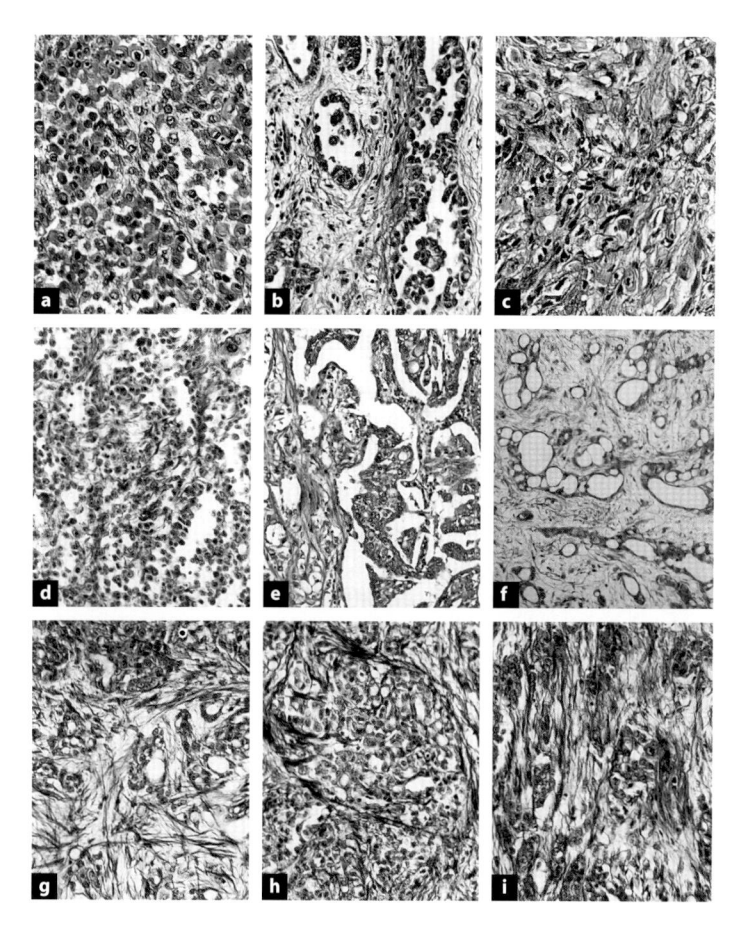

Abb. 6.9a–h. Mikrofotogramme mit Beispielen verschiedenartiger Wachstumsmuster von Pleuramesotheliomen. **a,b** Hoch differenziertes epitheloides Mesotheliom der Pleura parietalis in einer frühen Entwicklungsphase mit beginnender Infiltration von subpleuralem Fettgewebe (so genanntes Frühmesotheliom – 60×/150×). **c,f** Ausschnitte von vier Arealen desselben Mesothelioms. Adenoide/epitheloide (**c,d**), nahezu rein sarkomatoide (**e,f**) Differenzierungen (jeweils 150×). **g,h** Sarkomatoid-pleomorphes, niedrig differenziertes Mesotheliom mit hochgradigen Zell- und Kernatypien (150×/250×)

rentialdiagnose primärer und sekundärer maligner Erkrankungen der serösen Häute. Da genetische Tumoranalysen zeit- und kostenaufwendig sind, ist ihr Einsatz im Rahmen der täglichen Begutachtungspraxis derzeit nicht zu gewährleisten.

Versicherungsmedizinische Aspekte von Pleuraerkrankungen

Das maligne diffuse Pleuramesotheliom, Pleuraplaques der Pleura parietalis und die so genannte diffuse Pleurafibrose der Pleura pulmonalis gewinnen unter versicherungsmedizinischen Aspekten besondere Bedeutung.

Bei der Bewertung eines wahrscheinlichen Kausalzusammenhangs zwischen einer bekannten beruflichen Asbestexposition und einem bösartigen Lungentumor werden die Befunde hyaliner Pleuraplaques und der klinisch schwer fassbaren diffusen Fibrose der Pleura pulmonalis, auch in Kombination mit so genannten Rundherdatelektasen als morphologische Indizien einer wahrscheinlich erhöhten Asbestbelastung bei der Zusammenhangsbegutachtung berücksichtigt. Die Erkrankungen sind in der Anlage 1 zur Berufskrankheitenverordnung vom 18.12.1994 unter der Nr. 4 „Erkrankungen der Atemwege und der Lungen, des Rippenfells und des Bauchfells", hier bei der Unternummer 41 „Erkrankungen durch anorganische Stäube" zusammengefasst.

Die zuständigen Berufskrankheitsziffern und ihre Bezeichnungen lauten:
- BK-Ziffer 4104: Lungenkrebs in Verbindung mit Asbeststaublungenerkrankungen (Asbestose) oder mit durch Asbeststaub verursachten Erkrankungen der Pleura (hyaline Plaques der Pleura parietalis und diffuse Pleuraverdickung der Pleura pulmonalis) oder bei Nachweis der Einwirkung einer kumulativen Asbestfaserstaubdosis am Arbeitsplatz von mindestens 25 Faserjahren [25×10^6 (Fasern/m^3 ×Jahre)].

Abb. 6.10. Aufgaben des Pathologen bei der Differenzierung reaktiver und neoplastischer, primärer und sekundärer Pleuraerkrankungen

— *BK-Ziffer 4105:* Durch Asbest verursachtes Mesotheliom des Rippenfells, des Bauchfells und des Herzbeutels.

In der Zeit von 1978–2000 sind in Deutschland (BRD) 6626 Pleuramesotheliome als asbestbedingte Berufskrankheiten von den verschiedenen Berufsgenossenschaften anerkannt worden (Butz 2002). Dies ist ein Anteil von 32,9% der Gesamtzahl beruflich bedingter Krebserkrankungen. 53,9% (10877 Fälle) entfallen auf überwiegend asbestassoziierte Lungentumoren. In den vergangenen 15 Jahren ist ein fast kontinuierlicher Anstieg der asbestbedingten Pleuramesotheliome zu verzeichnen (Butz 2002).

— Eine relativ große Diskrepanz zwischen den pro Jahr angezeigten begründeten *Verdachtsfällen* und den *entschädigten Fällen* gründet sich zunächst auf die häufig schwierige Differentialdiagnose zwischen Mesotheliomen und sekundären Pleuratumoren bzw. reaktiven Pleuraveränderungen.

— Außerdem sind für die *haftungsbegründende* Kausalität einer Berufskrankheit nach Ziffer 4105 die Objektivierung des bösartigen Pleuratumors und die Ermittlung einer stattgehabten beruflichen Asbeststaubexposition Voraussetzung.

— Die *haftungsausfüllende* Kausalität kann durch ergänzende staubanalytische Untersuchungen mit

Sekundäre Pleuratumoren

Quantifizierung der Asbestfasern bzw. Asbestkörperchen erfolgen. Für diese Untersuchungen ist aber repräsentatives Lungengewebe (Lungenwürfel von mindestens 1 cm³ Größe) erforderlich. In autonom wachsenden bösartigen Pleura- und Lungentumoren liegt eine Anreicherung von Asbestfasern in der Regel nicht vor.

Im *Bochumer Mesotheliomregister* ließen sich bei den gesicherten malignen Pleuramesotheliomen anhand der Ergebnisse der Lungenstaubanalysen in über 90% Anhaltspunkte für eine vermehrte, meist beruflich bedingte Asbestexposition gewinnen. Bemerkenswert in diesem Zusammenhang ist das Familienschicksal eines Asbestarbeiters, dessen Arbeitskleidung zu Hause von der Ehefrau gereinigt wurde. Vater, Mutter und auch Sohn erkrankten an einem diffusen malignen Pleuramesotheliom, wobei die Erkrankung bei dem Sohn bereits im Alter von 41 Jahren aufgetreten ist.

Sekundäre Pleuratumoren

Sekundäre metastatische Neubildungen im Bereich der Pleura sind erheblich häufiger als primäre Pleuratumoren. Bei einer gegenwärtigen jährlichen Anzahl von ungefähr 800 Todesfällen an malignen Mesotheliomen lassen sich ca. 8500 sekundäre bösartige Pleuratumoren berechnen. Andere Schätzungen gehen von 30.000 Pleurakarzinosen bzw. -sarkomatosen pro Jahr aus.

Die frühzeitige Mitbeteiligung der Pleura bei primären pulmonalen oder extrapulmonalen Tumoren erklärt sich durch die reichhaltige Entwicklung pleuraler Lymph- und Blutgefäße. In vorgeschrittene Phasen eines Bronchialkarzinoms ist eine Mitbeteiligung der Pleura in 40% vorhanden. Dies gilt insbesondere für Adenokarzinome und kleinzellige Karzinome.

Bei Plattenepithelkarzinomen ist eine Pleurakarzinose eher selten. Pleuraergüsse sind bei diesem

Tabelle 6.2. Antikörperpanel bei der Differentialdiagnose bösartiger Pleuratumoren

Antikörper	Pleuramesotheliome		Pleurakarzinosen	Pleurasarkomatosen
	Epitheloid	Sarkomatoid		
Calretinin	+++	+	(+)	–
MNF116 Zytokeratine	+++	++	++	+
AE1/AE3 Zytokeratine	++	++	++	+
CK5/6	++	–	(+)	–
BMA120	++	(+)	–	–
V9 Vimentin	++	+++	+	+++
EMA	++ membranös	(+)	+ zytoplasmatisch	–
BerEP4 HEA	(+)	–	+++	+
CD 15	–	–	+	–
CEA	–	–	++	–
TTF1	–	–	++ (Lunge)	–
Aktin	(+)	(+)	–	+
Desmin	(+)	(+)	–	+
Myogenin	–	–	–	+
CD 99	–	–	–	+
S-100	–	–	–	+
SMA	(+)	+++	–	– bis +++

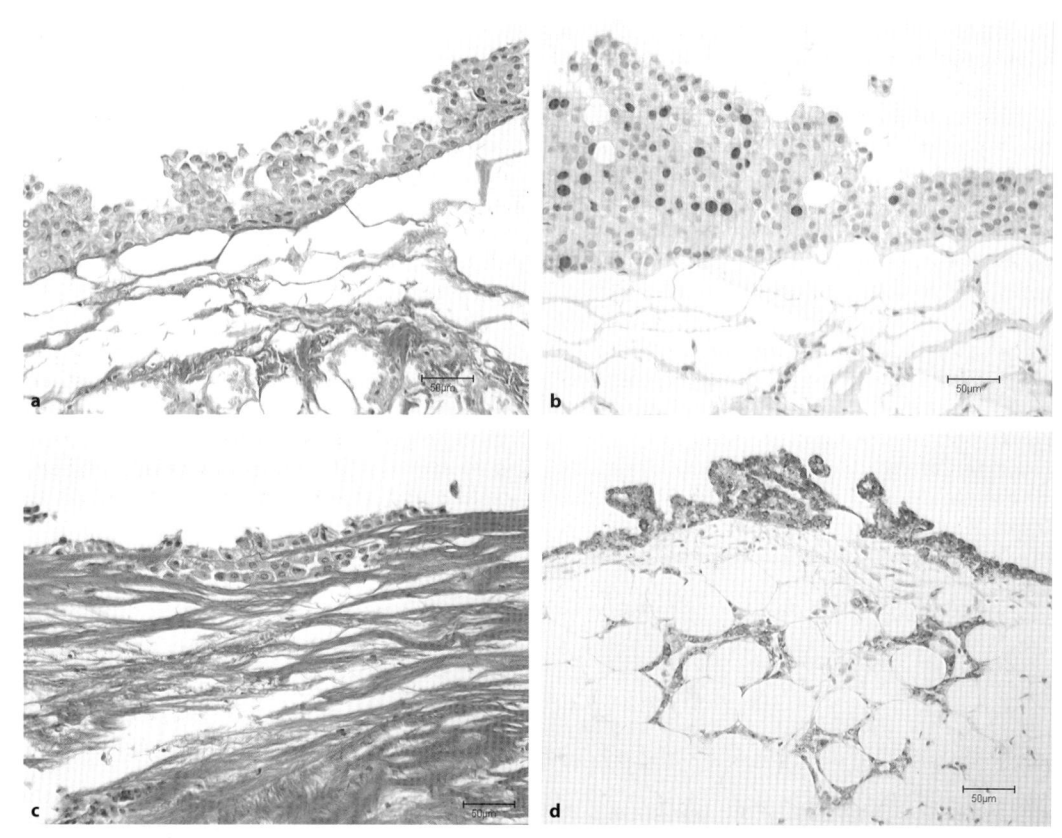

Abb. 6.11. Histologische Befunde zur Differentialdiagnose von Mesothelioma in situ und Frühmesotheliom

Tumortyp häufiger die Folgen unspezifischer Pleurareizungen v. a. durch chronische Retentionspneumonien.

Die häufigsten Primärtumoren mit sekundärer Pleurabeteiligung sind bei Männern und zunehmend häufiger bei Frauen primäre Lungentumoren (besonders Adenokarzinome und kleinzellige Karzinome), gefolgt von Mammatumoren und bösartigen Primärtumoren von Ovar, Uterus, Magen-Darm-Trakt, Pankreas, Nieren und Leber. Auch vorwiegend peripher im Lungengewebe angeordnete hämatogene Metastasen von Nierenkarzinomen, Dickdarmkarzinomen, Osteosarkomen, Weichteilsarkomen und Melanomen führen zu einer frühzeitigen Mitbeteiligung der Pleura pulmonalis. In fortgeschrittenen Metastasierungsphasen können breite pleurale Tumorschwarten gelegentlich makroskopisch nicht sicher von einem primären malignen diffusen Mesotheliom abgegrenzt werden.

Histologie und Differentialdiagnose sekundärer Pleuratumoren

Ein wichtiger morphologischer Hinweis auf eine sekundäre pleurale Blastomatose ist das Vorkommen von Tumorzellen im Bereich intrapleuraler Lymph- und Blutgefäße. Die begleitende unspezifisch-entzündliche Reaktion erklärt pleurale Begleitergüsse ohne den zytologischen Nachweis von Tumorzellen. Im Erguss sind aber fast regelmäßig aktivierte Mesothelzellen und Subserosazellen vorhanden, die bei erheblicher Zell- und Kernpolymorphie die zuverlässige Abgrenzung zu einem Pleuramesotheliom erschweren. Bei der Abgrenzung möglicher Metastasierungen primärer Prostata- oder Schilddrüsentumoren sind gelegentlich immunhistochemische Marker hilfreich.

Differentialdiagnostische Probleme

Bei bisher nur im Ansatz vorhandenen therapeutischen Maßnahmen unter kurabler Zielsetzung muss die Diagnostik auf die Erfassung von Mesotheliomen in frühen Erkrankungsphasen ausgerichtet werden. In mehreren Fällen konnten im Mesotheliomregister in den letzten Jahren pleurale Läsionen im Stadium eines so genannten Frühmesothelioms mit noch auf oberflächliche Pleurazonen beschränktem Wachstum erfasst werden.

Prognostische Parameter

Grundsätzlich gehören die Mehrzahl der MDM in die Kategorie der Tumoren mit geringer Langzeitüberlebenschance. Derzeit wird aktiv an multimodalen Therapiekonzepten gearbeitet, eine standardisierte Therapie mit potentiell kurativem Ansatz ist aber insgesamt noch nicht in Sicht. Nach wie vor werden die meisten Mesotheliome erst in vorgeschrittenen Stadien entdeckt. An der mittleren Überlebenszeit von etwa 9–12 Monaten nach Erstdiagnose hat sich auch in zahlreichen Studien mit operativen und chemotherapeutischen Verfahren prinzipiell nichts geändert. Erste Erfolge mit multimodalen Konzepten müssen an größeren Kollektiven bestätigt werden. Etwa 10% der Mesotheliome weisen jedoch auch therapeutisch weitgehend unbeeinflusst einen mehrjährigen Verlauf auf. Epitheloides Wachstumsmuster, hoher so genannter Performance status (guter Allgemeinzustand bei Erstdiagnose), jüngeres Alter, geringes TNM-Stadium, starke myxoide/ödematöse Stromakomponente sowie niedrige Proliferationsaktivität (MiB1 <10%) sind Indikatoren einer in der Regel günstigeren Prognose.

Besonders ungünstig dagegen sind sarkomatoides desmoplastisches Wachstum, geringe Differenzierung, hoher Proliferationsgrad (>40%), höheres Lebensalter und schlechter Allgemeinzustand bei Erstdiagnose.

Zusammenfassung

Pathologisch-anatomische Untersuchungen sind für Diagnose und Therapie pleuraler Tumoren von entscheidender Bedeutung. Im Vordergrund stehen Abgrenzungen reaktiv-hyperplastischer Mesothelproliferate zu bereits manifesten bösartigen primären oder sekundären pleuralen Tumoren.

Bei bisher nicht vorhandenen spezifischen morphologischen und molekularbiologischen Befunden für Pleuramesotheliome ergeben jedoch gezielt eingesetzte immunhistochemische und zytometrische Zusatzuntersuchungen wertvolle Hinweise für die differentialdiagnostische Unterscheidung primärer und sekundärer pleuraler Neoplasien.

Für operative Maßnahmen unter kurativer Zielsetzung ist die Tumordiagnose in frühen Entwicklungsphasen bei Mesothelioma in situ und Frühmesotheliomen durch eine frühzeitige invasive Diagnostik dringend notwendig. Der Pathologe ist bei der aufgezeigten Problematik der Tumorsicherung aber auf ausreichendes Untersuchungsgut angewiesen.

90% der Pleuramesotheliome sind als meist beruflich bedingte asbestassoziierte Tumoren zu werten und als Verdachtsfälle im Sinne beruflich verursachter Krebserkrankungen bei einer Berufsgenossenschaft anzeigepflichtig. Bei nicht selten problematischen Befunden der pathologisch-anatomischen Tumorsicherung steht das Deutsche Mesotheliomregister in Bochum – gefördert vom Hauptverband der gewerblichen Berufsgenossenschaften – als Konsiliareinrichtung zur Verfügung.

Literatur

Butz M (2002) Beruflich verursachte Krebserkrankungen 1978–2000. Hauptverband der gewerblichen Berufskrankheiten (HVgB), Sankt Augustin

Carbone M, Pass HI, Rizzo P et al. (1994) Simian virus 40-like DNA sequences in human pleural mesothelioma. Oncogene 9: 1781–1790

Hermanek P, Hutter RVP, Sobin LH, Wagner G, Wittekind C (Hrsg) (1997) UICC International Union Against Cancer TNM Atlas. Springer, Berlin Heidelberg New York Tokyo

Jones JSP, Brachet EA, Butler EB (1987) The pleura and its pathology. In: Jones JSP (ed) Pathology of the mesothelium. Springer, Berlin Heidelberg New York Tokyo, pp 39–133

Kagan M, Brody AR (1996) Immunopathology of asbestos-related lung disease In: Kradin RL, Robinson BWS (eds) Immunopathology of lung diseases. Butterworth, Heinemann Boston, p 421

Krismann M, Adams H, Jaworska M, Müller K-M, Johnen G (2000) Patterns of chromosomal imbalances in benign solitary fibrous tumors of the pleura. Virchows Arch 437: 248–255

Krismann M, Johnen G, Wiethege T, Müller K-M (2002) Pleurale Tumoren. In: Ganten D, Ruckpaul K (Hrsg) Nicht-hereditäre Tumorerkrankungen. Springer, Berlin Heidelberg New York Tokyo, pp 65–86

Krismann M, Müller K-M (2000) Malignes Mesotheliom der Pleura, des Perikards und des Peritoneums. Chirurg 71: 877–886

Light RW (2001) Pleural diseases, 4th edn. Lippincott Williams & Wilkins, Philadelphia

Müller K-M (1997) Mesotheliome. Pneumologie 51: 335–344

Rusch VW (1996) A proposed new international TNM staging system for malignant pleural mesothelioma. From the international mesothelioma interest group. Lung Cancer 14: 1–12

Shivapurkar N, Wiethege Th, Wistuba II, Milchgrub S, Müller K-M, Gazdar AF (2000) Presence of simian virus 40 sequences in malignant pleural, peritoneal and non-invasive mesotheliomas. Int J Cancer 85: 743–745

Travis WD, Colby TV, Corrin B, Shimosato Y, Brambilla E, and collaborators from 14 countries (1999) Histological typing of lung and pleural tumors, 3rd edn. Springer, Berlin Heidelberg New York Tokyo

Wagner JC, Sleggs CA, Marchand P (1960) Diffuse pleural mesothelioma and asbestos exposure in the North Western Cape Province. Br J Ind Med 17: 260–271

Prognostische Faktoren und Evaluationskriterien

J.A. Burgers

Prognostische Faktoren

Das maligne Pleuramesotheliom (MPM) ist eine Tumorerkrankung mit heterogenem Krankheitsverlauf. Seine Prognose ist im Allgemeinen ungünstig, allerdings gibt es einzelne Patienten, die unerwartet lange überleben (Wong et al. 2002). Zu beobachten ist auch, dass bei dieser weitgehend therapieresistenten Erkrankung eine Minderheit der Patienten ganz offensichtlich von den verschiedenen therapeutischen Optionen wie Chemotherapie, Radiotherapie, photodynamischer oder Immuntherapie, Operation und multimodalen Therapiegrundsätzen profitiert.

Merkmale, die für den heterogenen Krankheitsverlauf einer Tumorerkrankung verantwortlich gemacht werden können, bezeichnet man als prognostische Faktoren. Sie bieten dem Kliniker die Möglichkeit, die Therapieentscheidung zu individualisieren und bestimmte Prognosegruppen zu definieren. Angesichts der immer noch lückenhaften Information beim MPM bleibt es jedoch im Einzelfall schwierig, die therapeutischen Chancen und die Prognose verlässlich vorherzusagen.

Definitionsgemäß handelt es sich bei einem prognostischen Faktor um eine unabhängige Variable mit prädiktiven Eigenschaften zu wichtigen klinischen Endpunkten (Gospodarowcz u. O'Sullivan 2001). Als Prognosefaktoren eignen sich besonders Krankheits- und Patientenkriterien, die häufig gegeben sind, sich leicht erheben lassen und allgemein akzeptiert werden können.

Die Aussagekraft einer klinischen Studie gewinnt an Stärke, wenn ihre Ergebnisse im Licht verschiedener prognostischer Variablen gewichtet werden können (Shapiro et al. 2000; Huwiler-Muntener et al. 2002). Einschränkend ist aber zu bemerken, dass prognostische Faktoren bisher nur selten systematisch untersucht worden sind. Dies erklärt nicht zuletzt, warum bei der Einschätzung zahlreicher klinischer Merkmale nach wie vor Unsicherheiten über ihre prognostische Aussagekraft bestehen (Drew et al. 1998). Die meisten Untersuchungen sind retrospektive Analysen klinischer Daten. Nachteilig ist hier aufgrund mangelnder Datenkonsistenz, dass Angaben zu bekannten, abgesicherten prognostischen Faktoren nur lückenhaft vorliegen und somit für Multivariatanalysen nur unzureichend zur Verfügung stehen. Diese Studien sind daher eher „explorativ" im Sinne einer Identifizierung des prognostischen Wertes potentieller klinischer Merkmale und nicht so sehr „konfirmatorisch" im Sinne einer im Vergleich mit anderen Merkmalen bestätigten prognostischen Aussagekraft (Simon 2001).

Bislang sind beim MPM ca. 50 mehrheitlich für das Überleben relevante Prognosefaktoren untersucht worden. Nur einige sind verlässlich genug, um schon heute in klinischen Studien und im täglichen Umgang mit den Patienten berücksichtigt werden zu können. Als wichtigster prognostischer Faktor gilt beim MPM der histologische Tumortypus. Außerdem gelten der Performance-Status, die Anzahl der Leukozyten und der Thrombozyten im peripheren Blut sowie das Tumorstadium als prospektiv gut abgesicherte Prognosefaktoren (Boutin et al. 1992; Chahinian et al. 1982; Curran et al. 1998; Edwards et al. 2000; Herndon et al. 1998; Rusch u. Venkatraman 1999; Tammilehto 1992).

Histologie

Beim MPM dominieren zwei histologische Gruppierungen:
- ein epithelialer Typus und
- ein mesenchymaler (fibrosarkomatöser) Typus.

Gelegentlich wird – in Abhängigkeit von der Biopsiegröße – mehr oder weniger häufig ein Mischtyp aus epithelialen und mesenchymalen Anteilen diagnostiziert. In der Regel gelingt eine verlässliche Subklassifikation. Die histologische Diagnose des MPM wird heute durch erfahrene Pathologen erhoben, zumindest aber bestätigt.

Die Mehrzahl klinischer Studien hat die Tumorhistologie als verlässlichen Prognosefaktor bestätigt. Patienten mit dem epithelialen Typus zeigen eine bessere Prognose als Patienten mit dem fibrosarkomatösen oder dem gemischten Subtyp (Ceresoli et al. 2001; Merritt et al. 2001; Rusch u. Venkatraman 1999; Sugarbaker et al. 1999). Die Unterschiede in der mittleren Überlebenszeit können sich bis auf 200 Tage belaufen (Fusco et al. 1993; Johansson u. Linden 1996). Der Vollständigkeit halber ist darauf hinzuweisen, dass eine der größten Studien – vermutlich durch ungenügende Datenquantität und -qualität – zu einem abweichenden Ergebnis führte (Spirtas et al. 1988).

Tumorstadium

Das Tumorstadium ist beim MPM für das Gesamtüberleben ein wichtiger Prognosefaktor, was zahlreiche Untersuchungen belegen konnten.

Gleichwohl wird bis heute das Tumorstadium nicht unwidersprochen als verlässlicher Prognosefaktor akzeptiert, da die vorgelegten Daten kontrovers betrachtet werden können. Begründet ist dies in der uneinheitlichen Diagnostik zur Festlegung des Tumorstadiums und der damit verbundenen eingeschränkten Vergleichbarkeit der Ergebnisse (Butchart et al. 1976; Rusch 1995; Sugarbaker et al. 1993, 1999). Beispielsweise wurde in einigen Studien – obgleich nach allgemeiner Auffassung erforderlich – das Tumorstadium nicht konsequent über eine chirurgische Intervention festgelegt. Oft sind die Angaben zum Tumorstadium in klinischen Studien unvollständig (Chailleux et al. 1988; Fusco et al. 1993). Selbst innerhalb eines Krankenhauses variiert nicht selten der Aufwand bei der nichtchirurgischen Diagnostik (Edwards et al. 2000; Tammilehto et al. 1995).

Insbesondere im Frühstadium des MPM scheint die Quantität und Qualität des tumorösen Befalls der Pleura visceralis von (negativer) prognostischer Bedeutung zu sein (Boutin et al. 1992). Bei normalem oder entzündlich verändertem makroskopischen Erscheinungsbild der viszeralen Pleura findet sich eine bessere Überlebenszeit als bei Patienten mit knotisch veränderter Pleura oder bei massivem Befall (24 VS 10,5 US 6,9 Monate). Neben dem makroskopischen Befund gibt es inzwischen präliminäre Daten, die auf die prognostische Bedeutung des im CT erhobenen Tumorvolumens (3D-CT-Rekonstruktion; Pass et al. 1998) und die im PET feststellbare metabolische Aktivität hinweisen (Fluorodeoxyglucose PET; Benard et al. 1999).

Allgemeinzustand

Des Weiteren ist der Allgemeinzustand eines Patienten beim MPM als unabhängiger prognostischer Faktor für das Überleben identifiziert worden (Alberts et al. 1988; Antman et al. 1988; Chahinian et al. 1982; Curran et al. 1998; De Pangher Manzini et al. 1993; Edwards et al. 2000, 2001; Herndon et al. 1998; Metintas et al. 2001; Tammilehto 1992, 1995). Die Klassifizierung des Performance-Status erfolgte hierbei vorwiegend nach den von Karnofsky beschriebenen Kriterien (Karnofsky et al. 1948; WHO 1979). Im Umgang mit MPM-Patienten kann deshalb heute auf eine Dokumentation des Allgemeinzustandes nicht verzichtet werden (Fusco et al. 1993; Thylen et al. 2001), wohlwissend, dass dabei stets die Gefahr der falschpositiven Einschätzung besteht (Ando et al. 2001).

Leukozyten und Thrombozyten

Der prognostischen Bedeutung der Leukozyten- und Thrombozytenanzahl im peripheren Blut wird bei MPM-Patienten erst neuerdings Aufmerksamkeit geschenkt. Dahinter steht der Verdacht, dass eine Erhöhung der Thrombozyten über eine Stimulation des „vascular endothelial growth factor" (VEGF) die Angioneogenese beschleunigen und die Ausschüttung proinflammatorischer Mediatoren die Proliferation von Tumorzellen anregen kann (Nash et al. 2002). Studien haben gezeigt, dass eine Leukozytenzahl zwischen 8300 bis 8700 $\times 10^9$/l einen nur geringen prognostischen Wert besitzt (Curran et al. 1998; Edwards et al. 2000, 2001; Herndon et al. 1998; Metintas et al. 2001). Dagegen ist die prognostische Bedeutung erhöhter Thrombozytenzahlen weniger gut einzuschätzen. Einigen Mitteilungen zufolge sind leicht erhöhte Thrombozytenzahlen von 314.000 bis 400.000 u/l prognostisch bedeutsam (Edwards et al. 2000; Herndon et al. 1998; Pass et al. 1988; Ruffie et al. 1989). Anderen Berichten zufolge sind die Thrombozytenzahlen für die Prognose eines Patienten unerheblich (Curran et al. 1998; De Pangher Manzini et al. 1993; Martin-Ucar et al. 2001; Metintas et al. 2001; Rusch u. Venkatraman 1999).

Weitere potentielle Prognosefaktoren

Hierzu gehören das Geschlecht, die ethnische Zugehörigkeit, das Alter der Patienten und der Nikotinkonsum. Tumorfaktoren wie z. B. die Lokalisation der Erkrankung, Gewichtsverlust und tumorassoziierte Symptome (thorakale Schmerzen, Atemnot) wurden ebenso untersucht wie Asbestexposition, Zeitpunkt der Diagnose, Zugang zu adäquater Diagnostik und Therapie sowie Ausbildungsstand und sozialer Status der Patienten.

Für keinen der genannten Faktoren fanden sich überzeugende Belege einer unabhängigen prognostischen Bedeutung. Eine zunächst vermutete negative Assoziation zwischen Gewichtsverlust und Prognose konnte in späteren Untersuchungen nicht bestätigt werden (Edwards et al. 2001; Herndon et al. 1998; Martin-Ucar et al. 2001; Ruffie et al. 1989). Auch die Hinweise für ein längeres Überleben von Frauen und jüngeren Patienten sind bislang nicht überzeugend (Curran et al. 1998; Edwards et al. 2000; Ohta et al. 1999; Pass et al. 1998; Rusch u. Venkatraman 1999; Spirtas et al. 1988; Tammilehto 1992).

Auch tumorassoziierte Beschwerden, insbesondere thorakale Schmerzen und Atemnot sowie die ethnische Zugehörigkeit, haben offensichtlich keinen Einfluss auf das Überleben beim MPM. Rechts- und linksseitige MPM zeigen vergleichbare Überlebensraten (De Pangher Manzini et al. 1993; Metintas et al. 2001; Sugarbaker et al. 1999). Für den Vergleich zwischen pleuralen und peritonealen Mesotheliomen ist die Datenlage uneinheitlich (Antman et al. 1988; Chahinian et al. 1982; Tammilehto 1992). Für die sehr seltenen Mesotheliome der testikulären Serosa wird ein vergleichsweise besseres Überleben beschrieben (Antman et al. 1988), möglicherweise als Konsequenz seiner frühen Diagnostik und Therapie.

Der prognostischen Bedeutung des Ausmaßes der Asbestexposition wurde in verschiedenen Studien nachgegangen. Verlässliche Daten konnten hierbei allerdings nicht erhoben werden, da sich der Umfang der Asbestexposition über die Zeit nur schwer rekonstruieren lässt. Eine negative Korrelation zwischen Asbestexposition und Überlebenszeit fand sich in einer kanadischen Studie an 332 Patienten (Ruffie et al. 1989). Dieser Befund konnte durch weitere Untersuchungen nicht bestätigt werden. Allerdings weist eine Analyse von SEER-Daten an knapp 1500 Patienten darauf hin, dass Beschäftigte in der Schiffsbauindustrie, der eine besonders hohe Asbestexposition nachgesagt wird, eine vergleichsweise geringe Überlebenszeit aufweisen (Spirtas et al. 1988).

Dem Zeitraum zwischen Asbestexposition und MPM-Manifestation (Diagnosestellung) wird eine gewisse prognostische Bedeutung zugemessen (Alberts et al. 1988; Antman et al. 1988; Chailleux et al. 1988; Herndon et al. 1998), obgleich dieser Umstand nicht immer bestätigt werden konnte (Boutin et al. 1992; Chahinian et al. 1982; De Pangher Manzini et al. 1993; Fusco et al. 1993; Ruffie et al. 1989). Die Interpretation dieser sich widersprechenden Datenlage fällt schwer, da der Zeitraum zwischen Exposition und Diagnosestellung von ganz unterschiedlichen Tumor- und Patientenfaktoren sowie von sozialen Faktoren abhängig sein kann. Karzinogene des Tabakrauchs dagegen scheinen für Patienten mit MPM keine signifikante prognostische Bedeutung zu besitzen (Alberts et al. 1988; Antman et al. 1988; Metintas et al. 2001; Ruffie et al. 1989; Sugarbaker et al. 1999; Tammilehto 1992).

Prognosegruppen

Zur Bewertung der Prognose von MPM-Patienten wurden von verschiedenen Studiengruppen Bewertungssysteme entwickelt, die verlässliche und weniger verlässliche Prognosefaktoren einbeziehen. Die CALGB (Herndon et al. 1998) ermöglicht unter Berücksichtigung des Allgemeinzustandes, des Lebensalters, von Serumhämoglobin und Leukozytenzahlen sowie von tumorassoziierten Beschwerden (thorakale Schmerzen) und Gewichtsverlust, die Zuordnung zu 6 Prognosegruppen mit signifikant unterschiedlichen Überlebensraten von 1,4 bis 13 Monaten. Die EORTC (Curran et al. 1998) unterscheidet zwei Prognosegruppen und nutzt hierfür die Leukozytenzahl, den Allgemeinzustand, den histologischen Typus, die Qualität der Diagnose und das Geschlecht. Die mittlere Überlebenszeit der sog. Low-risk-Gruppe (maximal 2 Prognosefaktoren) beträgt dabei 10,8 Monate, die der High-risk-Gruppe (3 bis 5 Faktoren ungünstiger Prognosen) jedoch nur 5,5 Monate.

Diese über Punktsysteme erzielte Bewertung eignet sich im Individualfall vermutlich besser zur Beschreibung der Prognose des MPM als konventionelle

Staging-Systeme. Auf jeden Fall sind die berücksichtigten Faktoren einfach und reproduzierbar für alle Patienten zu erheben. Kritisch zu betrachten ist dabei sicherlich die Auswahl der für die Selektion genutzten Prognosefaktoren, da einige von ihnen in ihrer prognostischen Signifikanz nach wie vor kontrovers gesehen werden müssen. Dennoch konnte die Praktikabilität dieser Bewertungssysteme auch unter allgemeinen klinischen Bedingungen belegt werden (Edwards et al. 2000). Die CALGB benutzt darüber hinaus das von ihr beschriebene Gruppierungssystem inzwischen für ihre MPM-Studien.

Molekulare und biologische Marker

Mit der gegenwärtigen Intensivierung der molekularbiologischen Forschungen verbindet sich auch die Hoffnung, neue prognostische und prädiktive Marker zu identifizieren. Diese Forschung bietet außerdem die Möglichkeit, die Biologie der Tumorzelle besser zu beschreiben und zu einem besseren Verständnis der molekularen Pathogenese des MPM beizutragen (Bard u. Ruffie 2002; Steele 2002). In der praktischen Konsequenz bedeutet dies, dass sich hierdurch Wege eröffnen könnten, neue therapeutische Ansätze zu entwickeln, deren Wirksamkeit auf der Basis molekularbiologischer Marker optimal genutzt werden kann.

Microarray

Die DNA-Microarray-Technologie ermöglicht die Untersuchung Tausender von Genen am Tumorgewebe gleichzeitig. Identifiziert werden können einzelne Gene, aber auch Gruppen von Genen, die mit der Überlebenszeit eines Patienten bzw. dem Ansprechen auf eine bestimmte tumorspezifische Therapie korrelieren. So konnten inzwischen beim Brustkrebs und bei malignen hämatologischen Erkrankungen mittels Microarray-Analysen Hochrisikoprofile erstellt werden, die den Krankheitsverlauf genauer vorhersagen können als etablierte Risikofaktoren wie z. B. Tumorstadium oder Rezeptorstatus. Beim MPM wird derzeit mittels Microarray ebenfalls versucht, molekulare Profile zu erstellen, die verlässliche prognostische und prädiktive Vorhersagen erlauben.

Unabhängig davon sind nach wie vor zahlreiche Fragen zur Microarray-Technologie unbeantwortet, wie z. B. Standardisierung der Technik, die Reproduzierbarkeit der Befunde sowie der Einfluss von Tumorheterogenität und patientenabhängigen Faktoren (Geschlecht, Raucherverhalten, Asbestkontakt) auf das Testverfahren.

Weiterhin hofft man, durch Anwendung neuer verbesserter technischer Verfahren, wie der (quantitativen) Immunhistochemie, der lasergestützten Mikrodissektion, der Proteinanalytik (MALDI-TOF/QTOF/SELDI-TOF), der Phagen-Antikörper-Präsentations-Technologie oder der Proteinexpressionsanalyse mittels Gentechnologie neue prognostische und prädiktive Tumormarker identifizieren zu können. Es ist anzunehmen, dass sich aus diesen Untersuchungen neue Tumormarker auch für das MPM ergeben, die bei der klinischen Betreuung unserer Mesotheliompatienten in der kommenden Dekade eine führende Rolle spielen dürften.

Tumormarker

Erste Befunde lassen erkennen, dass einige der neuen molekularen und zellbiologischen Marker bei MPM-Patienten prognostisch bedeutsam sein könnten. Es ist nunmehr zunächst die Aufgabe der klinischen Forschung, die prognostische Signifikanz gewisser Marker in aussagekräftigen klinischen Studien zu definieren. Unabhängig davon bieten diese molekularbiologischen Befunde auf der zellulären Ebene Einblick in die Entwicklung des MPM und dadurch potentiell die Möglichkeit der Entwicklung neuer diagnostischer Verfahren und therapeutischer Ansätze.

Zu den für das MPM relevanten chromosomalen Markern gehören aktuell die DNA-Ploidiät und die S-Phase-Fraktion (Dazzi et al. 1990; Isobe et al. 1995; Pyrhönen et al. 1991) sowie der Proliferationsindex (Bard u. Ruffie 2002; Beer 2001; Beer et al. 1998; Bongiovanni et al. 2001; Comin et al. 2000; Dazzi et al. 1990; Emri et al. 2001; Esposito et al. 1997; Hegmans et al. 2002; Isobe et al. 1995; Levene et al. 2003; Pyrhönen et al. 1991; Steele 2002; van 't Veer et al. 2002; Winegarden 2003) und die Expression des P27-Antigens (Beer et al. 2001).

Die Entwicklung neuer Blutgefäße (Angioneogenese) ist für den Bestand des Tumorwachstums unabdingbar. In diesem Zusammenhang ist festgestellt worden, dass die vaskuläre Dichte in der Tumorperipherie mit einer Verkürzung der Überlebenszeit korreliert (Kumar-Singh et al. 1997) und dies in einer ähnlichen Größenordnung wie erhöhte FGF-2- und Syndecan-1-Serumspiegel (Beer et al. 2001; Kumar-Singh et al. 1999).

Cyclooxygenase-2 (Cox 2) kann beim MPM überexprimiert werden (Marrogi et al. 2000) und steht für eine ungünstige Prognose (Edwards 2001). Mit einer ungünstigen Prognose assoziiert sind darüber hinaus eine Erhöhung der Laktatdehydrokinase (LDH) von über 500 IU/l (Herndon 1998; Metintas 2001) eine Erhöhung der Serum-TPS und des Cyfra 21-1 (Schouwink et al. 1999).

Als erste Konsequenz der molekularbiologischen Forschung wurden bislang beim MPM drei Angiogeneseinhibitoren (Bevacizumab, SU 5416, Thalidomid) und der Cox-2-Inhibitor Rofecoxib klinisch geprüft. Darüber hinaus befinden sich klinische Studien mit den selektiven Inhibitoren der Epidermialgrowth-factor-receptor-Thyrosinkinase (ZD1839) und der Platelet-derived-growth-factor-receptor-Thyrosinkinase (STI-571) in Vorbereitung (Comin et al. 2000).

Schlussfolgerungen

Obgleich eine große Zahl potentieller prognostischer Faktoren beim MPM untersucht worden sind, hat nur eine begrenzte Zahl ihren Weg in die Klinik gefunden. Als wichtigste Prognosefaktoren gelten heutzutage der histologische Subtyp, der Allgemeinzustand des Patienten sowie das Tumorstadium zum Zeitpunkt der Diagnose. Zur individuellen Bewertung der Prognose haben sich sog. Gruppierungsskalen bewährt, die heute mit zunehmender Akzeptanz sowohl in der allgemeinen täglichen Praxis als auch in klinischen Studien Anwendung finden (Begg et al. 1996; Shapiro et al. 2000). Durch neue molekularbiologische Befunde eröffnen sich neben neuen Möglichkeiten bei der Entwicklung einer „targeted therapy" auch neue Möglichkeiten für die Bestimmung der Prognose. Erste viel versprechende Ansätze sind hier nun durch prospektive Studien zu bestätigen.

Therapieevaluationskriterien

Der Behandlungserfolg bei Krebserkrankungen wird durch standardisierte Bewertungssysteme z. B. nach Kriterien der WHO erhoben (Miller et al. 1981). Dies bezieht sich auch auf das MPM und hier mehrheitlich auf zahlreiche Phase-II-Studien zur Bewertung der Wirksamkeit zytostatischer Substanzen. Die Tumorgröße wird dabei durch den längsten Durchmesser und den Umfang der Läsion beschrieben. Die partielle Remission ist definiert als 50%iger Rückgang der Tumormasse, die 4 Wochen nach ihrer Erstdokumentation zu bestätigen ist. Von einer Tumorprogression wird gesprochen, wenn das Referenztumorvolumen um mindestens 25% zunimmt.

Neuerdings wird die Effektivität der tumorspezifischen Therapie bei soliden Tumoren nach den so ge-

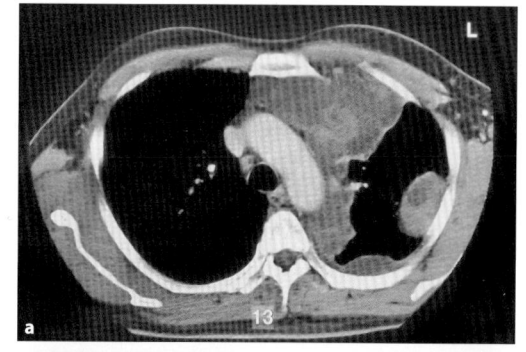

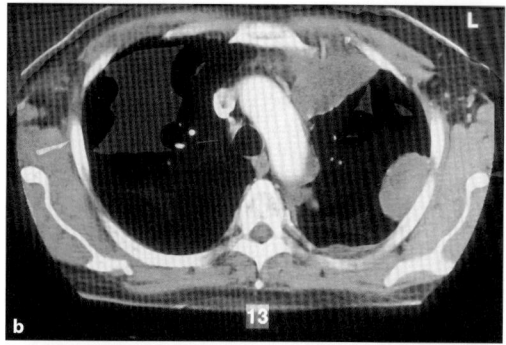

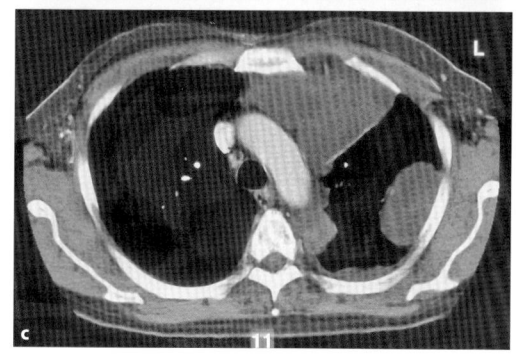

◘ **Abb. 7.1a–c.** Effektivitätsverteilung von Cisplatin/Alimta. a Vor Behandlungsbeginn (April 2000) und b nach dem 4. Therapiezyklus (August 2002), gemessen an 4 Tumorparametern. Die Rückbildung des Tumorvolumens nach WHO beträgt 73%, nach RECIST 42% und unter Verwendung der modifizierten RECIST-Kriterien 27%. Bei Kontrolluntersuchungen im Januar 2003 (c) fand sich mit allen drei Methoden eine Zunahme der Tumormasse von 170% (WHO), 41% (RECIST) und 45% (modifiziertes RECIST). Die Unterbewertung der Tumormasse auch unter modifiziertem RECIST erklärt sich durch das bidimensionale Erscheinungsbild von drei der vier auswertbaren Läsionen. Im Gegensatz dazu ergab die separate Bewertung der dorsal gelegenen Tumorläsion, die charakteristischerweise der Thoraxwand parallel anliegt, eine partielle Tumorrückbildung unter WHO und modifiziertem RECIST mit einer Reduktion der Tumormasse um jeweils 55%. Demgegenüber blieb es aber unter Einsatz von RECIST bei einem unveränderten Längendurchmesser (gemessen an der Thoraxwand) und somit in seiner Konsequenz bei einer falsch-negativen Bewertung von Tumorresponse und der nachfolgenden Progression

nannten RECIST-Kriterien („response evaluation criteria in solide tumors") bewertet (Therasse et al. 2000). Als Kriterium kommt ein eindimensionales Maßsystem zum Einsatz, das das Tumoransprechen über die Summe der jeweils größten Durchmesser vorhandener Läsionen erhebt. Nach RECIST wird von einer partiellen Remission gesprochen, wenn die Summe der größten Durchmesser aller Messparameter eine 30%ige Reduktion aufweist, die ebenfalls 4 Wochen nach Erstdokumentation bestätigt werden kann (Gehan u. Tefft 2000).

Die RECIST-Kriterien wurden auf der Basis von 14 klinischen Studien an über 4500 Patienten mit soliden Tumoren in einer vergleichenden Analyse zu WHO evaluiert. Dabei konnte gezeigt werden, dass mit RECIST ein einfacheres und verlässlicheres Mittel zur Effektivitätsbewertung therapeutischer Ansätze von soliden Tumoren gegeben ist (ähnliches Ansprechen gegenüber WHO).

Beim Pleuramesotheliom zeigten sich allerdings Schwierigkeiten. Diese ergeben sich durch das flächenhafte Wachstum beim MPM und seine unilaterale diffuse Dickenzunahme (◘ Abb. 7.1). Es existiert kein umschriebener Tumor. Der längste Durchmesser entspricht bei pleuralen Raumforderungen der Basis des Tumors, der parallel zur Brustwand verläuft. Damit ergeben sich Veränderungen der Tumormasse allein senkrecht zur Pleura. Hierdurch erklärt sich der beim MPM unter Chemotherapie beschriebene große Response-Unterschied von 26% zwischen RECIST und WHO (Klaveren et al. 2004). Diese große Differenz zu WHO resultiert hauptsächlich aus der Unterschätzung von Ansprechrate und Tumorprogression. Überraschenderweise fand sich diese Diskrepanz beim MPM nicht nur bei linear wachsenden Tumorläsionen, sondern auch beim nichtlinearen, sphärischen Tumorwachstum. Als Konsequenz wird deshalb für die praktische Anwendung beim MPM eine modifizierte Version der RECIST-Kriterien vorgeschlagen, da sie sich in klinischen Untersuchungen bei der Response-Bewertung den WHO-Kriterien gegenüber als überlegen erwiesen hat.

Literatur

Alberts AS, Falkson G, Goedhals L, Vorobiof DA, Van der Merwe CA. Malignant pleural mesothelioma: a disease unaffected by current therapeutic maneuvers. J Clin Oncol 1988; 6(3): 527–535

Ando M, Ando Y, Hasegawa Y et al. Prognostic value of performance status assessed by patients themselves, nurses, and oncologists in advanced non-small cell lung cancer. Br J Cancer 2001; 85(11): 1634–1639

Antman K, Shemin R, Ryan L et al. Malignant mesothelioma: prognostic variables in a registry of 180 patients, the Dana-Farber Cancer Institute and Brigham and Women's Hospital experience over two decades, 1965–1985. J Clin Oncol 1988; 6(1): 147–153

Bard M, Ruffie P. Malignant pleural mesothelioma. From diagnosis to prognosis. Presse Med 2002; 31(9): 406–411

Beer TW, Buchanan R, Matthews AW, Stradling R, Pullinger N, Pethybridge RJ. Prognosis in malignant mesothelioma related to MIB 1 proliferation index and histological subtype. Hum Pathol 1998; 29(3): 246–251

Beer TW, Shepherd P, Pullinger NC. p27 immunostaining is related to prognosis in malignant mesothelioma. Histopathology 2001; 38(6): 535–541

Beer TW. Immunohistochemical MIB-1 and p27 as prognostic factors in pleural mesothelioma. Pathol Res Pract 2001; 197(12): 859

Begg C, Cho M, Eastwood S et al. Improving the quality of reporting of randomized controlled trials. The CONSORT statement. Jama 1996; 276(8): 637–639

Benard F, Sterman D, Smith RJ, Kaiser LR, Albelda SM, Alavi A. Prognostic value of FDG PET imaging in malignant pleural mesothelioma. J Nucl Med 1999; 40(8): 1241–1245

Bongiovanni M, Cassoni P, De Giuli P et al. p27(kip1) immunoreactivity correlates with long-term survival in pleural malignant mesothelioma. Cancer 2001; 92(5): 1245–1250

Boutin C, Rey F, Gouvernet J. Le mésothéliome malin: facteurs pronostiques dans une série de125 patients étudiés de 1973 à 1987. Bull Acad Natl Med 1992; 176(1): 105–114; discussion 115–117

Butchart EG, Ashcroft T, Barnsley WC, Holden MP. Pleuropneumonectomy in the management of diffuse malignant mesothelioma of the pleura. Experience with 29 patients. Thorax 1976; 31(1): 15–24

Ceresoli GL, Locati LD, Ferreri AJ, Cozzarini C, Passoni P, Melloni G et al. Therapeutic outcome according to histologic subtype in 121 patients with malignant pleural mesothelioma. Lung Cancer 2001; 34(2): 279–287

Chahinian AP, Pajak TF, Holland JF, Norton L, Ambinder RM, Mandel EM. Diffuse malignant mesothelioma. Prospective evaluation of 69 patients. Ann Intern Med 1982; 96: 746–755

Chailleux E, Dabouis G, Pioche D et al. Prognostic factors in diffuse malignant pleural mesothelioma. A study of 167 patients. Chest 1988; 93(1): 159–162

Comin CE, Anichini C, Boddi V, Novelli L, Dini S. MIB-1 proliferation index correlates with survival in pleural malignant mesothelioma. Histopathology 2000; 36(1): 26–31

Curran D, Sahmoud T, Therasse P, van Meerbeeck J, Postmus PE, Giaccone G. Prognostic factors in patients with pleural mesothelioma: the European Organization for Research and Treatment of Cancer experience. J Clin Oncol 1998; 16(1): 145–152

Dazzi H, Hasleton PS, Thatcher N, Wilkes S, Swindell R, Chatterjee AK. Malignant pleural mesothelioma and epidermal growth factor receptor (EGF-R). Relationship of EGF-R with histology and survival using fixed paraffin embedded tissue and the F4, monoclonal antibody. Br J Cancer 1990; 61(6): 924–926

De Pangher Manzini V, Brollo A, Franceschi S, De Matthaeis M, Talamini R, Bianchi C. Prognostic factors of malignant mesothelioma of the pleura. Cancer 1993; 72(2): 410–417

Literatur

Drew PJ, Ilstrup DM, Kerin MJ, Monson JR. Prognostic factors: guidelines for investigation design and state of the art analytical methods. Surg Oncol 1998; 7(1-2): 71–76

Edwards JG, Abrams KR, Leverment JN, Spyt TJ, Waller DA, O'Byrne KJ. Prognostic factors for malignant mesothelioma in 142 patients: validation of CALGB and EORTC prognostic scoring systems. Thorax 2000; 55 (9): 731–735

Edwards JG, Cox G, Andi A et al. Angiogenesis is an independent prognostic factor in malignant mesothelioma. Br J Cancer 2001; 85(6): 863–868

Emri S, Akbulut H, Zorlu F et al. Prognostic significance of flow cytometric DNA analysis in patients with malignant pleural mesothelioma. Lung Cancer 2001; 33(2–3): 109–114

Esposito V, Baldi A, De Luca A et al. Role of PCNA in differentiating between malignant mesothelioma and mesothelial hyperplasia: prognostic considerations. Anticancer Res 1997; 17(1B): 601–604

Fusco V, Ardizzoni A, Merlo F et al. Malignant pleural mesothelioma. Multivariate analysis of prognostic factors on 113 patients. Anticancer Res 1993; 13(3): 683–689

Gehan EA, Tefft MC. Will there be resistance to the RECIST (Response Evaluation Criteria in Solid Tumors)? J Natl Cancer Inst 2000; 92(3): 179–181

Gospodarowcz M, O'Sullivan B. Prognostic factors: principles and application. In: Gospodarowicz M, Henson D, O'Sulli-van B, Sobin L, Wittekind C (eds) Prognostic factors in cancer. 2nd edn. Wiley-Liss, New York 2001, pp 17–35

Hegmans JP, Radosevic K, Voerman JS, Burgers JA, Hoogsteden HC, Prins JB. A model system for optimising the selection of membrane antigen-specific human antibodies on intact cells using phage antibody display technology. J Immunol Methods 2002; 262(1–2): 191–204

Herndon JE, Green MR, Chahinian AP, Corson JM, Suzuki Y, Vogelzang NJ. Factors predictive of survival among 337 patients with mesothelioma treated between 1984 and 1994 by the Cancer and Leukemia Group B. Chest 1998; 113(3): 723–731

Huwiler-Muntener K, Juni P, Junker C, Egger M. Quality of reporting of randomized trials as a measure of methodologic quality. Jama 2002; 287(21): 2801–2804

Isobe H, Sridhar KS, Doria R et al. Prognostic significance of DNA aneuploidy in diffuse malignant mesothelioma. Cyto-metry 1995; 19(1): 86–91

Johansson L, Linden CJ. Aspects of histopathologic subtype as a prognostic factor in 85 pleural mesotheliomas. Chest 1996; 109(1): 109–114

Karnofsky D, Adelmann W, Craver L. The use of nitrogen mustards in the palliative treatment of carcinoma. Cancer 1948; 1: 634–656

Klaveren RJ van, Aerts JG, de Bruin H, Giaccone G, Manegold C, van Meerbeeck JP. Inadequacy of the RECIST criteria for the response evaluation in patients with malignant pleural mesothelioma. Lung Cancer 2004; 43: 63–69

Kumar-Singh S, Vermeulen PB, Weyler J et al. Evaluation of tumour angiogenesis as a prognostic marker in malignant mesothelioma. J Pathol 1997; 182(2): 211–216

Kumar-Singh S, Jacobs W, Dhaene K et al. Syndecan-1 expression in malignant mesothelioma: correlation with cell differentiation, WT1 expression, and clinical outcome. J Pathol 1998; 186(3): 300–305

Kumar-Singh S, Weyler J, Martin MJ, Vermeulen PB, Van Marck E. Angiogenic cytokines in mesothelioma: a study of VEGF, FGF-1 and -2, and TGF beta expression. J Pathol 1999; 189(1): 72–78

Levene AP, Morgan GJ, Davies FE. The use of genetic microarray analysis to classify and predict prognosis in haematological malignancies. Clin Lab Haematol 2003; 25(4): 209–220

Marrogi A, Pass HI, Khan M, Metheny-Barlow LJ, Harris CC, Gerwin BI. Human mesothelioma samples overexpress both cyclooxygenase-2 (COX-2) and inducible nitric oxide synthase (NOS2): in vitro antiproliferative effects of a COX-2 inhibitor. Cancer Res 2000; 60(14): 3696–3700

Martin-Ucar AE, Edwards JG, Rengajaran A, Muller S, Waller DA. Palliative surgical debulking in malignant mesothelioma. Predictors of survival and symptom control. Eur J Cardiothorac Surg 2001; 20(6): 1117–1121

Merritt N, Blewett CJ, Miller JD, Bennett WF, Young JE, Urschel JD. Survival after conservative (palliative) management of pleural malignant mesothelioma. J Surg Oncol 2001; 78(3): 171–174

Metintas M, Metintas S, Ucgun I et al. Prognostic factors in diffuse malignant pleural mesothelioma: effects of pretreatment clinical and laboratory characteristics. Respir Med 2001; 95(10): 829–835

Miller AB, Hoogstraten B, Staquet M, Winkler A. Reporting results of cancer treatment. Cancer 1981; 47(1): 207–214

Nash GF, Turner LF, Scully MF, Kakkar AK. Platelets and cancer. Lancet Oncol 2002; 3(7): 425–430

Nowak AK, Lake RA, Kindler HL, Robinson BW. New approaches for mesothelioma: biologics, vaccines, gene therapy, and other novel agents. Semin Oncol 2002; 29(1): 82–96

Ohta Y, Shridhar V, Bright RK, Kalemkerian GP, Du W, Carbone M et al. VEGF and VEGF type C play an important role in angiogenesis and lymphangiogenesis in human malignant mesothelioma tumours. Br J Cancer 1999; 81(1): 54–61

Pass HI, Temeck BK, Kranda K, Steinberg SM, Feuerstein IR. Preoperative tumor volume is associated with outcome in malignant pleural mesothelioma. J Thorac Cardiovasc Surg 1998; 115(2): 310–317; discussion 317–318

Pyrhönen S, Laasonen A, Tammilehto L et al. Diploid predominance and prognostic significance of S-phase cells in malignant mesothelioma. Eur J Cancer 1991; 27(2): 197–200

Ruffie P, Feld R, Minkin S et al. Diffuse malignant mesothelioma of the pleura in Ontario and Quebec: a retrospective study of 332 patients. J Clin Oncol 1989; 7(8): 1157–1168

Rusch VW. A proposed new international TNM staging system for malignant pleural mesothelioma. From the International Mesothelioma Interest Group. Chest 1995; 108(4): 1122–1128

Rusch VW, Venkatraman ES. Important prognostic factors in patients with malignant pleural mesothelioma, managed surgically. Ann Thorac Surg 1999; 68(5): 1799–1804

Schouwink H, Korse CM, Bonfrer JM, Hart AA, Baas P. Prognos-tic value of the serum tumour markers Cyfra 21-1 and tissue polypeptide antigen in malignant mesothelioma. Lung Cancer 1999; 25(1): 25–32

Shapiro SH, Weijer C, Freedman B. Reporting the study populations of clinical trials. Clear transmission or static on the line? J Clin Epidemiol 2000; 53(10): 973–979

Simon R. Evaluating prognostic factor studies. In: Gospodarowicz M, Henson D, O'Sullivan B, Sobin L, Wittekind C (eds) Prognostic factors in cancer. 2nd edn. Wiley-Liss, New York 2001, pp 49–56

Spirtas R, Connelly RR, Tucker MA. Survival patterns for malignant mesothelioma: the SEER experience. Int J Cancer 1988; 41(4): 525–530

Steele JP. Prognostic factors in mesothelioma. Semin Oncol 2002; 29(1): 36–40

Sugarbaker DJ, Flores RM, Jaklitsch MT et al. Resection margins, extrapleural nodal status, and cell type determine postoperative long-term survival in trimodality therapy of malignant pleural mesothelioma: results in 183 patients. J Thorac Cardiovasc Surg 1999; 117(1): 54–63; discussion 63–65

Sugarbaker DJ, Strauss GM, Lynch TJ et al. Node status has prognostic significance in the multimodality therapy of diffuse, malignant mesothelioma. J Clin Oncol 1993; 11(6): 1172–1178

Tammilehto L, Kivisaari L, Salminen US, Maasilta P, Mattson K. Evaluation of the clinical TNM staging system for malignant pleural mesothelioma: an assessment in 88 patients. Lung Cancer 1995; 12(1-2): 25–34

Tammilehto L. Malignant mesothelioma: prognostic factors in a prospective study of 98 patients. Lung Cancer 1992; 8: 175–184

Therasse P, Arbuck SG, Eisenhauer EA et al. New guidelines to evaluate the response to treatment in solid tumors. European Organization for Research and Treatment of Cancer, National Cancer Institute of the United States, National Cancer Institute of Canada. J Natl Cancer Inst 2000; 92(3): 205–216

Thylen A, Hjerpe A, Martensson G. Hyaluronan content in pleural fluid as a prognostic factor in patients with malignant pleural mesothelioma. Cancer 2001; 92(5): 1224–1230

van 't Veer LJ, Dai H, van de Vijver MJ et al. Gene expression profiling predicts clinical outcome of breast cancer. Nature 2002; 415(6871): 530–536

WHO. WHO handbook for reporting results of cancer treatment. Geneva, Switzerland, 1979

Winegarden N. Microarrays in cancer: moving from hype to clinical reality. Lancet 2003; 362(9394): 1428

Wong CF, Fung SL, Yew WW, Fu KH. A case of malignant pleural mesothelioma with unexpectedly long survival without active treatment. Respiration 2002; 69(2): 166–168

Invasive Diagnostik und chirurgische Therapie

H. Dienemann

Lokalisiertes malignes Mesotheliom der Pleura

Das lokalisierte maligne Mesotheliom entsteht bevorzugt in der parietalen Pleura unter Ausbildung einer breiten Basis und hat seinen Ursprung vermutlich in primitiven submesothelialen mesenchymalen Zellen (Briselli et al. 1981). Die meisten Patienten beklagen unspezifische Symptome wie Husten, Thoraxschmerz und Dyspnoe, im Übrigen wird der Tumor anlässlich einer Thoraxübersichtsaufnahme eher zufällig entdeckt. Symptome sprechen mit hoher Wahrscheinlichkeit für das Vorliegen eines malignen Prozesses. Die Therapie der Wahl ist die vollständige Entfernung im Gesunden, wobei eher die Radikalität des Eingriffs als die Dignität des Tumors über das Rezidivverhalten den Ausschlag gibt. Nach unvollständiger Resektion ist mit einem lokalen Nachwachsen und konsekutiver diffuser Pleuraaussaat zu rechnen, das Überleben beträgt dann weniger als 5 Jahre.

Diffuses Mesotheliom der Pleura

Der Begriff des „diffusen Mesothelioms der Pleura" ist grundsätzlich gleichzusetzen mit dem Begriff des „malignen Mesothelioms". Das klinische Bild ist anfänglich unspezifisch, weshalb zwischen erstem Auftreten der Symptome und der Diagnosestellung meist zwischen drei und sechs Monate verstreichen. Etwa 90% aller Patienten beklagen Dyspnoe und einen diffusen Thoraxwandschmerz, seltener sind Gewichtsverlust, Hustenreiz, Abgeschlagenheit sowie Fieber. Hämoptysen, Heiserkeit, Dysphagie und Horner-Syndrom sind dagegen eher Ausdruck eines weit fortgeschrittenen Krankheitsstadiums. In der physikalischen Untersuchung finden sich ein gedämpfter Klopfschall und ein abgeschwächtes Atemgeräusch. Lokal fortgeschrittene Tumoren gehen mit Thoraxasymmetrie und einer eingeschränkten oder aufgehobenen Atemexkursion des betroffenen Hemithorax einher, mit diffuser Infiltration von Thoraxwandweichteilen sowie Lymphknotenvergrößerungen im supraklavikulären Kompartiment (Elmes u. Simpson 1976; Sheard et al. 1991).

Paraneoplastische Syndrome sind ungewöhnlich, zu ihnen zählen hämolytische Anämie, Hyperkalzämie, Hypoglykämie, gesteigerte ADH-Ausschüttung und Hyperkoagulabilität (Gerwin et al. 1987). Die Echokardiographie kann mit hoher Spezifität eine Infiltration von Perikard und Myokard belegen. EKG-Veränderungen sind häufig, jedoch unspezifisch.

Der Erkrankungsbeginn verläuft schleichend. Im Frühstadium der Erkrankung dominiert die Dyspnoe als Hinweis auf einen Pleuraerguss mit konsekutiver Kompressionsatelektase. Mit Zunahme der Tumormasse stellt sich ein Unbehagen ein, das von der Brustwand der befallenen Seite ausgeht. In dieser Phase kann die Dyspnoe abnehmen, da die Pleura-

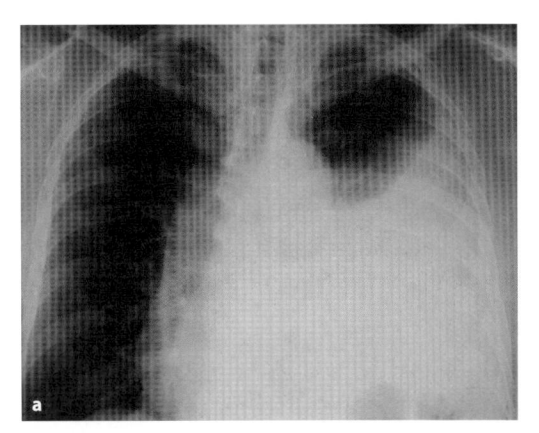

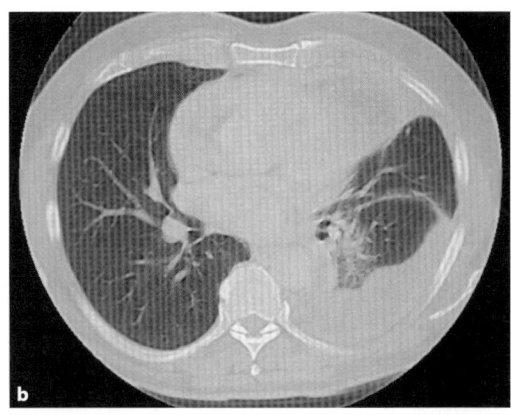

◘ **Abb. 8.1a,b.** Frühstadium eines epithelialen Pleuramesothelioms links mit Erguss ohne Zeichen einer Brustkorbschrumpfung. **a** Mediastinalverdrängung zur Gegenseite und Kompressionsatelektase der linken Lunge. **b** Kompressionsatelektase des linken Unterlappens

blätter zunehmend verschmelzen und der Erguss entsprechend rückläufig ist. Sobald der Tumor lokal fortschreitet und die Brustwand unter Einbeziehung der Interkostalnerven infiltriert, beklagt der Patient starke und nicht nachlassende Thoraxschmerzen. Die Fesselung der Lunge und die Zunahme der parietalen Tumormasse mit konsekutiver Verschmälerung der Interkostalräume steigern die restriktiven Atemwiderstände und die Dyspnoe. Eine direkte Tumorausdehnung bis auf das innere Blatt des Perikards oder das Myokard verursacht einen Perikarderguss, der seinerseits die Dyspnoe noch verstärkt. Eine Tumorpenetration des Zwerchfells mit Erreichen des Retroperitoneums und Peritoneums verursacht Aszites. In weiter fortgeschrittenem Stadium findet sich schließlich ein Befall der kontralateralen Pleura, mit dem meistens eine respiratorische Globalinsuffizienz einhergeht (Law et al. 1982).

Das radiologische Erscheinungsbild des malignen Pleuramesothelioms ist variabel und zunächst unspezifisch. Im frühen Stadium ist ein großer Pleuraerguss (◘ Abb. 8.1a,b) oft der einzige Befund. Eine diskrete Verdickung der Pleura zusammen mit einer unregelmäßigen Konturierung, vor allem in der kostodiaphragmalen oder parakardialen Region, können in der Computertomographie oder kernspintomographisch erkannt werden und müssen in Gegenwart eines Pleuraergusses als Hinweis auf ein malignes Mesotheliom gewertet werden. Auch wenn sich initial nur umschriebene Pleuraverdickungen nachweisen lassen, ist die Pleura letztlich immer bereits diffus tumorös befallen. Mit weiterer Zunahme der Tumormasse entstehen multilokuläre abgekapselte Ergüsse, bis eine breite, unregelmäßig konfigurierte Schwarte die Lunge vollständig fesselt und den Pleuraspalt obliterieren lässt. In diesem Stadium findet sich meistens schon eine fixierte Asymmetrie des Brustkorbes (◘ Abb. 8.2). Schreitet die Erkrankung weiter fort, sind mediastinale Lymphknotenvergrößerungen, eine direkte Tumorinfiltration des Mediastinums, Perikardverbreiterungen mit Perikarderguss, eine unregelmäßige Infiltration der Brustwand oder des Diaphragmas zu erkennen.

Für die Abschätzung der Tumorausdehnung ist die Magnetresonanztomographie (◘ Abb. 8.3) inzwischen der Computertomographie überlegen, wenngleich technische Inoperabilität unter Bezug auf die Bildgebung nur bei sehr ausgedehnter Thoraxwandinfiltration konstatiert werden darf. Ansonsten kann erst nach operativer Freilegung über die Operabilität entschieden werden.

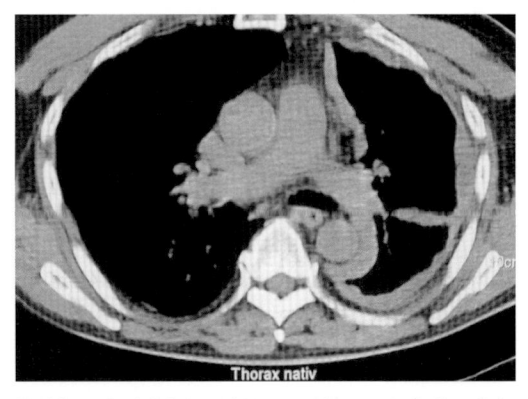

◘ **Abb. 8.2.** Lokal fortgeschrittenes Pleuramesotheliom links mit Asymmetrie des Thorax

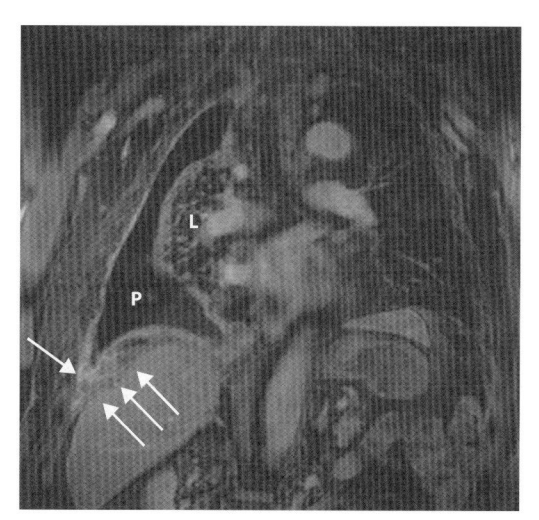

Abb. 8.3. Magnetresonanztomogramm (MRT): Koronarschnitt zur Beurteilung der Thoraxwand- und Zwerchfellbeteiligung (*weiße Pfeile*), rechte Lunge (*L*) infolge Tumorummauerung geschrumpft, Pleuraerguss (*P*). (Freundlicherweise zur Verfügung gestellt von Dr. Plathow, Deutsches Krebsforschungszentrum, dkfz)

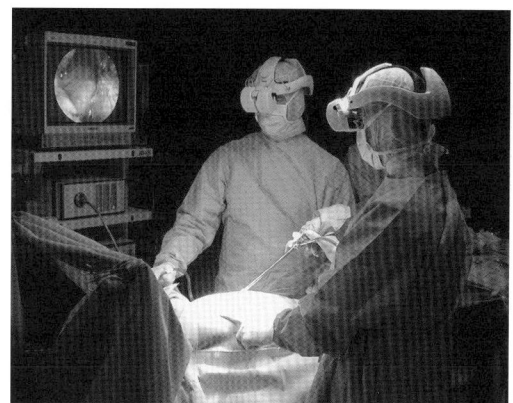

Abb. 8.4. Videothorakoskopische Untersuchung zur diagnostischen Sicherung eines Pleuramesothelioms

Invasive Diagnostik

Für Patienten, die sich mit einem Pleuraerguss präsentieren, ist die Thorakozentese zumeist der initiale diagnostische Schritt. Zytologisch lassen sich jedoch lediglich in 30–50% maligne Zellen in der Pleuraflüssigkeit nachweisen. Auch die perkutane Nadelbiopsie erbringt nur in etwa einem Drittel der Fälle eine eindeutige Diagnose, weil sie oftmals zu wenig Material für eine umfassende Aufarbeitung liefert (Lewis et al. 1981; Ruffie et al. 1989). Aus diesem Grund ist im Ergussstadium die Videothorakoskopie (VATS) das geeignete diagnostische Verfahren, da es die Beurteilung sämtlicher pleuraler Flächen unter direkter Sicht erlaubt, Gewebsentnahmen an beliebigen Stellen ermöglicht und den Patienten kaum belastet (◘ Abb. 8.4). Die VATS erfolgt in Allgemeinnarkose unter Doppellumenintubation, um eine Atelektase der ipsilateralen Lunge zu ermöglichen. Über zwei bis drei Inzisionen von jeweils 1,5 cm Länge werden ein Videoendoskop und Manipulations- bzw. Biopsiezangen oder entsprechend dimensionierte Klammernahtgeräte eingebracht. Dank Monitorübertragung sind bildliche Darstellung präziser und die Kontrolle der Instrumentenführung einfacher als am offenen Thorax. Neben der direkten Biopsie aus Oberflächenbefunden kann bei entsprechender Erfahrung in der Handhabung videothorakoskopischer Techniken auch eine umfassende Exploration hilärer und mediastinaler Lymphknotenstationen erfolgen.

Auch wenn unter direkter Inspektion bzw. Videothorakoskopie die Pleurablätter unauffällig erscheinen, schließt dies eine mikroskopische Infiltration nicht aus. Daher ist anlässlich eines diagnostischen Eingriffs zur Ergussabklärung stets eine Biospie von Pleura parietalis und visceralis zu fordern, was auch die Gewinnung von Lungengewebe mit dem Ziel einer Asbestfaserbestimmung mit einschließt.

Mit Fortschreiten der Erkrankung finden sich, zumeist basal betont, irreguläre, teils konfluierende Pleuraverdickungen mit einer zunächst glatten später höckrigen Oberfläche und unterschiedlich starker Vaskularisation (Lewis et al. 1981). Diese Befunde sind jedoch sämtlich nicht pathognomonisch und erfordern daher repräsentative Biopsien (Differentialdiagnosen: asbestassoziierte Pleuraplaques, posttuberkulöse Schwielen, unspezifische bakterielle Pleuritis unterschiedlicher Stadien, metastasierendes Adenokarzinom der Lunge, Pleurakarzinose bei extrathorakalem Primärtumor).

Bei verlötetem Pleuraspalt muss über eine kleine Inzision, die den Verlauf einer möglichen späteren Thorakotomie berücksichtigt, der Tumornachweis erbracht werden. Wegen der in diesem Stadium oft schon starken Verschmälerung der Interkostalräume ist unter Umständen eine Rippenresektion über mehrere Zentimeter notwendig, um die parietalen Tumormanifestationen für eine Biopsie freilegen zu können. Aufgrund der Neigung zu Implantationsmetastasen empfiehlt es sich, den Bereich der Inzisionsbiopsie anlässlich einer späteren Thorakotomie in ganzer Thoraxwandtiefe zu exzidieren.

Tabelle 8.1. Stagingsystem der Internationalen Mesothelioma Interest Group (IMIG) nach Rusch et al. (1996)

Stadium	Beschreibung der Beteiligung
I	Tumor beschränkt auf parietale oder parietale und viszerale Pleura
II	Tumorbefall beider Pleurablätter und Befall von Zwerchfell oder Tumorpenetration in das Lungenparenchym
III	Lokal fortgeschrittener, aber potentiell noch resektabler Tumor, intrapleuraler oder mediastinaler Lymphknotenbefall
IV	Technisch nichtresektabler Tumor oder kontralateraler Lymphknotenbefall oder Fernmetastasen

Tabelle 8.2. Stagingsystem nach Sugarbaker et al. (1999)

Stadium	Beschreibung der Beteiligung
I	Vollständiges, von Pleura parietalis umschlossenes Operationspräparat ohne Adenopathie (ipsilaterale Pleura-, Lungen-, Perikard-, Diaphragma- oder Brustwandbefall begrenzt auf frühere Biopsiestellen)
II	Alle Fälle des Stadiums I, jedoch mit positiven Resektionsrändern und/oder intrapleuraler Adenopathie
III	Lokale Ausbreitung der Erkrankung in Brustwand, Mediastinum, Herz, Retroperitoneum, Peritoneum oder extrapleurale Adenopathie
IV	Fernmetastasen

Mittels der VATS lässt sich bei noch erhaltenem Pleuraspalt oder limitierter Inzision mit Rippenresektion bei verschmolzenen Pleurablättern eine diagnostische Thorakotomie nur mit dem Ziel der Gewebsentnahme sicher vermeiden. Stellen sich computertomographisch verdächtige, d. h. deutlich vergrößerte (>1 cm im Durchmesser) und an Zahl vermehrte Lymphknoten im oberen Mediastinum dar, muss ein Stadium 3 nach dem Staging-System der International Mesothelioma Interest Group (IMIG, Tabelle 8.1) unterstellt werden. In diesem Fall ist eine Mediastinoskopie zur Charakterisierung dieser Lymphknoten indiziert, da nach gegenwärtiger Vorstellung der Nachweis eines Tumorbefalls den Patienten von einer Operation mit kurativer Intention ausschließen würde.

Die Mediastinoskopie ist wie die VATS eine Untersuchung, die in Allgemeinnarkose vorgenommen wird. Über einen etwa 3 cm langen Schnitt in der Fossa jugularis wird die Tracheavorderwand dargestellt. Von hier ausgehend wird ein Videomediastinoskop schrittweise bis in Höhe der Trachealbifurkation vorgeschoben. Systematisch werden, wiederum über Monitordarstellung, sämtliche Lymphknotenkompartimente repräsentativ biopsiert.

Eine Bronchoskopie muss die Möglichkeit eines primären Bronchialkarzinoms ausschließen, denn das metastasierende Adenokarzinom ist die wichtigste Differentialdiagnose des malignen Pleuramothelioms. Die Bildgebung des Thorax wird ergänzt durch Schichten, die auch den Oberbauch erfassen, um eine abdominale Beteiligung auszuschließen. Weitere bildgebende Verfahren haben nur bei zusätzlichen spezifischen Symptomen Berechtigung.

Die Abklärung der funktionellen Operabilität im Hinblick auf eine erweiterte Pneumonektomie folgt den üblichen Richtlinien zur Abschätzung der kardiopulmonalen Funktionsreserve (Schulz 1998) und fordert in der Regel eine erweiterte Lungenfunktionsprüfung mit Spiroergometrie, ein Lungenperfusionsszintigramm und die Echokardiographie.

Das Verständnis vom natürlichen Verlauf der Erkrankung ist unerlässlich für die Formulierung einer Stadieneinteilung und einer daran ausgerichteten Therapie. Diese wichtigen Voraussetzungen sind für das maligne Pleuramesotheliom bisher nicht erfüllt, weil es sich um einen sehr seltenen, wenngleich in Zunahme begriffenen Tumor handelt. Die bis dato zumeist verwendeten Stadieneinteilungen beruhen auf retrospektiven Erhebungen, viel zu kleinen Fallzahlen und oftmals klinischer Einschätzung ohne Einbeziehung der Computertomographie. Entsprechend vielfältig sind die Therapieempfehlungen bestehend aus Chirurgie, Bestrahlung, Chemotherapie, Immuntherapie oder Kombinationen aus diesen Modalitäten. Unter dem Eindruck dieser Fakten haben Sugarbaker et al. (1999) sowie Rusch u. Venkatraman (1996) jeweils ihr eigenes, relativ umfangreiches Patientengut ausgewertet und den Versuch einer neuen Stadieneinteilung unternommen (s. Tabelle 8.1, Tabelle 8.2).

Therapie

Die eingeschränkten Möglichkeiten der alleinigen Strahlentherapie wie auch der Chemotherapie unterstreichen die Bedeutung chirurgischer Verfahren.

Chirurgisches Verfahren

Grundsätzlich muss zwischen palliativen Verfahren und solchen in kurativer Absicht unterschieden werden.

Unter radikalem Aspekt wird von den maßgeblichen Institutionen derzeit die erweiterte Pneumonektomie nach präoperativer Chemotherapie inkl. postoperativer Radiotherapie favorisiert (Rusch u. Venkatraman 1996; Sugarbaker et al. 1996, 1999). Voraussetzung für diesen extensiven Eingriff sind ein Alter von unter 65 Jahren und ein guter Allgemeinzustand (Karnofsky 80 bis 100). Unter funktionellen Gesichtspunkten sollte die postoperative Lungenfunktion (Vitalkapazität, FEV_1) mehr als 50% des Normwertes betragen, die kardiopulmonale Leistungsreserve, ausgedrückt durch die maximale Sauerstoffaufnahme unter Belastung, sollte postoperativ mindestens 12 ml pro Kilogramm und Minute betragen.

Voraussetzungen zur Indikationsstellung zur erweiterten Pneumonektomie
- Patientenalter unter 65 Jahren
- Epithelialer Typ (Mischtyp)
- Oberes Mediastinum nodal-negativ
- Keine diffuse Beteiligung der Thoraxwand
- Karnofsky Performance-Status >80
- $ppoVO_2max > 12$ ml/kg/min
- $ppoFEV_1 > 50\%$

(*$ppoVO_2max$* prädiktive postoperative maximale Sauerstoffaufnahme, *$ppoFEV_1$* prädiktive postop. maximale Ausatemkapazität/Sekunde vom Soll)

Bezogen auf das Staging-System der IMIG stellen die Stadien I und II eine Operationsindikation dar. Im Stadium III ist die OP-Indikation relativ: Entweder kann die technische Resektabilität erst intraoperativ entschieden werden oder es liegt eine mediastinale Lymphknotenbeteiligung vor bei technischer Resektabilität des Primärtumors. In diesem Stadium der Erkrankung ist daher die Indikation zur Operation zurückhaltend zu stellen, zumindest wäre bei grenzwertiger kardiopulmonaler Funktionsreserve, höherem biologischen Alter oder relevanter Komorbidität anderer Ursache von der Operation in kurativer Absicht Abstand zu nehmen.

Sind die Voraussetzungen der funktionellen Operabilität nicht erfüllt und steht die durch einen Erguss verursachte Dyspnoe im Vordergrund der Beschwerden, so können unter vertretbarer Invasivität eine parietale oder eine kombiniert parietal-viszerale Pleurektomie vorgenommen werden. Eine nachhaltige Erleichterung kann für den Patienten jedoch nur erwartet werden, wenn die Restperfusion der betroffenen Lunge mindestens 20–30% ausmacht (ermittelt nach vollständiger Ergussableitung der Pleurahöhle) oder die Mediastinalverdrängung zur gesunden Seite im Vordergrund steht. Bedarfsweise kann dabei auch gleichzeitig ein Perikardfenster angelegt werden. Auch umschriebene Thoraxwandinfiltrationen, die in Folge von Infiltration von Interkostalnerven sonst nicht beherrschbare Schmerzen verursachen können, werden mitunter einer palliativen Therapie zugeführt, häufiger jedoch Implantationsmetastasen, die in der Umgebung von Punktions- oder Biopsiekanälen entstehen.

Chirurgisches Verfahren

Videothorakoskopie (VATS)

Die videogestützte Thorakoskopie erfordert mindestens eine interkostale Inzision von ca. 1–2 cm Länge, über die eine Trokarhülse eingebracht wird, die ihrerseits den Zugangskanal für die Videooptik darstellt (s. ◘ Abb. 8.4). Der Eingriff setzt in der Regel eine Doppellumenintubation voraus, um die Lunge der betreffenden Seite in Atelektase verbringen zu können. Bei vollständig expandierter Lunge oder bei verlötetem Pleuraspalt (wie bei fortgeschrittenem Stadium) ist eine Thorakoskopie nicht möglich.

Entsprechend der Fragestellung werden zusätzliche Stichinzisionen angelegt, über die Manipulationsinstrumente wie Sauger, Zangen oder Klammernahtgeräte eingebracht werden können.

Wird die VATS in diagnostischer Absicht vorgenommen, so beschränkt man sich möglichst auf zwei Inzisionen, die darüber hinaus derart platziert werden, dass diese im Rahmen einer nachfolgenden kurativen Operation exzidiert werden können. Zur Diagnosesicherung erfolgen ausgiebige und repräsentative Biopsien an beiden Pleurablättern. Auch wenn makroskopisch keine tumorverdächtigen Areale entdeckt werden, sind Biopsien beider Pleurablätter angeraten. Besonders sorgfältig müssen die kaudalen Abschnitte der Pleurahöhle exploriert werden, da sich bevorzugt hier im Frühstadium die ersten Tumormanifestationen finden lassen. Die Biopsie der Pleura visceralis ist als Keilresektion aus dem Lungengewebe aufzufassen, sodass sich die Möglichkeit bietet, aus dem Lungengewebe eine Asbestfaserbestimmung vorzunehmen. Die Schnellschnittdiagnostik ist nicht ausreichend verlässlich in Bezug auf die Abgrenzung von einem Adenokarzinom, weshalb diagnostische Thorakoskopie und kurativer Eingriff keinesfalls zusammen gelegt werden sollten.

Ein Tumorstaging ist durch alleinige Videothorakoskopie nur bedingt möglich. Neben dem Nachweis eines malignen Mesothelioms lassen sich unter entsprechender Fragestellung auch mediastinale Lymphknoten biopsieren; es gelingt allerdings nicht, die Resektabilität gegenüber der Thoraxwand zu beurteilen, um eine Unterscheidung zwischen einem Stadium III und IV nach IMIG vorzunehmen (s. ◘ Tabelle 8.1).

Ein Pleuraerguss lässt sich videothorakoskopisch vollständig ableiten; danach wird die maximale Expansionsfähigkeit der Lunge bestimmt, indem diese durch den Anästhesisten wieder belüftet wird. Voraussetzung für den Erfolg einer Pleurodese ist einerseits ein breitflächiger Kontakt beider Pleurablätter, d. h. die annähernd vollständige Ausdehnungsfähigkeit der Lunge, andererseits das Vorhandensein noch tumorfreier Pleuraflächen, da das Prinzip der Talkumpleurodese auf der Induktion einer Pleuritis mit sekundärer Verschwartung des Pleuraspaltes beruht. Unter den genannten Voraussetzungen werden vier Gramm Talkum unter Sicht gleichmäßig über sämtliche inneren Oberflächen zerstäubt, nachdem zuvor der Pleuraerguss vollständig abgelassen wurde. Die Erfolgsrate liegt bei etwa 60–70%. Wenn mindestens eines der beiden Pleurablätter diffus mit Tumor besetzt ist und gilt es, die Ergussbildung zu stoppen, so muss videothorakoskopisch oder über reguläre Thorakotomie eine Pleurektomie durchgeführt werden. Im Falle der parietalen Pleurektomie ist dies relativ unproblematisch, während die viszerale Tumordekortikation zumeist nur unter Mitnahme der viszeralen Pleura sowie unter Zurücklassen des deserosierten Lungenparenchyms gelingt (◘ Abb. 8.5). Die anfänglich massiven Leckagen schließen sich meist innerhalb von zwei bis drei Tagen, sofern die Lunge wieder eine annähernd vollständige Ausdehnung erreicht. Operationstrauma und Blutverlust können relativ hoch sein, weshalb die viszerale Dekortikation auf Fälle beschränkt werden sollte, bei denen die Wiederausdehnung der Lunge zu erwarten und gleichzeitig die parietale Tumorlast relativ gering ist.

Patienten im Endstadium der Erkrankung profitieren gelegentlich – auch angesichts einer gefesselten Lunge – subjektiv von einer dauerhaften Ergussableitung.

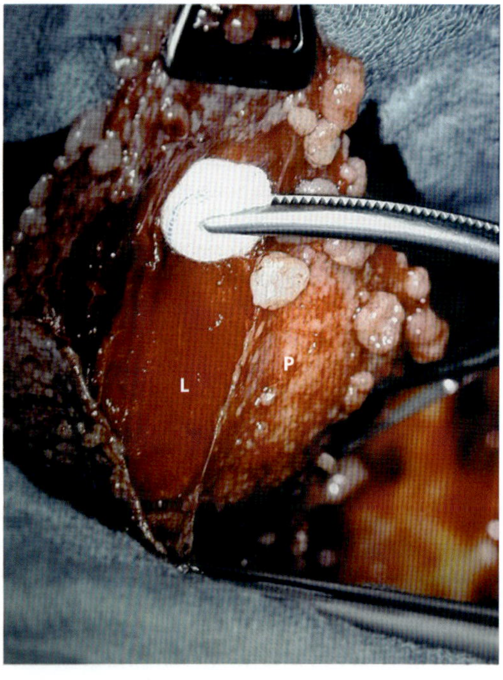

Erweiterte Pneumonektomie

Die erweiterte Pneumonektomie gehört zu den ausgedehntesten Eingriffen in der Thoraxchirurgie und kommt daher in der Regel nur bei kurativer Zielsetzung zur Anwendung. Der Eingriff besteht aus einer en-bloc-Resektion von Pleura, Lunge, ipsilateralem Zwerchfell und Perikard (◘ Abb. 8.6). Die Indikation beschränkt sich darüber hinaus auf den epithelialen Typ, gegebenenfalls auf die gemischte Form. Die sarkomatoide Form stellt wegen der außerordentlich schlechten Prognose keine Indikation dar.

Der Eingriff wird über eine Doppelthorakotomie (4. und 9. Interkostalraum) oder über das Bett der 6. oder 7. Rippe als posterolaterale Thorakotomie bis zum Rippenbogen durchgeführt (◘ Abb. 8.7). Da sich die größten Tumormassen meistens in der unteren Hälfte des Hemithorax befinden, ist eine großzügige Exposition in diesem Bereich besonders wichtig. Die stumpfe Dissektion beginnt in einer extrapleuralen Ebene zwischen Fascia endothoracica und parietaler Pleura. Zunächst bewegt sich die Hand des Operateurs in dieser Ebene zur Apex und zum Mediastinum hin, in gleicher Weise wird die Dissektion anschließend nach kaudal bis zum Zwerchfell vorgenommen. Die Dissektion des Mediastinums endet am Perikard, sofern dieses mit befallen ist. Die Resektionslinie des

◘ Abb. 8.5. Entfernung der tumorinfiltrierten Pleura visceralis (*P*) unter Zurücklassen des Lungenparenchyms (*L*)

Chirurgisches Verfahren

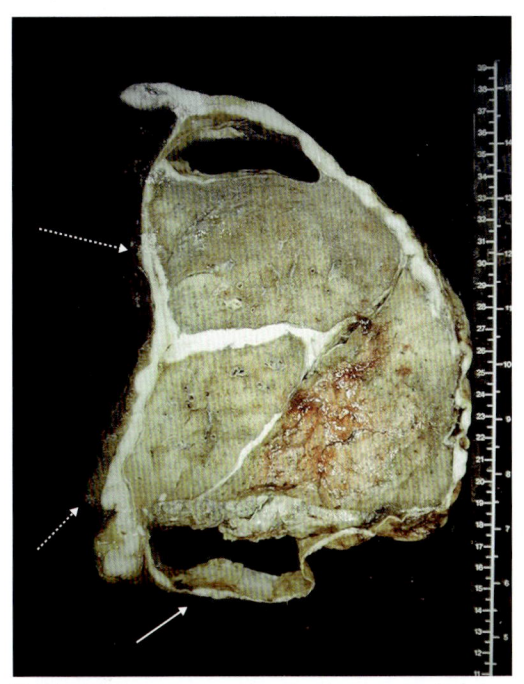

◘ **Abb. 8.6.** Pleuropneumonektomiepräparat rechts. Zwischen den *gepunkteten Pfeilen*: en-bloc entferntes Perikard; *einfacher Pfeil*: en-bloc entferntes Zwerchfell

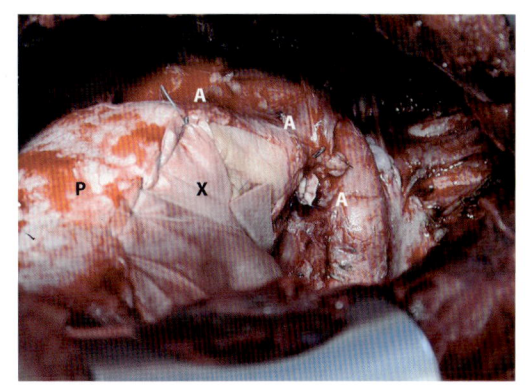

◘ **Abb. 8.8.** Linksseitiger Situs nach erweiterter Pleuropneumonektomie mit Perikardersatz durch Rinderperikard (*X*); *P* Perikardrest; *A* Aortenbogen

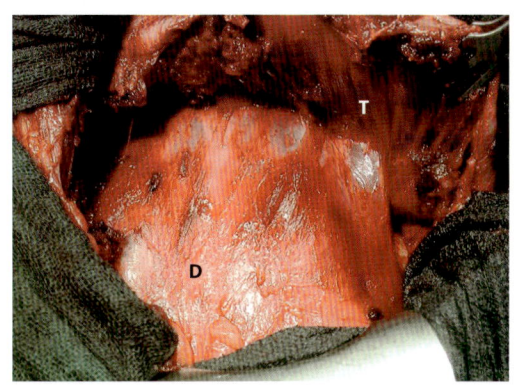

◘ **Abb. 8.9.** Linksseitige Pleuropneumonektomie mit subtotaler Entfernung des Zwerchfells. *T* Tumordurchsetztes Zwerchfell (Resektat); *D* verbliebene Muskelfasern auf der intakten Peritonealserosa

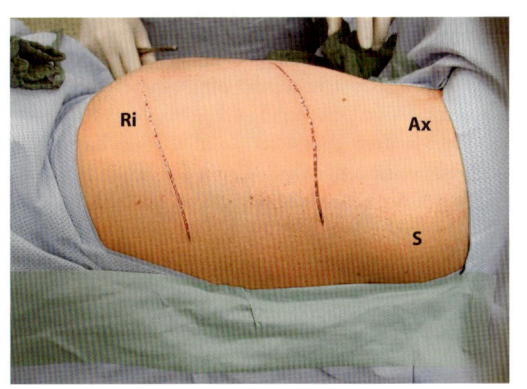

◘ **Abb. 8.7.** Verlauf der Doppelinzisionen zur Pleuropneumonektomie bei Mesotheliom. *Ri* linker Rippenbogen; *S* linkes Schulterblatt; *Ax* linke Axilla

Perikards orientiert sich an der makroskopischen Tumorausdehnung, wobei durch Gefrierschnitt auch mikroskopisch Tumorfreiheit bestätigt werden sollte. Zur Vermeidung einer Herzluxation während und nach der Operation wird das Perikard durch Kunststoffgewebe oder lyophilisiertes Rinderperikard ersetzt (◘ Abb. 8.8). Die Präparation nach dorsal muss die Vena azygos, den Ösophagus und den Ursprung der Interkostalgefäße berücksichtigen. Weniger problematisch ist im Allgemeinen die Dissektion nach kranial, wobei rechtsseitig insbesondere die Vena cava superior, linksseitig der Nervus laryngeus recurrens zu beachten sind. Der aufwendigste Operationsschritt ist die Darstellung und Resektion des Diaphragmas einschließlich Ersatz durch alloplastisches Gewebe. Die alleinige Ablösung der Pleura diaphragmatica gelingt praktisch niemals wegen des Fehlens einer Dissektionsschicht (◘ Abb. 8.9). Daher wird das Zwerchfell in ganzer Schichttiefe unter Belassen oder Mitnahme des Peritoneums reseziert. Oft lässt sich entlang des Zwerchfellansatzes ein 1–2 cm breiter Saum erhalten, der sich für die Fixation des synthetischen Zwerchfellersatzes anbietet (◘ Abb. 8.10). Dieser ist linksseitig obligat zur Vermeidung eines Enterothorax, rechts kann darauf verzichtet werden, sofern das

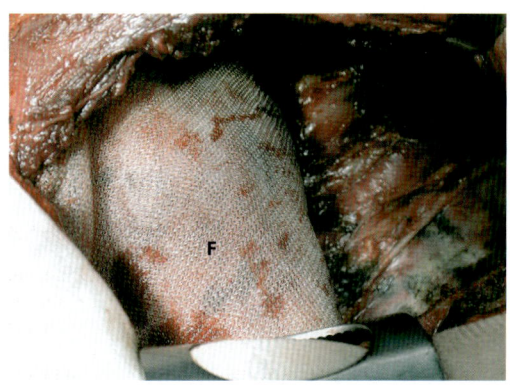

◘ **Abb. 8.10.** Zwerchfellersatz durch stabiles Kunststoffnetz (*F*)

Peritoneum erhalten wurde. Bei lediglich oberflächlicher Infiltration des Diaphragma kann die Dissektion innerhalb der Muskulatur erfolgen. Wegen der Neigung zu Implantationsmetastasen sollte die Eröffnung des Peritoneums vermieden werden. Im Rahmen einer Auslösung der medianen Zwerchfellanteile sind rechts gezielt die untere Hohlvene, die rechte Nebenniere, die rechte Lebervene und der Ösophagus darzustellen, linksseitig müssen distaler Ösophagus und Kardia stets im Blickfeld sein. Die Reihenfolge der Versorgung der Hilusstrukturen richtet sich nach der Erreichbarkeit, jedoch empfiehlt es sich, den Bronchus im letzten Schritt zu versorgen, um eine Kontamination des OP-Gebietes weitestgehend zu vermeiden. Die ipsilaterale Lymphknotendissektion folgt den Prinzipien der Bronchialkarzinomoperation und bezieht das obere mediastinale, das subkarinale und das untere mediastinale Kompartiment ein. Der Eingriff wird abgeschlossen durch sorgfältigste Blutungskontrolle, die insbesondere über der kostalen Fläche sehr zeitaufwendig sein kann, zumal wenn die Fascia endothoracica verletzt wurde.

In jeder Phase der Tumorauslösung können sich Diskrepanzen zur präoperativen Einschätzung der Tumorausdehnung auf dem Boden bildgebender Verfahren ergeben. Typische Konstellationen sind etwa der multilokuläre Durchbruch der Fascia endothoracica, die transmurale Infiltration des Perikards über die Medianebene hinaus, die Tumorpenetration in die Foramina intervertebralia im Bereich der Brustwirbelsäule oder die Extension von Tumorausläufern in das retroperitoneale Fettgewebe. Derartige Konstellationen, die jeweils einem T4-Tumor nach IMIG entsprechen, müssen im Einzelfall zum Abbruch der Operation führen.

Bei gutem Allgemeinzustand ist das Belassen von Tumorresiduen (R2-Resektion) der explorativen Operation vorzuziehen, wenn eine deutliche Reduktion der Gesamttumormasse erreichbar ist und der Patient ohnehin innerhalb eines multimodalen Konzepts behandelt wird.

Ergebnisse der chirurgischen Therapie

Unter dem Eindruck einer Operationsletalität von bis zu 30% und einer Zweijahresüberlebensrate zwischen 10 und 38% (◘ Tabelle 8.3) wird die Indikation zur erweiterten Pleuropneumonektomie weltweit noch immer sehr zurückhaltend gestellt. Auch die Tatsache, dass trotz aggressiver lokaler Maßnahmen ein frühes Lokalrezidiv fast die Regel ist, begründet die Zurückhaltung. Neuere Daten zeigen allerdings eine deutliche Reduktion der Operationsletalität. Dies ist zurückzuführen auf eine bessere Patientenselektion und perioperative Überwachung. Vor allem die Computertomographie und bewährte Algorithmen zur Abschätzung der kardiopulmonalen Funktion erlauben es nunmehr, relativ zuverlässig die technische und funktionelle Resektabilität zu prognostizieren. Folgerich-

◘ **Tabelle 8.3.** Ergebnisse nach extrapleuraler Pneumonektomie bei Pleuramesotheliom

Autor	Jahr	Patienten [n]	OP-Letalität [%]	Zweijahresüberleben [%]
Butchart et al.	1976	29	31,0	10
DeValle et al.	1986	33	9,0	24
Rusch (LCSG)	1991	20	15,0	33
Allen et al.	1994	40	7,5	25
Sugarbaker et al.	1999	183	3,8	38
Rusch et al.	1999	115	5,2	35

tig berichten jüngere Publikationen über eine Operationsletalität der erweiterten Pneumonektomie im Bereich von 5% (s. ◘ Tabelle 8.3).

Ausblick

Fundierte Empfehlungen zur Therapie des malignen Pleuramesothelioms sind kaum möglich aufgrund insgesamt geringer Fallzahlen, konkurrierender Staging-Systeme und einer oft raschen Entwicklung von Lokalrezidiven nach makroskopisch kompletter Tumorentfernung. Erschwert wird die Bewertung von Therapiemodalitäten durch die Tatsache, dass etwa 15% der Patienten einen langsam progredienten Verlauf bieten und ohne Therapie fünf Jahre und länger überleben.

Unter Berücksichtigung der vorliegenden Literatur scheinen sich als relativ günstige Prognosefaktoren im Hinblick auf die erweiterte Pneumonektomie abzuheben: geringe Tumormasse (Stadium I und II nach IMIG), epithelialer Typ, freier Pleuraspalt, tumorfreie mediastinale Lymphknoten, Beschränkung des Tumors auf eine Pleurahöhle, Alter <50 Jahre und weibliches Geschlecht (Rusch u. Venkatraman 1999; Sugarbaker et al. 1999).

Unter radikalem Aspekt wird von den maßgeblichen Institutionen derzeit die erweiterte Pneumonektomie innerhalb eines multimodalen Konzeptes einschließlich Chemotherapie und Radiotherapie favorisiert (Rusch u. Venkatraman 1996; Sugarbaker et al. 1996, 1999). Die extrapleurale Pneumonektomie allein ist bei näherer Betrachtung lediglich eine zytoreduktive Operation im Sinne einer R1-Resektion, da im günstigsten Fall die Dissektionsebene an der Grenze zwischen Tumor und normalem Gewebe verläuft. Tumorsitz und Tumorausdehnung erlauben aufgrund der Nähe zu vitalen intrathorakalen Organen nicht, die Resektionsgrenzen so zu wählen, dass das Resektat von gesundem Gewebe gesäumt wird. Daraus leitet sich die Notwendigkeit einer multimodalen Behandlung ab, wobei diese auf eine verbesserte lokale Kontrolle wie auf die Vermeidung lokaler und systemischer Rezidive gerichtet ist.

Literatur

Allen KB, Faber LP, Warren WH (1994) Malignant pleura mesothelioma: Extrapleural pneumonectomy and pleurectomy. Chest Surg Clin North Am 4: 113

Briselli M, Mark EJ, Dickersin GR (1981) Solitary fibrous tumors of the pleura: Eight new cases and review of 360 cases in the literature. Cancer 47: 2678

Butchart EG, Ashcroft T, Barnsley WC (1976) Pleuropneumonectomy in the management of diffuse malignant mesothelioma of the pleura: Experience with 29 patients. Thorax 31: 15

DeValle MJ, Faber LP, Kittle CF (1986) Extrapleural pneumonectomy for diffuse, malignant mesothelioma. Ann Thorac Surg 42: 612

Elmes PC, Simpson MJC (1976) The clinical aspects of mesothelioma. Q J Med 45: 427

Gerwin BI, Lechner JF, Reddel RR (1987) Comparison of production of transforming growth factor- and platelet-derived growth factor by normal human mesothelial cells and mesothelioma cell lines. Cancer Res 47: 6180

Law MR, Hodson ME, Heard BE (1982) Malignant mesothelioma of the pleura: Relation between histological type and clinical behavior. Thorax 37: 810

Lewis RJ, Sisler GE, Mackenzie JW (1981) Diffuse, mixed malignant pleural mesothelioma. Ann Thorac Surg 31: 53

Ruffie P, Feld R, Minkin S et al. (1989) Diffuse malignant mesothelioma of the pleura in Ontario and Quebec: A retrospective study of 332 patients. J Clin Oncol 7: 1157

Rusch VW, Piantadosi S, Homes EC (1991) The role of extrapleural pneumonectomy in malignant pleural mesothelioma. J Thorac Cardiovasc Surg 102; 1

Rusch VW, Venkatraman E (1996) The importance of surgical staging in the treatment of malignant pleural mesothelioma. J Thorac Cardiovasc Surg 111: 815

Rusch VW, Venkatraman E (1999) Important prognostic factors in patients with malignant pleural mesothelioma, managed surgically. Ann Thorac Surg 68: 1799

Schulz V (1998) Präoperative Funktionsdiagnostik. In: Drings P, Vogt-Moykopf I (Hrsg) Thoraxtumoren. Springer, Berlin Heidelberg New York, S 147

Sheard JDH, Taylor W, Pearson MG (1991) Pneumothorax and malignant mesothelioma in patients over the age of 40. Thorax 46: 584

Sugarbaker DJ, Flores RM, Jaklitsch MT, Richards WG, Strauss GM (1999) Resection margins, extrapleural nodal status, and cell type determine postoperative long-term survival in trimodality therapy of malignant pleura mesothelioma: Results in 183 patients. J Thorac Cardiovasc Surg 117: 54

Sugarbaker DJ, Garcia JP, Richards WG et al. (1996) Extrapleural pneumonectomy in the multimodality therapy of malignant pleural mesothelioma. Results in 120 consecutive patients. Ann Surgery 224: 28

Chemotherapie des malignen Pleuramesothelioms

S. Tomek, Ch. Manegold

Einleitung

Trotz bekannter Ätiologie ist die Therapie des malignen Pleuramesothlioms (MPM) bislang unbefriedigend. Eine Standardtherapie existiert nicht. Die Entscheidung zur Operation, Strahlentherapie oder zu einem multimodalen Vorgehen wird häufig individuell gefällt.

Die Möglichkeit einer kurativen Resektion des MPM ist selten und nur im frühen Stadium gegeben. Die Strahlentherapie kann das Tumorwachstum zurückdrängen und vorübergehend Schmerzen lindern, eine nennenswerte Verlängerung der Gesamtüberlebenszeit lässt sich allerdings nicht erzielen. Multimodale Behandlungsansätze führen bis heute nicht zu einer signifikanten Verlängerung der Überlebenszeit (Antman et al. 1980; Linden et al. 1996; Taub u. Antman 1997). Auch der Chemotherapie sind ganz offensichtlich enge Grenzen gesetzt. Auf die klinische Entwicklung der systemischen Therapie beim MPM und die Möglichkeiten mit neuen medikamentösen Ansätzen soll nachfolgend eingegangen werden.

Allgemeine Aspekte

Eine Vielzahl der klassischen zytotoxischen Substanzen der klinischen Onkologie wurde in den vergangenen zwei Dekaden auch beim MPM als Einzelsubstanzen und in Kombination getestet (◘ Tabellen 9.1, 9.2). Die Rate objektiver Tumorrückbildungen für die zytostatische Monotherapie lag dabei zwischen 10 und 30%, mit überwiegend partiellen Remissionen. Die Kombinationschemotherapie zeigte gegenüber der Monotherapie keinen klinisch relevanten Vorteil (Ryan et al. 1998). Allerdings ist bei der Bewertung älterer Ergebnisse zu berücksichtigen, dass nur wenige randomisierte Studien vorliegen. Zudem fehlte lange Zeit ein weithin akzeptiertes Bewertungssystem der Krankheitsausdehnung sowie zuverlässige diagnostische Verfahren zur Dokumentation der Therapieergebnisse. Erst seit der allgemeinen Verfügbarkeit der Computertomographie können Ansprechraten einigermaßen sicher bestimmt werden.

Das im Jahre 1995 von der International Mesothelioma Interest Group (IMIG) vorgeschlagene TNM-Staging-System wurde inzwischen in zwei großen chirurgischen Studien validiert (Pass et al. 1998; Rusch u. Venkatraman 1996). Sein genereller Einsatz hat die Vergleichbarkeit und Bewertung klinischer Studien erheblich verbessert (Pass et al. 1998; Steele u. Rudd 2000). Des Weiteren erschwerte die große Heterogenität der in Studien eingeschlossenen Patienten die Aussagen zur Effektivität und Toxizität der Therapie.

Im Jahre 1998 identifizierte die EORTC (European Organization for Research and Treatment of Cancer) verschiedene Risikofaktoren mit prognostischer Bedeutung (Curran et al. 1998). Auch die CALGB (Cancer and Leukemia Group B) fand prädiktive Faktoren für eine kurze Überlebenszeit und definierte klinisch

Tabelle 9.1. Phase-II-Studien zur Monotherapie des malignen Pleuramesothelioms mit >15 Patienten

Chemothera-peutikum	Erstautor	Patienten [n]	Therapieansprecher Anzahl	%	95%-Konfidenz-intervall [%]	Medianes Überleben [Monate]
Anthrazykline						
Doxorubicin	Lerner (1983)	51	7	14	7–26	7,5
Doxorubicin	Sorensen (1985)	15	0	0	0–19	na
Detorubicin	Colbert (1985)	35	9	26	14–42	23,0
Epirubicin	Magri (1991)	21	1	5	1–23	7,5
Epirubicin	Mattson (1992)	48	7	15	6–28	10
Liposomales Doxorubicin	Baas (2000)	32	2	6	0–20	13
Liposomales Doxorubicin	Oh (2000)	24	0	0	na	9,3
Liposomales Danaurubicin	Steele (2001)	11	0	0	na	6,1
Mitoxantron	Eisenhauer (1986)	28	2	7	2–22	na
Mitoxantron	Van Breukelen (1991)	34	1	3	0–27	5,0
Pirarubicin	Kaukel (1990)	35	8	22	11–38	10,5
Platine						
Cisplatin	Mintzer (1985)	24	3	13	4–31	5,0
Cisplatin	Zidar (1988)	35	5	14	6–29	7,5
Carboplatin	Mbidde (1986)	17	2	12	0–27	na
Carboplatin	Raghavan (1990)	31	5	16	5–34	8,0
Carboplatin	Vogelzang (1990)	40	3	7	2–21	7,1
L-NDDP ip	Shin (2000)	23	8	33	na	na
Alkylanzien						
Cyclophosphamid	Sorenson (1985)	16	0	0	0–19	na
Ifosfamid	Alberts (1988)	17	4	24	6–48	9,0
Ifosfamid	Zidar (1992)	26	2	8	1–25	6,5
Ifosfamid	Falkson (1992)	40	1	3	1–14	6,9
Ifosfamid	Andersen (1999)	26	1	4	0–11	10,0
Mitomycin	Bajorin (1987)	19	4	21	8–43	na
Etoposid	Tammilehto (1994)	23	1	4	na	17 Mon. nach Diagnose-stellung
Etoposid IV	Sahmoud (1997)	49	2	4	1–15	7,3
Etoposid po	Sahmoud (1997)	45	3	7	2–20	9,5
Topoisomerase-I-Inhibitoren						
Campthotecin-Analoga						
Irinotecan	Kindler (2000)	28	0	0	10–55	7,9
Topotecan	Maksymiuk (1998)	22	0	0	na	8,0

Allgemeine Aspekte

◘ Tabelle 9.1. *Fortsetzung*

Chemothera-peutikum	Erstautor	Patienten [n]	Therapieansprecher		95%-Konfidenz-intervall [%]	Medianes Überleben [Monate]
			Anzahl	%		
Mitosehemmstoffe						
Vinca-Alcaloide						
Vinorelbine	Steele (2000)	64	12	21	10–44	13,4
Vincristin	Martensson (1989)	23	0	0	0–14	7,0
Vinblastin	Cowan (1988)	20	0	0	0–16	3,0
Vindesin	Kelsen (1983)	17	1	6	0–17	na
Taxane						
Docetaxel	Belani (1999)	19	1	5	0–26	na
Docetaxel	Vorobiof (2000)	22	3	14	7–46	12,0
Paclitaxel	van Meerbeck (1996)	25	0	0	0–15	9,8
Paclitaxel	Vogelzang (1999)	35	3 Regressionen von evaluierbarer Erkrankung		2–10	5,0
Antimetaboliten						
Edatrexat	Kindler (1999)	20	5	25	9–49	9,6
Edatrexat + LV-rescue	Kindler (1999)	38	6	16	6–31	6,6
Gemcitabine	Kindler (2001)	17	0	0	3–13	4,1
Gemcitabine	van Meerbeck (1999)	27	2	7	1–24	8,0
Gemcitabine	Bischoff (1998)	16	5	31	na	na
Methotrexat	Solheim (1992)	60	22	37	26–50	11,0
Pemetrexed (Phase II)	Scagliotti (2003)	62	9	6	na	10,7
Trimetrexat	Vogelzang (1994)	51	6	12	2–33	8,9
DHAC	Vogelzang (1997)	42	7	17	9–32	6,7
Zytokine						
INF-α s.c.	Christmas (1993)	20	3	12	4–30	na
INF-α s.c.	Ardizzoni (1994)	13	1	0,13	na	15,5
INF-β	Von Hoff (1990)	14	0	0	0–23	9,1
INF-γ i.p.	Boutin (1994)	89	17	19,1	10–44	14,0
IL-2 i.p.	Goey (1995)	21	4	19	5–42	15,6
IL-2 i.p.	Astoul (1998)	22	12	54	na	18,0
Il-2 s.c./ i.p.	Castagneto (2001)	31	7	22	9–41	15,0
GM-CSF	Davidson (1998)	14	0	0	na	11,0
BCG	Webster (1982)	30	na	na	na	na

◘ Tabelle 9.1. *Fortsetzung*

Chemothera-peutikum	Erstautor	Patienten [n]	Therapieansprecher		95%-Konfidenz-intervall [%]	Medianes Überleben [Monate]
			Anzahl	%		
Andere						
Ranpirnase	Taub (1999)	105	4	na	na	5,8
Amsacrine	Falkson (1983)	19	1	5	1–24	7,0
Diaziquone	Eagan (1986)	20	0	0	0–17	6,0
Acivcin	Falkson (1987)	19	0	0	0–17	7,0
CB3717	Cantwell (1986)	18	1	6	0–27	na

◘ Tabelle 9.2. Phase-II-Studien zur Kombinationschemotherapie des malignen Pleuramesothelioms mit ≥15 Patienten

Chemothera-peutikum	Erstautor	Patienten [n]	Therapieansprecher		95%-Konfidenz-intervall [%]	Medianes Überleben [Monate]
			Anzahl	%		
Doxorubicin-haltige Kombinationen						
Doxorubicin + 5-Azacytidin	Chahinian (1978)	36	8	22	12–38	13
Doxorubicin + Cisplatin	Chahinian (1993)	35	5	14	5–30	8,8
Doxorubicin + Cisplatin	Ardizzoni (1991)	24	6	25	10–47	10
Doxorubicin + Cisplatin	Henss (1988)	19	8	46	na	12,3
Doxorubicin + Cisplatin + INF-α	Parra (2001)	35		29	15–45	9,3
Doxorubicin + Cisplatin + Cyclophosphamid	Shin (1995)	23	6	26	12–46	15
Doxorubicin + Cisplatin + Mitomycin	Pennucci (1997)	23	5	21	7–42	11
Doxorubicin + Cyclophosphamid	Samson (1987)	36	4	11	6–21	na
Doxorubicin + Cyclophosphamid + DTIC	Samson (1987)	40	5	13	6–21	na
Doxorubicin + Ifosfamid	Carmichael (1989)	16	2	13	1–38	8,5
Doxorubicin + INF-α	Upham (1993)	25	4	16	8–30	11
Cisplatin-haltige Kombinationen						
Cisplatin + DHAC	Samuels (1998)	29	5	17	5–30	6,4
Cisplatin + Etoposid	Eisenhauer (1988)	26	3	12	4–30	na
Cisplatin + Gemcitabine	Byrne (1999)	21	10	48	26–69	10,3

◘ Tabelle 9.2. *Fortsetzung*

Chemothera-peutikum	Erstautor	Patienten [n]	Therapieansprecher Anzahl	%	95%-Konfidenz-intervall [%]	Medianes Überleben [Monate]
Cisplatin-haltige Kombinationen						
Cisplatin + Gemcitabine	van Haarst (2000)	22	4	15	na	10
Cisplatin + INF-α	Soulie (1996)	26	10	3	20-60	12
Cisplatin + INF-α + Tamoxifen	Pass (1995)	36	7	19	na	8,7
Cisplatin + INF-α	Trandafir (1997)	30	8	27	na	15
Cisplatin + Irinotecan	Nakano (1999)	15	4	27	8-55	7,1
Cisplatin + Mitomycin	Chahinian (1993)	35	9	26	12-43	7,7
Cisplatin + Mitomycin + INF-α	Tansan (1994)	20	2	11	3-30	15
Cisplatin + Mitomycin + Vinblastin	Middleton (1998)	39	8	20	na	6
Cisplatin + Mitomycin + INF-α	Metintas (1999)	43	10	23	11-36	11,5
Cisplatin + Pemetrexed (Phase I)	Thoedtman (1999)	11	5	45	na	na
Cisplatin + Pirarubicin	Kaukel (1990)	39	6	15	7-29	10,5
Cisplatin + Paclitaxel	Fizazi (2000)	18	1	6	0-24	12
Andere Kombinationen						
Rubidazone + DTIC	Zidar (1983)	23	0	0	0-14	na
Epirubicin + Ifosfamid	Magri (1992)	17	1	6	1-27	6
Epirubicin + IL-2	Bretti (1998)	21	1	5	0-26	10
Methotrexat + INFγ	Halme (1999)	24	7	29	13-51	17
Methotrexat + Mitoxantron + Mitomycin	Pinto (2001)	22	6	32	12-51	13,5
Carboplatin+INF-α	O´Reilly (1999)	15	1	77	0-20	6,3
Carboplatin + Gemcitabine	Aversa (1998)	18	3	16	na	8,6
Carboplatin + Pemetrexed	Hughes (2002)	25	10	40	na	13,7
Oxaliplatin + Raltitrexed	Fizazi (2000)	30	9	30	15-49	na
Oxaliplatin + Vinorelbine	Steele (2000)	17	2	12	na	na
Docetaxel + Irinotecan	Knuttila (2000)	15	0	0	2-45	8,5
Gemciatbine + Oxaliplatin	Schütte (2003)	25	10	40	21-61	13

relevante Prognosegruppen (Ryan et al. 1998). Demnach stehen für eine schlechte Prognose ein Lebensalter über 75 Jahre, ein ungünstiger Performance-Status, Thoraxschmerzen, Dyspnoe, Gewichtsverlust, eine hohe Leukozyten- und Thrombozytenzahl sowie eine Erniedrigung des Serum-Hämoglobin-Wertes, eine erhöhte LDH, die Existenz eines Pleuraergusses und das Vorliegen einer nichtepithelialen Histologie.

Anthrazykline und Mitoxantron

Das am häufigsten getestete Chemotherapeutikum beim MPM ist das Doxorubicin. Die ermutigenden Ansprechraten von ca. 20% in frühen Untersuchungen konnten aber in Nachfolgestudien nicht bestätigt werden (Aisner u. Wiernik 1981). Neuere Anthrazykline wie Epirubicin, Detorubicin, Pirarubicin und das pharmakologisch verwandte Mitoxantron boten gegenüber Doxorubicin keinen signifikanten Vorteil (Colbert et al. 1985; Eisenhauer et al. 1986; Kaukel et al. 1990; Magri et al. 1991; Mattson et al. 1992; Sridhar et al. 1989; van Breukelen et al. 1991). Realistisch gesehen scheint die Gesamtansprechrate der Anthrazykline bei weniger als 15% zu liegen.

Liposomales Doxorubicin/Daunorubicin

Der Vorteil der liposomalen Galenik gegenüber der nichtliposomalen liegt in der veränderten Pharmakokinetik und dem sich daraus ergebenden günstigeren Toxizitätsprofil. Die Erfahrungen mit liposomalen Anthrazyklinen beim MPM sind aber begrenzt. Liposomales Doxorubicin (Caelyx) in einer Dosierung von 45 mg/m^2 (alle 4 Wochen) erwies sich bei 35 Patienten (EORTC-Phase-II-Studie) als gut verträglich, mit einer Ansprechrate von 6% aber als wenig wirksam (Baas et al. 2000). Auch liposomales Doxorubicin (Doxil) erwies sich in einer Dosierung von 50 mg/m$_2$ (alle 4 Wochen) bei 24 Patienten als unwirksam (Oh et al. 2000). Enttäuschend waren auch die Ergebnisse mit liposomalem Daunorubicin (Steele et al. 2001).

Anthrazykline in Kombination

Die meisten Daten wurden für die Doxorubicin-basierte Kombinationstherapie erhoben. Die anfänglich ermutigenden Ansprechraten für Doxorubicin/Cisplatin aus zwei Phase-II-Studien (46% bzw. 25%) (Ardizzoni et al. 1991; Henss et al. 1988) konnten später durch eine randomisierte Studie der CALG-B nicht bestätigt werden. Die Ansprechraten lagen hier lediglich bei 14% und waren selbst der Kombination Cisplatin/Mitomycin (26%) unterlegen (Chahinian et al. 1993). Das mediane Überleben lag bei 7,7 bzw. 8,8 Monaten. Mit der Dreierkombination Doxorubicin/Cisplatin/Mitomycin ergab sich eine Ansprechrate von ebenfalls nur 20% (Pennucci et al. 1997). Diesen Umstand bestätigen weitere Studien, die Doxorubicin-basierte Zweier- und Dreierkombinationen (Doxorubicin/Cisplatin/Cyclophosphamid; Doxorubicin/Cyclophosphamid; Doxorubicin/Cyclophosphamid/Imidazolcarboxamid; Doxorubicin/Ifosfamid) getestet haben (Carmichael et al. 1989; Dirix et al. 1994; Samson et al. 1987; Shin et al. 1995). Auch mit dem neueren Anthrazyklin 4-Epirubicin in Kombination mit Ifosfamid war die Ansprechrate mit 17% enttäuschend (Magri et al. 1992).

Platinhaltige Substanzen

Neben Anthrazyklinen wurden zunächst die platinhaltigen Zytostatika Cisplatin und Carboplatin intensiver geprüft. Mit Cisplatin konnten unter Verwendung von Standarddosierungen eine Ansprechrate von etwa 14% und ein medianes Überleben von 7,5 Monaten erreicht werden (Zidar et al. 1988). Höhere Cisplatin-Dosierungen kamen zum Einsatz, allerdings ohne eine überzeugende Verbesserung der Ergebnisse (Mintzer et al. 1985). Carboplatin zeigte keine Vorteile gegenüber Cisplatin (Mbidde et al. 1986; Raghavan et al. 1990; Vogelzang et al. 1990).

Platin in Kombination

Über Cisplatin in Kombination mit Anthrazyklinen wurde bereits berichtet. Mit Cisplatin/Etoposid sind Ansprechraten von 12–24% zu erreichen (Eisenhauer et al. 1988; Planting et al. 1995; White et al. 2000). Die Kombination Cisplatin/DAIIC erzielte Ansprechraten von annähernd 17% (Samuels et al. 1998), unter Cisplatin/Mitomycin zeigte sich eine Ansprechrate von 25% sowie ein medianes Überleben von 7,7 Monaten (Chahinian et al. 1993). Unter Cisplatin/Vinblastin lag das Ansprechen bei 25% und die mittlere Ansprechdauer bei 13 Monaten (Tsvaris et al. 1994). Mit der Dreierkombination Cisplatin/Mitomycin/Vinblastin fand sich ein Ansprechen von etwas mehr als 23% und für 63% der Patienten ein symptomatischer Benefit, insbesondere für tumorbedingte Schmerzen (Middleton et al. 1998).

Alkylanzien

Die Alkylanzien Cyclophosphamid, Ifosfamid und Mitomycin zeigten in der Therapie des MPM ebenfalls nur eine geringe Effektivität (Bajorin et al. 1987; Sorensen et al. 1985). Die anfänglich sehr guten Ergebnisse mit der Hochdosis-Ifosfamid-Therapie (Alberts et al. 1988) konnten später nicht reproduziert werden (Andersen et al. 1999; Falkson et al. 1992; Icli et al. 1996; Krarup-Hansen 1996; Zidar et al. 1992).

Ältere Antifolate

Gemessen an den Phase-II-Studienergebnissen der übrigen Einzelsubstanztherapie konnten mit den älteren Antifolaten Methotrexat und Edatrexat vergleichsweise gute Ergebnisse erzielt werden. Eine norwegische Studie zeigte beispielsweise für hochdosiertes Methotrexat die bemerkenswerte Ansprechrate von 37% und ein medianes Überleben von 11 Monaten, wobei vor allem Patienten mit epithelialer Histologie profitierten (Solheim et al. 1992). Die CALG-B evaluierte hingegen Edatrexat, mit und ohne Leukoverin. Die Gesamtansprechrate lag hier bei 25%. Leukoverin führte zu einer Verringerung der Toxizität, wahrscheinlich aber auch zu einem Wirksamkeitsverlust (Kindler et al. 1999). Andere Antimetabolite wie Fluorouracil, Dihydro-5-Azacytidin (DHAC), Dideazafolsäure und Trimetrexat waren demgegenüber als weniger wirksam einzustufen (Harvey et al. 1984; Vogelzang et al. 1994, 1997).

Raltitrexed

Das Qinazolon Antifolat Raltitrexed (ZD 1694, Tomudex) ist ein potenter und spezifischer Inhibitor der Thymidylat-Synthase. Raltitrexed wurde in Kombination und als Einzelsubstanztherapie klinisch geprüft. Die Ergebnisse einer EORTC-Phase-II-Studie, die Raltitrexed-Mono in einer Dosierung von 3 mg/m^2 in dreiwöchigen Abständen untersuchte, sind vielversprechend (Baas et al. 2002). Bei 24 auswertbaren Patienten zeigte sich bei fünf (20,8%) eine partielle Tumorrückbildung. Die ebenfalls von der EORTC-LCG initiierte Phase-III-Studie hat Raltitrexed (3 mg/m^2)/Cisplatin (80 mg/m^2) mit Cisplatin (80 mg/m^2) bei insgesamt 245 Patienten verglichen und wird zur Zeit ausgewertet. Ermutigende Ergebnisse existieren jedoch schon für Raltitrexed (3 mg/m^2) in Kombination mit Oxaliplatin (130 mg/m^2) (Fizazi et al. 2000). Neun von 30 Patienten (30%) zeigten bei akzeptabler Toxizität eine objektive Tumorrückbildung.

Pemetrexed

Pemetrexed (Alimta, MTA, multitargeted antifolate, LY 231514) ist eine therapeutische Neuentwicklung, die verschiedene Enzyme des Folsäurestoffwechsels hemmend beeinflusst, wie z. B. die Thymidylat-Synthase, die Dihydrofolat-Reduktase und die Glycinamid Ribonukleotid Formyltransferase (Shih et al. 1996). Schwerpunkte der klinischen Entwicklung von Pemetrexed waren von Anfang an das nichtkleinzellige Bronchialkarzinom und das MPM.

Für das MPM entscheidend waren in diesem Zusammenhang Beobachtungen aus einer Phase-I-Studie, in die insgesamt 56 Patienten mit verschiedenen soliden Tumoren aufgenommen worden sind, 13 mit der Diagnose eines MPM (Thoedtmann et al. 1999). In dieser Studie wurden Pemetrexed in verschiedenen Dosierungen und Cisplatin in unterschiedlicher Dosierung und Applikationszeit miteinander kombiniert. Als Schema für die weitere klinische Entwicklung ergab sich hier Pemetrexed 500 mg/m^2 (10-min-Infusion, Tag 1), gefolgt von Cisplatin 75 mg/m^2 (2-h-Infusion, Tag 1). Tumorregressionen fanden sich bei allen eingesetzten Kombinationsformen und unterschiedlichen Tumoren.

Besonders bemerkenswert waren die Ergebnisse beim MPM. Fünf der 11 auswertbaren Patienten (45%) oder fünf der acht auswertbaren Patienten mit epithelialer Histologie (63%) zeigten eine objektive Rückbildung des Tumors.

Diese viel versprechenden Ergebnisse forcierten die klinische Entwicklung von Pemetrexed beim MPM beträchtlich und führten zum einen zur Initiierung einer internationalen, multizentrischen Phase-II-Studie zur Bewertung von Pemetrexed als Monotherapeutikum und zum anderen zu einer internationalen randomisierten Phase-III-Studie, die als eine zweiarmige Studie Pemetrexed 500 mg/m^2 (Tag 1)/Cisplatin 75 mg/m^2 (Tag 1) und Cisplatin 75 mg/m^2 (Tag 1) miteinander verglichen hat (◘ Abb. 9.1).

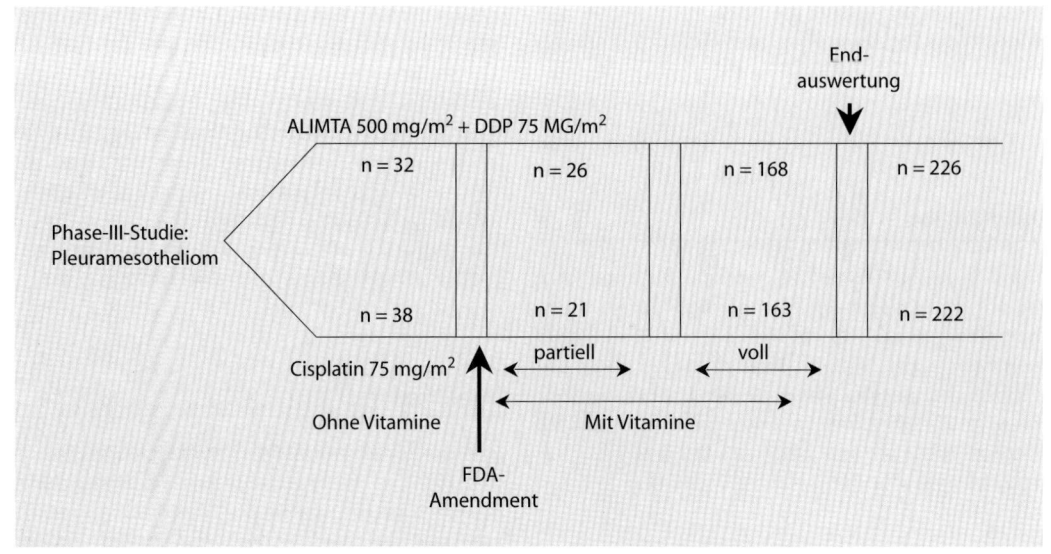

Abb. 9.1. ALMITA beim Pleuramesotheliom: EMPHACIS-Studiendesign (Vogelzang 2003)

In diese bislang größte prospektiv randomisierte Phase-III-Studie (EMPHACIS: Evaluation of Mesothelioma in a Phase III Study of Alimta with Cisplatin) wurden in knapp zwei Jahren 456 Patienten aufgenommen, 226 erhielten Pemetrexed/Cisplatin (Arm A) und 222 Cisplatin-Mono (Arm B). Für Patienten in Arm A ergab sich im Vergleich zu Arm B ein statistisch signifikant längeres medianes Überleben (12,1 vs. 9,3 Monate; p=0,20, log-rank-Test; Abb. 9.2), eine signifikant längere mediane Zeit bis zur Tumorprogression (5,7 vs. 3,9 Monate; p=0,001) und eine statistisch signifikant höhere Ansprechrate (41,3% vs. 16,7%; p<0,001, Fisher's Exact Test) (Vogelzang et al. 2004).

Neben seiner guten Wirksamkeit zeichnete sich Pemetrexed/Cisplatin auch durch eine vergleichsweise gute Verträglichkeit aus. Um diese sicherstellen zu können, ist jedoch eine konsequente Zusatztherapie mit Folsäure und Vitamin B_{12} erforderlich (Folsäure oral 150–1000 μg täglich über den gesamten Behandlungszeitraum, beginnend ein bis drei Wochen vor der ersten Pemetrexed-Applikation; Vitamin B_{12} i.m. 1000 μg in neunwöchigen Abständen während der Therapie, beginnend ein bis drei Wochen vor der ersten Pemetrexed-Applikation). Eine konsequente Vitaminsupplementation führte nämlich zu einer signifikanten Reduktion der hämatologischen und der nichthämatologischen Toxizität (Bunn et al. 2001) (Tabelle 9.3).

Die Auswertung der in der EMPHACIS-Studie erhobenen Daten zur Lebensqualität ergab außerdem, dass Pemetrexed/Cisplatin insgesamt die Lebensqualität der Patienten in einem signifikant höheren Maße als Cisplatin-Mono sicherstellen kann und sich außerdem positiv auf bestehende tumorbedingte Symptome, v. a. Schmerzen (p<0,001, Woche 18), Dyspnoe (p<0,001, Woche 18) und die Lungenfunktion, gemessen an der Vitalkapazität (p=0,002, Behandlungszyklus 6) auszuwirken vermag (Gralla et al. 2003).

Auch der Einfluss der „post-study chemotherapy" auf die EMPHACIS-Ergebnisse wurde zwischenzeitlich analysiert (Manegold et al. 2003). Dabei ergab sich zwar, dass weniger Patienten initial unter Pemetrexed/Cisplatin als unter Cisplatin-Mono nach Abschluss der Studientherapie eine Second-line-Therapie erhielten (38% vs. 48%). Allerdings blieb dies ohne Konsequenzen für das insgesamt signifikant bessere Überleben der mit Pemetrexed/Cisplatin Behandelten (p=0,02). Der prädiktive Wert der „post-study chemotherapy" für ein verlängertes Überleben konnte identifiziert werden (p<0,01).

Auch die Ergebnisse der Pemetrexed-Monotherapie-Studie (Phase II) beim malignen Pleuramesotheliom liegen inzwischen vor (Scagliotti et al. 2003). 62 Patienten erhielten hier Pemetrexed 500 mg/m², jeweils Tag 1, in dreiwöchigen Intervallen und die meisten dieser Patienten zusätzlich in konsequenter Weise die toxizitätsreduzierende Vitamin-Zusatzbehandlung. Das objektive Ansprechen lag bei 14,5% und das mediane Überleben bei 10,7 Monaten.

Auch für Pemetrexed/Carboplatin wurden inzwischen Phase-I-Daten erhoben (Hughes et al. 2002). 27 Patienten mit MPM wurden in fünf Stufen dosis-

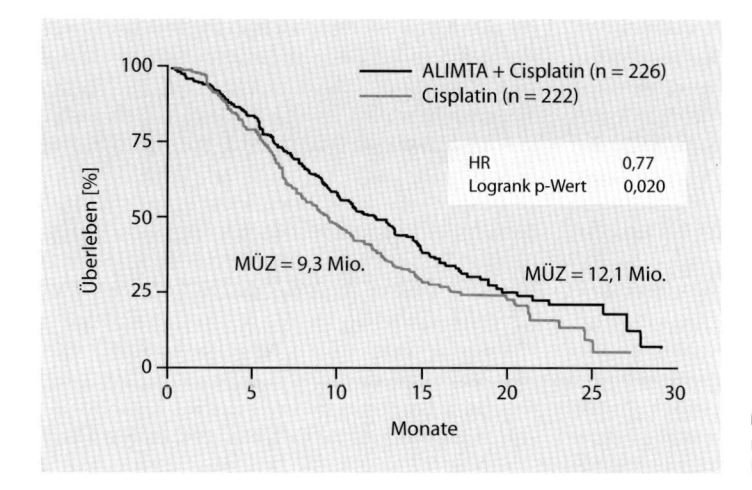

Abb. 9.2. ALIMTA beim Pleuramesotheliom – EMPHACIS-Studie: Überleben (Vogelzang 2003)

eskaliert behandelt (Pemetrexed 400 mg/m^2/Carboplatin AUC 4 bis Pemetrexed 500 mg/m^2/Carboplatin AUC 6). Die maximal tolerierbare Dosis (MTD) lag bei Pemetrexed 500 mg/m^2 und Carboplatin AUC 6, die dosislimitierende Toxizität bestand in einer Grad-4-Neutropenie von mehr als fünf Tagen Dauer (zwei Patienten; mit neutropenischem Fieber bei einem Patienten). Für die weitere klinische Prüfung ergab sich somit das Schema Pemetrexed 500 mg/m^2/Carboplatin AUC 5. Acht der 25 evaluierbaren Patienten zeigten eine partielle Remission (32%), 70% der behandelten berichteten über eine Verbesserung tumorbedingter Symptome, meist nach dem zweiten Behandlungszyklus. Das mediane Überleben wurde mit 15 Monaten, die Zeit bis zur Progression mit 10 Monaten angegeben.

Gemcitabin

Das Nukleosid-Analagon Gemcitabin (Gemzar, dFdC-Difluorodeoxycytidin) ist ein zellphasenspezifisches Zytostatikum aus der Klasse der Antimetaboliten mit dokumentierter Wirksamkeit bei verschiedenen soliden Neoplasien und begründeter Effektivität beim MPM (Ollikainen et al. 2000). Klinische Daten für Gemcitabin in der Behandlung des MPM wurden bislang allein in Phase-II-Studien erhoben, bei zytostatisch unvorbehandelten Patienten als Monotherapie und in Kombination mit Cisplatin.

Für Gemcitabin 1250 mg/m^2 (Tage 1, 8, 15; in vierwöchigen Abständen) ergaben sich unterschiedliche Ansprechraten. In einer Studie der EORTC mit 27 Patienten lag das Ansprechen bei 7% (2 partielle Re-

Tabelle 9.3. ALIMTA beim Pleuramesotheliom – EMPHACIS-Studie: Toxizität (Vogelzang 2003). *TBT* therapiebedingte Todesfälle

	Alle Patienten		Ohne FA/B$_{12}$		Mit FA/B$_{12}$	
	Alimta/Cis n = 226	Cis n = 222	Alimta/Cis n = 58	Cis n = 59	Alimta/Cis n = 168	Cis n = 163
Vermutlich TBT	4	2	7	3	3	2
Neutropenie	28	2	41	0	23	3
Thrombopenie	6	0	7	0	5	0
Febrile Neutropenie	2	0	5	0	1	0
Übelkeit	13	6	21	2	11	4
Stomatitis	4	0	7	0	3	0
Diarrhö	4	0	7	0	4	0

missionen). Weitere 56% boten eine Krankheitsstabilisierung. Das mediane Überleben lag bei 8 Monaten (van Meerbeeck et al. 1999). Ungünstigere Ergebnisse fanden sich mit der etwas höheren Gemcitabin-Dosis von 1500 mg/m² bei 13 Patienten (Kindler et al. 2001). Demgegenüber lag nach eigenen Erfahrungen unter Verwendung von Gemcitabin 1250 mg/m² und gleichem Therapieschema (alle 28 Tage) das Ansprechen bei 31% (Bischoff et al. 1998). Basierend auf In-vitro-Daten, die einen synergistischen Effekt nahe legen, wurde Gemcitabin in Kombination mit Cisplatin evaluiert. Hier wurde Gemcitabin in einer Dosierung von 1000 mg/m² an den Tagen 1, 8 und 15 und Cisplatin 100 mg/m² Tag 1 in vierwöchigen Abständen appliziert. Zunächst fand sich ein Ansprechen von 47,6%, ein medianes Überleben von 41 Wochen sowie eine Besserung tumorbedingter Symptome (Schmerzen, Dyspnoe) bei der Mehrzahl der aufgenommenen Patienten (Byrne et al. 1999). Diese für das MPM sehr ermutigenden Ergebnisse bestätigten sich später in einer multizentrischen Studie mit 53 Patienten (Ansprechrate 33%, mediane Überlebenszeit 11,2 Monate, Verbesserung der Lebensqualität sowie der respiratorischen Funktion) (Novak et al. 2002). Im Gegensatz hierzu ergaben sich mit Gemcitabin 1250 mg/m² (Tage 1, 8) und Cisplatin 80 mg/m² (Tag 1), appliziert in dreiwöchigen Abständen, bei 33 Patienten ein objektives Ansprechen von lediglich 15%, allerdings unter ausgesprochen strengen Einschluss- und Responsebewertungskriterien (Van Haarst et al. 2000). Unter Verwendung von Gemcitabin (1000 mg/m², Tage 1, 8, 15), kombiniert mit Carboplatin (AUC 5, Tag 1) lag die Ansprechrate bei 16% und das mediane Überleben bei 8,6 Monaten (Aversa et al. 1998). Dagegen lag das Ansprechen für Gemcitabin (1000 mg/m²) in Kombination mit Oxaliplatin (80 mg/m²), gegeben an den Tagen 1 und 8 in 3-wöchigen Abständen, mit 40% deutlich höher.

Das mediane Überleben betrug für die 25 aufgenommenen Patienten 13 Monate (Schütte et al. 2003).

Vinorelbin

Vinorelbin als neueres, semisynthetisches Vinka-Alkaloid wurde in den letzten Jahren auch beim Pleuramesotheliom getestet. In einer Dosierung von 30 mg/m² (wöchentlich für sechs Wochen) fand sich für Vinorelbin bei 64 Patienten ein objektives Ansprechen von 21% (12/64) und eine Krankheitsstabilisierung bei 63% der Patienten. Außerdem wurde die Lebensqualität (Verbesserung der pulmonalen Symptomatik) und der Allgemeinzustand positiv beeinflusst (Steele et al. 2000a). Weniger erfolgreich verlief demgegenüber die klinische Prüfung von Vinorelbin in Kombination mit Oxaliplatin. Vinorelbin 30 mg/m² (Tag 1 und 8) kombiniert mit Oxaliplatin 130 mg/m² (Tag 1) in 3-wöchigen Abständen war zwar mit einem Anstieg der Toxizität verbunden, zeigte aber bezüglich der Effektivität gegenüber Vinorelbin-Mono keine Vorteile (Steele et al. 2000b). Auch die älteren Vinka-Alkaloide Vinblastin und Vincristin erwiesen sich in Phase-II-Studien sowohl in der Monotherapie (Boutin et al. 1987; Cowan et al. 1988, Kelsen et al. 1983; Martensson u. Sorenson 1989) als auch in Kombination (Dimitrov et al. 1982; Gridelli et al. 1992) als ineffektiv.

Paclitaxel

Paclitaxel (Taxol) entwickelt – ebenso wie das nachfolgende Docetaxel – seine antineoplastische Wirkung über eine Stabilisierung der zellulären Mikrotubuli. Beide Taxane gehören heute zu den wichtigsten Zytostatika der Chemotherapie zahlreicher solider Tumoren. Beim malignen Pleuramesotheliom existieren Erfahrungen aus Phase-II-Studien, die Paclitaxel in unterschiedlicher Dosierung in der Monotherapie und in Kombination mit Cisplatin bzw. Carboplatin eingesetzt haben.

Mit Paclitaxel 200 mg/m² (dreistündige Infusion, in dreiwöchigen Intervallen) ergab sich bei 25 Patienten eine mediane Überlebenszeit von nur 39 Wochen (van Meerbeeck et al. 1996). Bestätigt wurde dieses enttäuschende Ergebnis später bei 35 Patienten für Paclitaxel in einer etwas höheren Dosierung von 250 mg/m² (24-h-Infusion) und gleichzeitiger Gabe hämatopoetischer Wachstumsfaktoren (Vogelzang et al. 1999). Die Rate objektiver Tumorregressionen lag bei 9% und das mediane Überleben bei 5 Monaten.

Auch für den Einsatz innerhalb multimodaler Behandlungskonzepte erscheint Paclitaxel wegen seiner bescheidenen Effektivität aber beträchtlichen Toxizität ungeeignet (Juturi et al. 2001). In einer Studie der Cleveland Clinic Foundation erhielten 22 Patienten Paclitaxel 125 mg/m² an den Tagen 1 oder 7 nach extrapleuraler Pneumektomie oder Pleurektomie/Dekortikation. Vier bis acht Wochen nach dem chirurgischen Eingriff wurde als Bestandteil einer simultanen Radiochemotherapie Paclitaxel 175 mg/m² an den Tagen 1 und 28 einer Strahlentherapie von insgesamt 54 Gy eingesetzt. Sieben Patienten entwickelten postoperativ ein Pleuraempyem, Vorhoftachykardien oder Wundheilungsstörungen. Schließlich konnte die geplante simultane Radiochemotherapie nur bei 11 von 22 Patienten eingesetzt und nur bei einem Patienten wie geplant beendet werden. Das mediane Überleben lag bei diesem komplexen Therapieansatz bei 9 Monaten.

Die Ergebnisse der Paclitaxel-Monotherapie können offensichtlich durch Cisplatin/Paclitaxel oder Carboplatin/Paclitaxel nicht verbessert werden. Mit Paclitaxel 200 mg/m^2 und Cisplatin 100 mg/m^2 (Tag 1 in dreiwöchigen Intervallen) ergab sich eine partielle Remission bei 6% der Patienten (Caliandro et al. 1997). Aus einer Gruppe von sieben Mesotheliompatienten, die mit Paclitaxel 175 mg/m^2 und Carboplatin AUC 5–6 therapiert wurden, fand sich eine pathologisch gesicherte komplette Remission bei einem Patienten mit peritonealem malignen Mesotheliom (Bednar u. Chahinian 1999).

Docetaxel

Docetaxel (Taxotere) kam zunächst in einer Phase-II-Studie bei 19 Patienten zum Einsatz. Die Dosierung lag bei 100 mg/m^2 (Tag 1, in dreiwöchigen Intervallen). Das Ansprechen belief sich auf 5% (Belani et al. 1999). Bei weiteren 31 Patienten, die mit dem soeben erwähnten Docetaxel-Schema therapiert worden sind, ergab sich bei drei von 22 evaluierbaren Patienten nur eine partielle Remission (Vorobiof et al. 2000). Um diese bescheidenen Ergebnisse der Monotherapie zu verbessern, wurde Docetaxel mit Irinotecan kombiniert eingesetzt. 15 Patienten erhielten dabei Docetaxel 60 mg/m^2 und Irinotecan 190 mg/m^2 (Tag 1, in dreiwöchigen Abständen). Auch dieses Konzept erwies sich als inaktiv. Remissionen wurden nicht beobachtet und das mittlere Überleben war 8,5 Monate (Knuuttila et al. 2000).

Irinotecan

Irinotecan und Topotecan sind semisynthetische Camptothecin-Analoga, die ihre Wirkung durch die Hemmung der Topoisomerase-I, einem Schlüsselenzym für die Verdopplung und Transkription der DNA, entfalten. Diese sehr effektiven neueren zytostatischen Substanzen haben inzwischen einen festen Stellenwert in der Therapie verschiedener solider Tumoren (kolorektales Karzinom, kleinzelliges Bronchialkarzinom, Ovarialkarzinom).

Beim MPM hingegen ist Irinotekan auf der Basis der vorliegenden Phase-II-Daten als unwirksam einzustufen. 28 Patienten erhielten Irinotekan in einer Dosierung von 125 mg/m^2 wöchentlich für vier Wochen, alle sechs Wochen. Komplette und partielle Remissionen fanden sich nicht. Das mediane Überleben lag bei 7,9 Monaten und die Nebenwirkungen waren erheblich (Neutropenie, Diarrhoe) (Kindler et al. 2000). Bessere Ergebnisse sind offensichtlich zu erzielen, wenn Irinotekan 60 mg/m^2 (Tage 1, 8, 15) und Cisplatin 60 mg/m^2 (Tag 1) miteinander kombiniert eingesetzt werden. Das Ansprechen lag dann bei 26,7% und das mediane Überleben bei 28 Wochen (Nakano et al. 1999). Positive Erfahrungen mit Irinotekan (50 mg/m^2, Tage 1, 8, 15) in Kombination mit Cisplatin (50 mg/m^2, Tag 1) wurden darüber hinaus für das peritoneale Mesotheliom berichtet (Verschraegen et al. 2001). 70% der Patienten erzielten einen klinischen Benefit.

Topotecan

Verglichen mit Irinotecan ist die Datenlage für Topotecan beim MPM eher noch spärlicher. 22 Patienten wurden mit Topotecan 1,5 mg/m^2 (für fünf aufeinander folgenden Tage) in dreiwöchigen Abständen behandelt. Remissionen zeigten sich nicht. 86% der Patienten entwickelten jedoch eine Grad-3/4-Neutropenie (Maksymiuk et al. 1998).

Interferone, Interleukine

Basierend auf der Theorie, dass Zytokine die angeborene immunologische Resistenz des Mesothelioms überwinden können (Sterman et al. 1999), wurde deren Effektivität in vitro und in vivo getestet. Die bislang an Feasibility-Studien erhobenen klinischen Ergebnisse sind widersprüchlich.

Interferon-Gamma kam beispielsweise bei etwa 90 Patienten zum Einsatz (Boutin et al. 1994). 29% der Patienten sprachen an – acht mit einer kompletten und neun mit einer partiellen Remission. Patienten mit MPM im Stadium I schienen von dieser Therapie am meisten zu profitieren (Ansprechrate 45%). Für Interferon-Alpha-2a ergab sich unter 25 unvorbehandelten Patienten eine Ansprechrate von 12% (Christmas et al. 1993).

Um die in präklinischen Modellen erkennbare synergistische Wirkung zu nutzen (Sklarin et al.

1988), wurde Cisplatin und Interferon-Alpha-2a in verschiedenen Studien kombiniert eingesetzt (Purohit et al. 1998; Soulie et al. 1996). Bei 23 Patienten, die mit Interferon-Alpha-2a und wöchentlich Cisplatin behandelt wurden, ergab sich eine Ansprechrate von 35% sowie ein medianes Überleben von 25 Monaten (Purohit et al. 1998). Demgegenüber lag allerdings die Ansprechrate für Cisplatin/Mitomycin und Interferon-Alpha-2a bei nur 11% bzw. 23% (Tansan et al. 1994; Metintas et al. 1999). Ähnlich enttäuschende Ansprechraten von 12 und 19% ergaben sich auch für die Dreierkombination aus Interferon-Alpha/Cisplatin/Tamoxifen (Pass et al. 1995) und die Zweierkombinationen Carboplatin/Interferon-Alpha-2a und Doxorubicin/Interferon-Alpha-2a (O'Reilly et al. 1999; Upham et al. 1993). Ein wiederum deutlich besseres Ansprechen von 29% zeigte kürzlich die Kombination Cisplatin/Doxorubicin/Interferon-Alpha-2b (Parra et al. 2001). Interferon-Beta, das in vitro das Tumorwachstum zu hemmen vermag (Von Hoff et al. 1988), erwies sich beim MPM als ineffektiv und war darüber hinaus mit signifikanten Nebenwirkungen assoziiert (Von Hoff et al. 1990).

Intrapleurales Interleukin-2 wurde bis dato in drei Studien an kleineren Patientengruppen untersucht. Vier von 21 (19%) Patienten erreichten unter täglicher intrapleuraler Infusion mit unterschiedlichen Interleukin-2-Dosen eine partielle Remission und ein medianes Gesamtüberleben von 25,6 Monaten (Goey et al. 1995). In einer zweiten Studie mit intrapleuralem Interleukin-2 ergab sich bei 22 Patienten ein objektives Ansprechen von 54% (11 partielle Remissionen, eine komplette Remission) sowie ein medianes Überleben für Responder von 28 Monaten und Non-Responder von 8 Monaten (Astoul et al. 1998). Auch Kombinationen aus intrapleuralem Interleukin-2 und subkutanem Interleukin-2 konnten bislang nicht überzeugen (Castagneto et al. 2001).

Ranpirnase

Ranpirnase (Onconase, p30-Protein) ist eine RNAse, die aus Froscheiern gewonnen wird und sich zunächst in einer Phase-II-Studie beim MPM bei guter Verträglichkeit als wirksam erwiesen hat (Taub et al. 1999). In einer späteren Phase-III-Studie mit insgesamt 154 Patienten wurde Ranpirnase mit Doxorubicin verglichen (Vogelzang et al. 2002). Unterschiede zeigten sich hier jedoch nicht. Das mediane und Einjahresüberleben lag bei 7,7 bzw. 8,2 Monaten sowie 30,7% bzw. 32%.

Anti-Angiogenese

Der Angriffspunkt des Thyrosinkinaseinhibitors SU 5416 ist der „vascular epithelial growth factor receptor" (Fong et al. 1999). Dieser spielt eine Schlüsselrolle in der Tumorangiogenese, wird im Mesotheliomgewebe vermehrt exprimiert und korreliert mit einer schlechten Prognose (Mendel et al. 2000; Ohta et al. 1999). In einer Phase-II-Studie mit neun Patienten, die SU 5416 in einer Dosierung von 145 mg/m^2 zweimal wöchentlich erhielten, erreichten zwei eine partielle Remission und ein weiterer eine Krankheitsstabilisierung (Kindler et al. 2001).

Zusammenfassung

Mit Ansprechraten für die zytostatische Monotherapie von 10–30% und keinerlei signifikanten Verbesserungen durch Zweier- oder Dreierkombinationen galt das diffuse maligne Pleuramesotheliom unter den Bedingungen der älteren antineoplastischen Substanzen lange Zeit als weitgehend chemotherapieresistent. Neuerdings hat jedoch eine Reihe zytostatischer Medikamente Eingang in die klinische Onkologie gefunden, die sich in Phase-I/II-Studien auch beim malignen Pleuramesotheliom als bemerkenswert effektiv erwiesen. Zu nennen sind hier in erster Linie verschiedene Antimetabolite wie z. B. Raltitrexed, Gemcitabin und Pemetrexed, die unter den aktuellen strengen Bedingungen für klinische Studien als Einzelsubstanzen und in Kombination zu einer signifikanten Verbesserung des klinischen Status bei annähernd der Hälfte aller behandelten Patienten führen können. Als Konsequenz dieser positiven Entwicklung und den Ergebnissen einer großen randomisierten Phase-III-Studie wurde kürzlich Pemetrexed/Cisplatin als erster chemotherapeutischer Behandlungsstandard für das fortgeschrittene maligne Pleuramesotheliom von der amerikanischen Federal Drug Administration zugelassen. Dieser Umstand wird zweifelsohne die Weiterentwicklung der zytostatischen Therapie bei dieser seltenen Tumorart stimulieren, sowohl im fortgeschrittenen Krankheitsstadium, aber auch als Teil multimodaler Therapieansätze im frühen Stadium des malignen Pleuramesothelioms.

Literatur

Aisner J, Wiernik PH (1981) Chemotherapy in the treatment of malignant mesothelioma. Semin Oncol 8: 335–343

Literatur

Alberts AS, Falkson G, Van Zyl L (1988) Malignant pleural mesothelioma: phase II pilot study of ifosfamide and mesna. J Natl Cancer Inst 80: 698–700

Andersen MK, Krarup-Hansen A, Martensson G et al. (1999) Ifosfamide in malignant mesothelioma: a phase II study. Lung Cancer 24: 39–43

Antman KH, Blum RH, Greenberger JS et al. (1980) Multimodality therapy for malignant mesothelioma based on a study of natural history. Am J Med 68: 356–362

Ardizzoni A, Pennucci MC, Castagneto B et al. (1994) Recombinant interferon alpha-2b in the treatment of diffuse malignant pleural mesothelioma. Am J Clin Oncol 17: 80–82

Ardizzoni A, Rosso R, Salvati F et al. (1991) Activity of doxorubicin and cisplatin combination chemotherapy in patients with diffuse malignant pleural mesothelioma. An Italian Lung Cancer Task Force (FONICAP) Phase II study. Cancer 67: 2984–2987

Astoul P, Picat-Joossen D, Viallat JR et al. (1998) Intrapleural administration of interleukin-2 for the treatment of patients with malignant pleural mesothelioma: a Phase II study. Cancer 83: 2099–2104

Aversa SL, Crcuri C, De Pangher V et al. (1998) Carboplatin and Gemcitabine chemotherapy for malignant pleural mesothelioma (MPM): A phase II study of the GSTPV. Ann Oncol 9: 117

Baas P, Ardizzoni A, Debruyne C et al. (2002) Activity of Tomudex in malignant pleural mesothelioma. Proc IMIG – International Mesothelioma Interest Group – 6th Meeting, Decem-ber 1–4, Perth, Australia (Abstr. 13)

Baas P, van Meerbeeck J, Groen H et al. (2000) Caelyx in malignant mesothelioma: a phase II EORTC study. Ann Oncol: 11: 697–700

Bajorin D, Kelsen D, Mintzer DM (1987) Phase II trial of mitomycin in malignant mesothelioma. Cancer Treat Rep 71: 857–858

Bednar ME, Chahinian P (1999) Paclitaxel and carboplatin for malignant mesothelioma. Proc ASCO 18: 496a (Abstr. 1916)

Belani CP, Adak S, Aisner S et al. (1999) Docetaxel for Malignant Mesothelioma: Phase II Study of the Eastern Cooperative Oncology Group (ECOG 2595). Proc ASCO 18: 474a (Abstr. 1829)

Bischoff HG, Manegold C, Knopp K et al. (1998) Gemcitabine (Gemzar®) may reduce tumor load and tumor associated symptoms in malignant pleural mesothelioma. Proc ASCO 17: 464 (Abstr. 1784)

Boutin C, Irisson M, Guerin JC et al. (1987) Phase II trial of vindesine in malignant pleural mesothelioma. Cancer Treat Rep 71: 205–206

Boutin C, Nussbaum E, Monnet I et al. (1994) Intrapleural treatment with recombinant gamma-interferon in early stage malignant pleural mesothelioma. Cancer 74: 2460–2467

Bretti S, Berruti A, Dogliotti L et al. (1998) Combined epirubicin and interleukin-2 regimen in the treatment of malignant mesothelioma: a multicenter phase II study of the Italian Group on Rare Tumors. Tumori 84: 558–561

Bunn P, Paoletti P, Niyikiza C et al. (2001) Vitamin B12 and folate reduce toxicity of Alimta (Pemetrexed disodium, LY1514, MTA), Proc ASCO 20: 76a (Abstr. 300)

Byrne MJ, Davidson JA, Musk AW et al. (1999) Cisplatin and gemcitabine treatment for malignant mesothelioma: a phase II study. J Clin Oncol 17: 25–30

Caliandro R, Boutin C, Perol M et al. (1997) Phase II study of Paclitaxel and cisplatin in advanced pleural malignant mesothelioma. Lung Cancer 18 (Suppl 1): 19 (Abstr. 62)

Cantwell BM, Earnshaw M, Harris AL (1986) Phase II study of a novel antifolate, N10-propargyl-5,8 dideazafolic acid (CB3717), in malignant mesothelioma. Cancer Treat Rep 70: 1335–1336

Carmichael J, Cantwell BM, Harris AL (1989) A phase II trial of ifosfamide/mesna with doxorubicin for malignant mesothelioma. Eur J Cancer Clin Oncol 25 : 911–912

Castagneto B, Zai S, Mutti L et al. (2001) Palliative and therapeutic activity of IL-2 immunotherapy in unresectable malignant pleural mesothelioma with pleural effusion: Results of a phase II study on 31 consecutive patients. Lung Cancer 31: 303–310

Chahinian AP, Holland JF, Mandel EM (1978) Chemotherapy for malignant mesothelioma with adriamycin and continuous infusion of 5-azacytidine. Cancer Treat Rep 62: 1108–1109

Chahinian AP, Antman K, Goutsou M et al. (1993) Randomized phase II trial of cisplatin with mitomycin or doxorubicin for malignant mesothelioma by the Cancer and Leukemia Group B. J Clin Oncol 11: 1559–1565

Christmas TI, Manning LS, Garlepp MJ et al. (1993) Effect of interferon-alpha 2a on malignant mesothelioma. J Interferon Res 13: 9–12

Colbert N, Vannetzel JM, Izrael V et al. (1985) A prospective study of detorubicin in malignant mesothelioma. Cancer 56: 2170–2174

Cowan JD, Green S, Lucas J et al. (1988) Phase II trial of five day intravenous infusion vinblastine sulfate in patients with diffuse malignant mesothelioma: a Southwest Oncology Group study. Invest New Drugs 6: 247–248

Curran D, Sahmoud T, Therasse P et al. (1998) Prognostic factors in patients with pleural mesothelioma: the European Organization for Research and Treatment of Cancer experience. J Clin Oncol 16: 145–152

Davidson JA, Musk AW, Wood BR et al. (1998) Intralesional cytokine therapy in cancer: a pilot study of GM-CSF infusion in mesothelioma. J Immunother 21: 389–398

Dimitrov NV, Egner J, Balcueva E et al. (1982) High-dose methotrexate with citrovorum factor and vincristine in the treatment of malignant mesothelioma. Cancer 50: 1245–1247

Dirix LY, van Meerbeeck J, Schrijvers D et al. (1994) A phase II trial of dose-escalated doxorubicin and ifosfamide/mesna in patients with malignant mesothelioma. Ann Oncol 5: 653–655

Eagan RT, Frytak S, Richardson RL et al. (1986) Phase II trial of diaziquone in malignant mesothelioma. Cancer Treat Rep 70: 429

Eisenhauer EA, Evans WK, Raghavan D et al. (1986) Phase II study of mitoxantrone in patients with mesothelioma: a National Cancer Institute of Canada Clinical Trials Group Study. Cancer Treat Rep 70: 1029–1030

Eisenhauer EA, Evans WK, Murray N et al. (1988) A phase II study of VP-16 and cisplatin in patients with unresectable malignant mesothelioma. An NCI Canada Clinical Trials Group Study. Invest New Drugs 6: 327–329

Falkson G, Vorobiof DA, Lerner HJ (1983) A phase II study of m-AMSA in patients with malignant mesothelioma. Cancer Chemother Pharmacol 11: 94–97

Falkson G, Vorobiof DA, Simson IW et al. (1987) Phase II trial of acivicin in malignant mesothelioma. Cancer Treat Rep 71: 545–546

Falkson G, Hunt M, Borden EC et al. (1992) An extended phase II trial of ifosfamide plus mesna in malignant mesothelioma. Invest New Drugs 10: 337–343

Fizazi K, Caliandro R, Soulie P et al. (2000) Combination raltitrexed (Tomudex®)-oxaliplatin: a step forward in the struggle against mesothelioma? The Institut Gustave Roussy experience with chemotherapy and chemoimmunotherapy in mesothelioma. Eur J Cancer 36: 1514–1521

Fong TA, Shawver LK, Sun L et al. (1999) SU5416 is a potent and selective inhibitor of the vascular endothelial growth factor receptor (Flk-1/KDR) that inhibits tyrosine kinase catalysis, tumor vascularization, and growth of multiple tumor types. Cancer Res 59: 99–106

Goey SH, Eggermont AM, Punt CJ et al. (1995) Intrapleural administration of interleukin 2 in pleural mesothelioma: a phase I-II study. Br J Cancer 72: 1283–1288

Gralla RJ, Hollen PJ, Liepa AM et al. (2003) Improving quality of life in patients with malignant pleural mesothelioma: Results of the randomised Pemetrexed and Cisplatin vs Cisplatin trial using the LCSS-Meso-Instrument. Proc ASCO 22: 621 (Abstr. 2496)

Gridelli C, Pepe R, Airoma G et al. (1992) Mitomycin C and vindesine: an ineffective combination chemotherapy in the treatment of malignant pleural mesothelioma. Tumori 78: 380–238

Halme M, Knuuttila A, Vehmas T et al. (1999) High-dose methotrexate in combination with interferons in the treatment of malignant pleural mesothelioma. Br J Cancer 80: 1781–1785

Harvey VJ, Slevin ML, Ponder BA et al. (1984) Chemotherapy of diffuse malignant mesothelioma. Phase II trials of single-agent 5-fluorouracil and adriamycin. Cancer 54: 961–964

Henss H, Fiebig HH, Schildge J et al. (1988) Phase-II study with the combination of cisplatin and doxorubicin in advanced malignant mesothelioma of the pleura. Onkologie 11: 118–120

Hughes A, Calvert P, Azzabi A et al. (2002) Phase I clinical and pharmacokinetic study of Pemetrexed and Carboplatin in patients with malignant pleural mesothelioma. J Clin Oncol 20: 3533–3544

Icli F, Karaoguz H, Hasturk S et al. (1996) Two dose levels of ifosfamide in malignant mesothelioma. Lung Cancer 15: 207–213

Juturi JV, Adelstein DJ, Rice TW et al. (2001) Intracavitary paclitaxel in the multimodality management of malignant pleural mesothelioma. Proc ASCO 20: 366a (Abstr. 1460)

Kaukel E, Koschel G, Gatzemeyer U et al. (1990) A phase II study of pirarubicin in malignant pleural mesothelioma. Cancer 66: 651–654

Kelsen D, Gralla R, Cheng E et al. (1983) Vindesine in the treatment of malignant mesothelioma: a phase II study. Cancer Treat Rep 67: 821–822

Kindler HL, Belani CP, Herndon JE 2nd et al. (1999) Edatrexate (10-ethyl-deaza-aminopterin) (NSC #626715) with or without leucovorin rescue for malignant mesothelioma. Sequential phase II trials by the cancer and leukemia group B. Cancer 86: 1985–1991

Kindler HL, Herndon JE, Vogelzang NJ et al. (2000) CPT-11 in Malignant mesothelioma: A phase II trial by the Cancer and Leukemia Group B (CALGB 9733). Proc ASCO 19: 505a (Abstr.1978)

Kindler HL Vogelzang NJ, Chien K et al. (2001a) SU5416 in Malignant Mesothelioma: a University of Chicago phase II consortium study. Proc ASCO 20: 341 (Abstr. 1359)

Kindler HL, Millard F, Herndon JE 2nd et al. (2001b) Gemcitabine for malignant mesothelioma: A phase II trial by the Cancer and Leukemia Group B. Lung Cancer 31: 311–317

Knuuttila A, Ollikainen T, Halme M et al. (2000) Docetaxel and irinotecan (CPT-11) in the treatment of malignant pleural mesothelioma – a feasibility study. Anticancer Drugs 11: 257–261

Krarup-Hansen A (1996) Studies concerning high dose ifosfamide to patients suffering from malignant mesothelioma. Lung Cancer 16: 101–102

Lerner HJ, Schoenfeld DA, Martin A et al. (1983) Malignant mesothelioma. The Eastern Cooperative Oncology Group (ECOG) experience. Cancer 52: 1981–1985

Linden CJ, Mercke C, Albrechtsson U et al. (1996). Effect of hemithorax irradiation alone or combined with doxorubicin and cyclophosphamide in 47 pleural mesotheliomas: a non-randomized phase II study. Eur Respir J 9: 2565–2572

Magri MD, Veronesi A, Foladore S et al. (1991) Epirubicin in the treatment of malignant mesothelioma: a phase II cooperative study. The North-Eastern Italian Oncology Group (GOCCNE) – Mesothelioma Committee. Tumori 77: 49–51

Magri MD, Foladore S, Veronesi A et al. (1992) Treatment of malignant mesothelioma with epirubicin and ifosfamide: a phase II cooperative study. Ann Oncol 3: 237–238

Maksymiuk AW, Marschke RF Jr, Tazelaar HD et al. (1998) Phase II trial of topotecan for the treatment of mesothelioma. Am J Clin Oncol 21: 610–613

Manegold C, Symanowski I, Gatzemeier U et al. (2003). Secondary (post-study) chemotherapy in the phase III study of Pemetrexed and Cisplatin in malignant pleural mesothelioma is associated with longer survival. Proc ASCO 22: 667 (Abstr. 2684)

Martensson G, Sorenson S (1989) A phase II study of vincristine in malignant mesothelioma – a negative report. Cancer Chemother Pharmacol 24: 133–134

Mattson K, Giaccone G, Kirkpatrick A et al. (1992) Epirubicin in malignant mesothelioma: a phase II study of the European Organization for Research and Treatment of Cancer Lung Cancer Cooperative Group. J Clin Oncol 10: 824–828

Mbidde EK, Harland SJ, Calvert AH et al. (1986) Phase II trial of carboplatin (JM8) in treatment of patients with malignant mesothelioma. Cancer Chemother Pharmacol 18: 284–285

Mendel DB, Laird AD, Smolich BD et al. (2000) Development of SU5416, a selective small molecule inhibitor of VEGF receptor tyrosine kinase activity, as an anti-angiogenesis agent. Anticancer Drug Des 15: 29–41

Metintas M, Ozdemir N, Ucgun I et al. (1999) Cisplatin, mitomycin, and interferon-alpha2a combination chemoimmunotherapy in the treatment of diffuse malignant pleural mesothelioma. Chest 116: 391–398

Middleton GW, Smith IE, O'Brien ME et al. (1998) Good symptom relief with palliative MVP (mitomycin-C, vinblastine and cisplatin) chemotherapy in malignant mesothelioma. Ann Oncol 9: 269–273

Literatur

Mintzer DM, Kelsen D, Frimmer D et al. (1985) Phase II trial of high-dose cisplatin in patients with malignant mesothelioma. Cancer Treat Rep 69: 711–712

Nakano T, Chahinian AP, Shinjo M et al. (1999) Cisplatin in combination with irinotecan in the treatment of patients with malignant pleural mesothelioma: a pilot phase II clinical trial and pharmacokinetic profile. Cancer 85: 2375–2384

Novak A, Byrne M, Williamson R (2002) Multicentre phase II study of cisplatin and gemcitabine for malignant mesothelioma. Br J Cancer 87: 491–496

Oh Y, Perez-Soler R, Fossella FV et al. (2000) Phase II study of intravenous Doxil in malignant pleural mesothelioma. Invest New Drugs 18: 243–245

Ohta Y, Shridhar V, Bright RK et al. (1999) VEGF and VEGF type C play an important role in angiogenesis and lymphangiogenesis in human malignant mesothelioma tumours. Br J Cancer 81: 54–61

Ollikainen T, Knuuttila A, Suhonen S et al. (2000) In vitro sensitivity of normal human mesothelial and malignant mesothelioma cell lines to four new chemotherapeutic agents. Anticancer Drugs 11: 93–99

O'Reilly EM, Ilson DH, Saltz LB et al. (1999) A phase II trial of interferon alpha-2a and carboplatin in patients with advanced malignant mesothelioma. Cancer Invest 17: 195–200

Parra HS, Tixi L, Latteri F et al. (2001) Combined regimen of cisplatin, doxorubicin, and alpha-2b interferon in the treatment of advanced malignant pleural mesothelioma: a Phase II multicenter trial of the Italian Group on Rare Tumors (GITR) and the Italian Lung Cancer Task Force (FONICAP). Cancer 92: 650–656

Pass HW, Temeck BK, Kranda K et al. (1995) A phase II trial investigating primary immunochemotherapy for malignant pleural mesothelioma and the feasibility of adjuvant immunochemotherapy after maximal cytoreduction. Ann Surg Oncol 2: 214–220

Pass HI, Temeck BK, Kranda K et al. (1998) Preoperative tumor volume is associated with outcome in malignant pleural mesothelioma. J Thorac Cardiovasc Surg 115: 310–318

Pennucci MC, Ardizzoni A, Pronzato P et al. (1997) Combined cisplatin, doxorubicin, and mitomycin for the treatment of advanced pleural mesothelioma: a phase II FONICAP trial. Italian Lung Cancer Task Force. Cancer 79: 1897–1902

Pinto C, Marino A, Guaraldi M et al. (2001) Combination chemotherapy with mitoxantrone, methotrexate, and mitomycin (MMM regimen) in malignant pleural mesothelioma: a phase II study. Am J Clin Oncol 24: 143–147

Planting AS, van der Burg ME, Goey SH et al. (1995) Phase II study of a short course of weekly high-dose cisplatin combined with long-term oral etoposide in pleural mesothelioma. Ann Oncol 6: 613–615

Purohit A, Moreau L, Dietemann A et al. (1998) Weekly systemic combination of cisplatin and interferon alpha 2a in diffuse malignant pleural mesothelioma. Lung Cancer 22: 119–125

Raghavan D, Gianoutsos P, Bishop J et al. (1990) Phase II trial of carboplatin in the management of malignant mesothelioma. J Clin Oncol 8: 151–154

Rusch VW, Venkatraman E (1996) The importance of surgical staging in the treatment of malignant pleural mesothelioma. J Thorac Cardiovasc Surg 111: 815–825

Ryan CW, Herndon J, Vogelzang NJ (1998) A review of chemotherapy trials for malignant mesothelioma. Chest 113: 66–73

Sahmoud T, Postmus PE, van Pottelsberghe C et al. (1997) Etoposide in malignant pleural mesothelioma: two phase II trials of the EORTC Lung Cancer Cooperative Group. Eur J Cancer 33: 2211–2215

Samson MK, Wasser LP, Borden EC et al. (1987) Randomized comparison of cyclophosphamide, imidazole carboxamide, and adriamycin versus cyclophosphamide and adriamycin in patients with advanced stage malignant mesothelioma: a Sarcoma Intergroup Study. J Clin Oncol 5: 86–91

Samuels BL, Herndon JE 2nd, Harmon DC et al. (1998) Dihydro-5-azacytidine and cisplatin in the treatment of malignant mesothelioma: a phase II study by the Cancer and Leukemia Group B. Cancer 82: 1578–1584

Scagliotti GV, Shin DM, Kindler HL et al. (2003) Phase II study of Pemetrexed with or without folic acid and vitamin B12 as frontline therapy in malignant pleural mesothelioma. J Clin Oncol 21: 1556–1561

Schütte W, Blankenburg T, Lauerwald K et al. (2003) A multicenter phase II study of gemcitabine and oxaliplatin for malignant pleural mesothelioma. Clin Lung Cancer 4 (5): 294–297

Shih C, Gosset L, Gates S et al. (1996) LH 231514 and its polyglutamates exhibit potent inhibition against both human dihydrofolate reductase and thymidylate synthase: multiple folate enzyme inhibition. Ann Oncol 7 (Suppl 1): 85

Shin DM, Fossella FV, Umsawasdi T et al. (1995) Prospective study of combination chemotherapy with cyclophosphamide, doxorubicin, and cisplatin for unresectable or metastatic malignant pleural mesothelioma. Cancer 76: 2230–2236

Shin DM, Walsh GL, Smythe WR et al. (2000) Pathologic response with liposomal entrapped cisplatin (L-NDDP) administered in patients with malignant pleural mesothelioma: Phase II clinical study. Lung Cancer 29 (Suppl 1): 19 (Abstr. 57)

Sklarin NT, Chahinian AP, Feuer EJ et al. (1988) Augmentation of activity of cis-diamminedichloroplatinum(II) and mitomycin C by interferon in human malignant mesothelioma xenografts in nude mice. Cancer Res 48: 64–67

Solheim OP, Saeter G, Finnanger AM et al. (1992) High-dose methotrexate in the treatment of malignant mesothelioma of the pleura. A phase II study. Br J Cancer 65: 956–960

Sorensen PG, Bach F, Bork E et al. (1985) Randomized trial of doxorubicin versus cyclophosphamide in diffuse malignant pleural mesothelioma. Cancer Treat Rep 69: 1431–1432

Soulie P, Ruffie P, Trandafir L et al. (1996) Combined systemic chemoimmunotherapy in advanced diffuse malignant mesothelioma. Report of a phase I-II study of weekly cisplatin/interferon alfa-2a. J Clin Oncol 14: 878–885

Sridhar KS, Hussein AM, Feun LG et al. (1989) Activity of pirarubicin (4'-0-tetrahydropyranyladriamycin) in malignant mesothelioma. Cancer 63: 1084–1091

Steele JP, Rudd RM (2000) Malignant mesothelioma: predictors of prognosis and clinical trials. Thorax 55: 725–726

Steele JP, Shamash J, Evans MT et al. (2000a) Phase II study of vinorelbine in patients with malignant pleural mesothelioma. J Clin Oncol 18: 3912–3917

Steele JP, Shamsh J, Evans MT et al. (2000b) Phase II trial of vinorelbine and oxaliplatin in patients with malignant pleural mesothelioma. Lung Cancer 29 (Suppl 1): 18 (Abstr. 54)

Steele JP, O'Doherty CA, Shamash J et al. (2001) Phase II trial of liposomal daunorubicin in malignant pleural mesothelioma. Ann Oncol 12: 497–499

Sterman DH, Kaiser LR, Albelda SM (1999) Advances in the treatment of malignant pleural mesothelioma. Chest 116: 504–520

Tammilehto L, Maasilta P, Mantyla M et al. (1994) Oral etoposide in the treatment of malignant mesothelioma. A phase II study. Ann Oncol 5: 949–950

Tansan S, Emri S, Selcuk T et al. (1994) Treatment of malignant pleural mesothelioma with cisplatin, mitomycin C and alpha interferon. Oncology 51: 348–351

Taub RN, Antman KH (1997) Chemotherapy for malignant mesothelioma. Semin Thorac Cardiovasc Surg 9: 361–366

Taub RN, Keohan ML, Vogelzang NJ et al. (1999) Phase II Trial of Onconase® in Patients with Advanced Malignant Mesothelioma: Analysis of survival. Proc ASCO 18: 524a (Abstr. 2021)

Thoedtmann R, Depenbrock H, Dumez H et al. (1999) Clinical and pharmakokinetic phase I study of multitargeted antifolate (LY231514) in combination with cisplatin. J Clin Oncol 17: 3009–3016

Trandafir L, Ruffie P, Borel C et al. (1997) Higher doses of alpha-interferon do not increase the activity of the weekly cisplatin-interferon combination in advanced malignant mesothelioma. Eur J Cancer 33: 1900–1902

Tsavaris N, Mylonakis N, Karvounis N et al. (1994) Combination chemotherapy with cisplatin-vinblastine in malignant mesothelioma. Lung Cancer 11: 299–303

Upham JW, Musk AW, van Hazel G et al. (1993) Interferon alpha and doxorubicin in malignant mesothelioma: a phase II study. Aust N Z J Med 23: 683–687

van Breukelen FJ, Mattson K, Giaccone G et al. (1991) Mitoxantrone in malignant pleural mesothelioma: a study by the EORTC Lung Cancer Cooperative Group. Eur J Cancer 27: 1627–1629

van Haarst JW, Burgers JA, Manegold C et al. (2000) Multicenter phase II study of gemcitabine and cisplatin in malignant pleural mesothelioma (MPM). Lung Cancer 29 (Suppl 1): 18 (Abstr. 56)

van Meerbeeck J, Debruyne C, van Zandwijk N et al. (1996) Paclitaxel for malignant pleural mesothelioma: a phase II-study of the EORTC Lung Cancer Cooperative Group. Br J Cancer 74: 961–963

van Meerbeeck JP, Baas P, Debruyne C et al. (1999) A Phase II study of gemcitabine in patients with malignant pleural mesothelioma. European Organization for Research and Treatment of Cancer Lung Cancer Cooperative Group. Cancer 85: 2577–2582

Verschraegen C, Le D, Kudelka A et al. (2001) Cisplatin and irinotecan (CPT-11) for peritoneal mesothelioma. Proc ASCO 20: 906 (Abstr. 2110)

Vogelzang NJ, Goutsou M, Corson JM et al. (1990) Carboplatin in malignant mesothelioma: a phase II study of the Cancer and Leukemia Group B. Cancer Chemother Pharmacol 27: 239–242

Vogelzang NJ, Weissman LB, Herndon JE 2nd et al. (1994) Trimetrexate in malignant mesothelioma: A Cancer and Leukemia Group B Phase II study. J Clin Oncol 12: 1436–1442

Vogelzang NJ, Herndon JE 2nd, Cirrincione C et al. (1997) Dihydro-5-azacytidine in malignant mesothelioma. A phase II trial demonstrating activity accompanied by cardiac toxicity. Cancer and Leukemia Group B. Cancer 79: 2237–2242

Vogelzang NJ, Herndon JE 2nd, Miller A et al. (1999) High-dose paclitaxel plus G-CSF for malignant mesothelioma: CALGB phase II study 9234. Ann Oncol 10: 597–600

Vogelzang N, Taub R, Shin P et al. (2002) Phase III randomised trial of Onconase vs doxorubicin in patients with unresectable malignant mesothelioma: analysis of survival. Proc ASCO 19: 577a (Abstr. 2274)

Vogelzang NJ, Rusthoven JJ, Symanowski J et al. (2004) Phase III study of pemetrexed in combination with cisplatin versus cisplatin alone in patients with malignant pleural mesothelioma. J Clin Oncol 21: 2636–2644

Von Hoff DD, Huong AM (1988) Effect of recombinant interferon-beta ser on primary human tumor colony-forming units. J Interferon Res 8: 813–820

Von Hoff DD, Metch B, Lucas JG et al. (1990) Phase II evaluation of recombinant interferon-beta (IFN-beta ser) in patients with diffuse mesothelioma: a Southwest Oncology Group study. J Interferon Res 10: 531–534

Vorobiof DA, Chasen MR, Abratt R et al. (2000) Taxotere in malignant pleural mesothelioma. A Phase II clinical trial. Lung Cancer 29 (Suppl 1): 19 (Abstr. 58)

Webster I, Cochrane JW, Burkhardt KR (1982) Immunotherapy with BCG vaccine in 30 cases of mesothelioma. S Afr Med J 61: 277–278

White SC, Anderson H, Jayson GC et al. (2000) Randomised phase II study of cisplatin-etoposide versus infusional carboplatin in advanced non-small-cell lung cancer and mesothelioma. Ann Oncol 11: 201–206

Zidar BL, Benjamin RS, Frank J et al. (1983) Combination chemotherapy for advanced sarcomas of bone and mesothelioma utilizing rubidazone and DTIC: a Southwest Oncology Group Study. Am J Clin Oncol 6: 71–74

Zidar BL, Green S, Pierce HI et al. (1988) A phase II evaluation of cisplatin in unresectable diffuse malignant mesothelioma: a Southwest Oncology Group Study. Invest New Drugs 6: 223–226

Zidar BL, Metch B, Balcerzak SP et al. (1992) A phase II evaluation of ifosfamide and mesna in unresectable diffuse malignant mesothelioma. A Southwest Oncology Group study. Cancer 70: 2547–2551

Aktueller Stand und neue Möglichkeiten der modernen Strahlentherapie

M.W. Münter, J. Debus

Einleitung

Der Stellenwert der radioonkologischen Behandlung des malignen Pleuramesothelioms wird immer wieder kontrovers diskutiert. In vielen Lehrbüchern wird die Meinung vertreten, dass die Radiotherapie lediglich einen rein palliativen Charakter besitzt. Überraschenderweise sind aber Mesotheliomzelllinien nach einer Dosis von 2 Gy sensibler als Zelllinien des nichtkleinzelligen Bronchialkarzinoms (Carmichael et al. 1989). Lediglich Zelllinien des kleinzelligen Bronchialkarzinoms haben eine höhere Strahlensensibilität im Vergleich zu Mesotheliomzelllinien. In einer weiteren Studie hat sich gezeigt, dass sich in Mesotheliomzelllinien von unterschiedlichen Patienten eine sehr starke Variabilität bezüglich der Strahlensensibilität nachweisen lässt (Hakkinen et al. 1996). Insbesondere bei einem kurativen radioonkologischen Behandlungsansatz, bei dem der gesamte Pleuraraum bestrahlt werden muss, ist es mit der Strahlentherapie sehr schwierig, hohe, tumorkontrollierende Dosen einzustrahlen und gleichzeitig die in diesem Bereich vorhandenen Risikostrukturen adäquat zu schonen. Da man die potentiellen Nebenwirkungen bei der sehr großvolumigen Radiotherapie beachten muss und ein Pleuramesotheliom so gut wie immer mit einem deutlich reduzierten Überleben einhergeht, ist es sehr wichtig, verantwortungsvoll zu entscheiden, ob der Patienten von der angedachten Radiotherapie profitiert. Keinesfalls sollte dem Patienten ein zu großer Verlust an Lebensqualität durch die Radiotherapie zugemutet werden. Dennoch haben einige Studie gezeigt, dass die Strahlentherapie durchaus einen Benefit in der Behandlung des Pleuramesothelioms besitzt. Es muss dabei aber berücksichtigt werden, dass kaum prospektive Studien vorliegen. Insbesondere moderne multimodale Therapieansätze konnten im kurativen Behandlungsansatz eine Verbesserung der lokalen Kontrollrate zeigen. Vielleicht ermöglichen die aggressiven, teilweise trimodalen (extrapleurale Pneumonektomie, Chemotherapie und Radiotherapie) Therapieansätze, den oftmals sehr nihilistischen Umgang mit Patienten, die an einem Pleuramesotheliom leiden, zu überwinden. Dabei ist es essentiell, dass Personen mit einer langjährigen Asbestexposition regelmäßige eine radiologische Vorsorgeuntersuchung erhalten, um frühestmöglich den Tumor zu diagnostizieren und den Patienten dann gegebenenfalls einer multimodalen Therapie zuführen zu können.

Radioonkologische Behandlung unter palliativen Aspekten

Der Einsatz der Strahlentherapie beschränkt sich beim palliativen Ansatz lediglich auf Tumorareale, die dem Patienten Beschwerden verursachen oder verursachen können, dabei wird nur in sehr seltenen Fällen das gesamte Tumorareal behandelt. Bei der symptomorientierten Radiotherapie wird der für die Beschwerden verantwortliche Tumoranteil möglichst kleinvolumig mit einer hohen Dosis bestrahlt. Dabei hat sich gezeigt, dass eine Strahlendosis unter 30 Gy nur in seltenen Fällen zu einer ausreichenden Kontrolle der Symptome führt. Vielmehr sollten Dosen von 40 Gy oder mehr angestrebt werden, um eine ausreichende Palliation zu erzielen (Gordon et al. 1982). In dieser Studie des Joint Center for Radiation Therapy in Boston konnte gezeigt werden, dass es bei vier von sechs Patienten bei Dosen von 40 Gy oder mehr zu einer Reduktion spezifischer Symptome wie Schmerz oder Dyspnoe kam. In derselben Studie ist lediglich bei einer Behandlung mit einer Gesamtdosis unter 40 Gy eine Verbesserung der Schmerzsymptomatik aufgetreten. In einer weiteren Studie wurde unter palliativem Aspekt über 2 Gegenfelder das gesamte Tumorareal bei 14 Patienten behandelt. Dabei war bei 10 der 14 Patienten die Schmerzsymptomatik komplett rückläufig. Ingesamt wurden eine Gesamtdosis von 40–60 Gy verwendet. Das mittlere Gesamtüberleben betrug in dieser Studie 10 Monate (Voss et al. 1974). Die palliative Behandlung mit Einzeldosen von 4 Gy bis zu einer Gesamtdosis von 20 Gy hatte in einer australischen Studie dasselbe Ergebnis bezüglich der Verbesserung der Lebensqualität wie eine normalfraktionierte Strahlentherapie bis zu einer Gesamtdosis von 30 oder 40 Gy (Ball u. Cruickshank 1990). Eine weitere Studie der selben Institution kommt zu dem Schluss, dass es bezüglich der Verbesserung der Lebensqualität keine Dosis-Wirkungs-Beziehung in dem untersuchten Patientenkollektiv gibt (Davis et al. 1994). Des Weiteren merkten die selben Autoren an, dass nach Strahlentherapie bei 60% der Patienten eine Verbesserung der Lebensqualität erzielt werden konnte. Eine aktuelle Studie zeigt dagegen bezüglich der verwendeten Einzeldosis eine Dosis-Wirkungs-Beziehung. So konnte ein Ansprechen der Radiotherapie, wenn nur das symptomatische Areal behandelt wurde, bei Einzeldosen von mehr als 4 Gy in 50% der Patienten gesehen werden. Bei Patienten, die mit einer Einzeldosis von weniger als 4 Gy behandelt wurden, kam es dagegen nur bei 39% zu einer Besserung der Schmerzsymptomatik (de Graaf-Strukowska et al. 1999). In dieser Studie waren die Patienten im Median 69 Tage (Range: 32–363 Tage) schmerzfrei. Die Schmerzen traten dabei in den meisten Fällen in dem bestrahlten Areal wieder auf.

Prophylaktische Strahlentherapie

In vielen Fällen kommt es nach Durchführung einer Operation oder einer Biopsie bei Pleuramesotheliomen zu einer Aussaat der Tumorzellen im Bereich der Narbe oder des Biopsiekanals. Diese subkutan gelegenen Läsionen sind oft sehr schmerzhaft und sprechen schlecht oder lediglich für einen kurzen Zeitraum auf die Strahlentherapie an. Das Risiko dafür beträgt zwischen 19 und 40% (Boutin et al. 1995). Aus diesem Grund erscheint es sinnvoll, wie in einer kleinen randomisierten französischen Studie mit 40 Patienten gezeigt, prophylaktisch den Stichkanal oder die Narbenregion kleinvolumig mit hohen Einzeldosen zu bestrahlen. Dabei wurden in einen Studienarm die Patienten mit Einzeldosen von 7 Gy bis zu einer Gesamtdosis von 21 Gy behandelt. Der zweite Arm diente als Kontrolle. Bei den Patienten, bei denen eine Bestrahlung erfolgte, konnte kein Rezidiv in dem bestrahlten Areal festgestellt werden. Im Gegensatz dazu entwickelten 40% der Patienten, die keine Radiotherapie erhielten, ein Rezidiv. Insgesamt wurde die Radiotherapie ohne schwere akute und chronische Nebenwirkungen von den Patienten toleriert (Boutin et al. 1995). Des Weiteren konnte in dieser Studie gezeigt werden, dass Impfmetastasen im Mittel 6 Monate (1–13 Monate) nach erfolgter Operation auftreten. Aus diesem Grund empfehlen die Autoren dieser Studie, die Radiotherapie frühzeitig, am sinnvollsten im ersten Monat nach Durchführung der Operation oder Biopsie, vorzunehmen.

Radioonkologische Behandlung unter kurativen Aspekten

Eine kurative radioonkologische Behandlung von Pleuramesotheliomen gestaltet sich relativ schwierig und die Indikation einer definitiven Strahlentherapie bei Pleuramesotheliomen sollte sehr vorsichtig gestellt werden. Dabei bereiten dem Radioonkologen vor allem die Ausdehnung der Tumore, mit einer Infiltration des gesamten Pleuraraums bei der Definition des Zielvolumens sowie der Dosisverschreibung große Schwierigkeiten. Insbesondere erschwert des Weiteren die Vielzahl der dem Pleuraraum benachbarten strahlensensiblen Organe, wie z. B. Herz, Lunge, Leber, Nieren und Rückenmark, die sichere Applikation von ausreichend hohen Dosen. Darüber hinaus stellen Pleuramesotheliome eine relativ strahlenresistente Gruppe von Tumoren da. Teilweise wurde eine Progression der Erkrankung nach Dosen von bis zu 70 Gy beschrieben (Holsti et al. 1997). In einer englischen Studie wurde bei 116 Patienten, die von 1971 bis 1980 behandelt wurden, zwischen Therapie und bestmöglicher supportiver Behandlung verglichen. 52 der 116 Patienten wurden behandelt. Leider konnte in dieser Studie weder nach 2 Jahren noch nach 4 Jahren ein Überlebensvorteil für die behandelten Patienten gezeigt werden (Law et al. 1984a,b). Die Therapie bestand dabei bei 28 Patienten in einer Teilentfernung des Tumors, bei 12 Patienten aus einer Strahlentherapie (8 dieser Patienten erhielten die Strahlentherapie nach Operation) und bei 12 weiteren Patienten aus einer Chemotherapie (8 dieser Patienten erhielten die Chemotherapie nach Operation). Unter Verwendung einer Rotationsbestrahlung, die es ermöglicht, die unter der Pleura liegende Lunge zu schonen, konnten Dosen von 50–55 Gy verwendet werden. Insgesamt kam es nur bei drei Patienten zu einem Ansprechen auf die Therapie. Bei einem Patienten ist es dabei auch 4 Jahre nach Therapie nicht zu einem Rezidiv gekommen. In einer weiteren Studie wurden 14 Patienten mit Dosen von 35–75 Gy (mittlere Dosis 45 Gy) über anteriore und posteriore Felder behandelt. Die Radiotherapie wurde in dieser Studie in drei Fraktionen pro Woche mit Einzeldosen von 3,3 Gy verabreicht. Die Autoren beschreiben sowohl die Verträglichkeit der Therapie als auch die Besserung der Schmerzsymptomatik als gut. Das mediane Überleben in dieser Studie war 15 Monate (1–41 Monate) (Eschwege u. Schlienger 1973). In einer australischen Studie erhielt ein Subkollektiv der in dieser Studie behandelten Patienten eine hoch dosierte Strahlentherapie. Von den 15 Patienten konnte bei 12 Patienten die Therapie mit einer Gesamtdosis von 50 Gy beendet werden. Das mediane Überleben dieser 12 Patienten betrug 17 Monate mit einer geschätzten 2 Jahres Überlebensrate von 17% (Ball u. Cruickshank 1990).

Bei der Verwendung einer definitiven hoch dosierten Strahlentherapie sollte unbedingt das Therapieansprechen mit den möglichen durch diese Behandlung verursachten Nebenwirkungen, bei der Therapieentscheidung berücksichtigt werden. Insbesondere sollte neben der Vielzahl der benachbarten Risikostrukturen auch die extreme Ausdehnung des Bestrahlungsfeldes, bei der Behandlung des kompletten ipsilateralen Pleuraraums, beachtet werden. Überraschenderweise berichten vor allem einige ältere Studien, die eine definitive Strahlentherapie verwenden, so gut wie nicht über akute oder chronische Nebenwirkungen der Radiotherapie (Eschwege u. Schlienger 1973; Gordon et al. 1982). Die Begründung dafür liegt möglicherweise in der Verwendung von relativ kleinen Bestrahlungsfeldern und einem sehr kurzen Gesamtüberleben. In der Studie von Law et al. (1984) konnte durch die Verwendung einer die Lunge schonenden Rotationstechnik bis zu Gesamtdosen von 50–55 Gy keine radiogen induzierte Pneumonitis nachgewiesen werden. Neben einer radiogen induzierten Hepatitis bei einem Patienten sowie einer leichten Ösophagitis bei einem anderen Patienten konnten in dieser Studie keine weiteren schweren Nebenwirkungen nachgewiesen werden. In Studien, bei denen nicht versucht wurde, die Risikostrukturen adäquat zu schonen, sind unterschiedlich schwere radiogen bedingte Nebenwirkungen aufgetreten. Maasilta et al. (1991) berichteten über ausgeprägte Verschlechterungen der Lungenfunktion noch Bestrahlungsdosen von 55–71 Gy in Kombination mit einer Chemotherapie. Dabei zeigte vor allem die Diffusionskapazität sowie die Vitalkapazität eine signifikante Verschlechterung nach der Radiotherapie. Diese Symptomatik trat im ersten oder zweiten Monat nach Strahlentherapie auf und war im ersten Jahr nach erfolgter Strahlentherapie wieder rückläufig. In einer weiteren Studie mit 12 Patienten kam es nach einer Dosis von 40 Gy bei einem Patienten zu einer radiogen induzierten Myelitis und bei einem weiteren Patienten zu einer letalen radiogen induzierten Hepatitis (Ball u. Cruickshank 1990).

Die schlechten Ergebnisse sowie die Schwierigkeiten und potentiellen Nebenwirkungen, die mit den konventionellen perkutanen Bestrahlungstechniken verbunden sind, führten zum Einsatz unterschiedlicher nichtperkutaner Bestrahlungstechniken in Kombination mit der perkutanen Radiotherapie. So wurde in einer Studie des Memorial Sloan-Kettering Cancer Center nach erfolgter palliativer Pleurektomie die perkutane Strahlentherapie mit einer Brachytherapie kombiniert. Die Brachytherapie erfolgte mit unterschiedlichen Strahlern in Arealen, die nicht komplett reseziert werden konnten. Anschließend wurde eine perkutane Radiotherapie bis zu einer Gesamtdosis von 45 Gy vorgenommen. Nach der Rekrutierung von 41 Patienten lag das mediane krankheitsfreie Überleben bei 11 Monaten, das mediane Überleben bei 21 Monaten und das 2 Jahres Überleben bei 40% (Hilaris et al. 1984). In einer weiteren Studie des Memorial Sloan-Kettering Cancer Center wurde versucht, die intraoperative Strahlentherapie zu etablieren. Dabei sollte intraope-rativ eine Dosis von 15 Gy am Mediastinum und am Zwerchfell appliziert werden. Im Bereich des Herzens sowie des Ösophagus wurde die Dosis auf 10 Gy reduziert. Leider führte die Verwendung der IORT in dieser Studie zu einer Vielzahl von schweren Infektionen darunter auch Empyemen.

Des Weiteren führte die intraoperative Strahlentherapie nach extrapleuraler Pneumonektomie zu einer deutlichen Verlängerung der Operationszeit. Das Studienprotokoll wurde aufgrund dieser Ergebnisse geschlossen und die Studie dann so weiter geführt, dass lediglich Patienten nach Pleurektomie oder Dekortikation eine intraoperative Strahlentherapie erhielten. Leider wurden nur 5 Patienten im weiteren Verlauf mit dieser Technik behandelt. Die Autoren gehen in der Publikation nicht darauf ein, wie das Ergebnis der Therapie und die Nebenwirkungen bei dieser Subgruppe aussahen (Rusch et al. 2001).

Ein weiterer radioonkologischer Therapieansatz besteht in der Verwendung von Radionukliden. Meistens wurden dazu ^{198}AU oder ^{32}P in den Pleuraraum eingebracht. So waren in einer Studie sechs Patienten nach einen Zeitraum von mehr als einem Jahr nach Instillation des Radionuklids am Leben. Leider wurden keine Angaben zu den weiteren verwendeten Therapiemodalitäten sowie genauere Angaben zum Überleben der Patienten gemacht (Brady 1981). In einer weiteren Studie, in der offene Radionuklide verwendet wurden, konnte gezeigt werden, dass durch diese Therapie ein Pleuraerguss für bis zu 3½ Jahre rückgängig gemacht werden konnte (Richart u. Sherman 1959). Aufgrund der physikalischen Eigenschaften dieser Radionuklide, mit sehr geringen Eindringtiefen in das Gewebe, muss man den Stellenwert der Therapie gerade bei makroskopischen Tumorresten als sehr limitiert ansehen. Des Weiteren ist die Instillation von offenen Radionukliden in den Pleuraspalt aufgrund der schwer abschätzbaren Dosisverteilung und aus Gründen des Strahlenschutzes heute wohl als obsolet anzusehen.

Ebenso wurde in einer Studie versucht, die Therapie durch die Verwendung von schnellen Neutronen, einer Strahlung mit einer höheren relativen biologischen Wirksamkeit (RBE) im Vergleich zu Photonen zu verbessern. Bei einem Patienten wurde von einem rezidivfreien Überleben von 78 Monaten nach der Therapie mit schnellen Neutronen berichtet (Blake et al. 1985). Vielleicht ermöglicht in Zukunft die Verwendung von geladenen Teilchen wie Protonen und Schwerionen im Rahmen einer Boostbestrahlung, die Therapieergebnisse zu verbessern.

Radiotherapie im Rahmen von multimodalen Therapieansätzen

Leider hat sich gezeigt, dass Monotherapien, egal ob Operation, Chemotherapie oder Radiotherapie, nicht zu einer Verbesserung der lokalen Kontrolle oder des Gesamtüberlebens geführt haben. Aus diesem Grund wurde in den letzen Jahren versucht, mit Hilfe von multimodalen Therapiekonzepten die Ergebnisse in der Behandlung von Pleuramesotheliomen zu verbessern. Hierzu wurden die unterschiedlichsten Kombinationen der angesprochenen Therapieformen verwendet, die nicht alle in aller Ausführlichkeit dargestellt werden können. In diversen Ansätzen wurden unterschiedliche Chemotherapeutika zur Strahlensensibilisierung in Kombination mit einer Radiotherapie durchgeführt. Bei 27 Patienten wurde in einer aktuellen Studie Paclitaxel als kontinuierliche Infusion über 5 Tage alle 3 Wochen verwendet, gleichzeitig erfolgte eine Strahlentherapie bis zu einer Gesamtdosis von über 60 Gy. Die Autoren berichten, dass die Therapie sehr gut toleriert wurde, bei einem medianen Follow-up von 15 Monaten waren lediglich 4 Patienten noch am Leben (Herscher et al. 1998). Eine kleine Gruppe von Patienten wurde alle 6 Wochen mit Doxorubicin und einer Strahlentherapie von 10 Gy für vier Zyklen behandelt. Das mediane Überleben wurde in diesem Therapieansatz mit 23 Monaten angeben (Alberts et al. 1988). Nach Pleurektomie und Dekortikation wurde an der University of California in Los Angeles eine intrapleurale Chemotherapie und adjuvanter Chemotherapie in 46% der Fälle und eine adjuvante Radiotherapie in 73% der Fälle vorgenommen. Auch wenn die therapieinduzierte Toxizität relativ gering war, muss das mediane Überleben mit 11½ Monaten als enttäuschend angesehen werden (Lee et al. 1995). Im direkten Vergleich zwischen Doxorubicin und Cyclophosphamid in Kombination mit einer Strahlentherapie konnte in den Patientengruppen kein Unterschied bezüglich Überleben oder Tumoransprechen gesehen werden (Linden et al. 1996).

Ein wichtiger Parameter für eine Verbesserung der Therapie der Pleuramesotheliome scheint die möglichst komplette Resektion des Tumor in Kombination mit einer neoadjuvanten oder adjuvanten Therapie. Die wohl größte Studie, die diese radikale Therapie durchführte, stammt vom Dana Farber Cancer Center. Ingesamt wurden in dieser Studie 120 Patienten mit einer trimodalen Therapie, bestehend aus einer Pleurapneumonektomie, nachfolgender Chemotherapie mit Doxorubicin, Cyclophosphamid und nach 1985 Cisplatin für 4–6 Zyklen und anschließender Radiotherapie des Mediastinums sowie des ipsilateralen Hemithorax behandelt. Das mediane Überleben wird mit 21 Monaten sowie das Zwei- und Fünfjahresüberleben mit 45% und 22% angeben. Die operationsbedingte Morbidität betrug 22% und die Mortalität nach Operation 5%. Als wichtigster positiver prognostischer Faktor in dieser Studie konnte der epitheliale Zelltyp sowie nichttumorbefallene mediastinale Lymphknoten identifiziert werden. In einer Subgruppe von 46 Patienten, die in der oben genannte Studie behandelt wurden, wurde die Lokalisation des Rezidivs untersucht. Dabei kam es in 54% der Patienten zu einem Rezidiv. Im Median konnte ein Rezidiv nach 19 Monaten festgestellt werden. Bei 35% der Patienten kam es zu einem lokalen Rezidiv, bei 26% trat das Rezidiv im Bereich des Abdomens auf, 17% zeigten ein Rezidiv auf der Gegenseite und 8% der Patienten entwickelten Fernmetastasen (Sugarbaker u. Garcia 1997). Eine große nichtrandomisierte finnische Studie behandelte zwischen 1977 und 1989 100 Patienten nach einer palliativen Operation zur Tumorverkleinerung mit 5 unterschiedlichen Chemo-Radiotherapiekombinationen. Bezüglich der Strahlentherapie wurden Dosen beginnend mit 20 Gy auf den Hemithorax bis zu Techniken mit hyperfraktionierter Split-course-Bestrahlung bis zu einer Gesamtdosis von 70 Gy verwendet. Die Autoren konnten zeigen, dass bei allen Patienten, die in einer dieser fünf Studien behandelt wurden, die mediane Überlebenszeit von 8 auf 12 Monate verlängert werden konnte. Ebenso kamen die Autoren zu dem Schluss, dass es insbesondere bei den Protokollen, bei denen die strahlentherapeutische Dosis eskaliert wurde, zu einem signifikanten Anstieg der Lungenschädigung im Sinne einer Fibrose oder Pneumonitis kam. Keine der 5 verwendeten Therapiekombinationen konnte die lokale Kontrolle oder die Rate der Fernmetastasen entscheidend reduzieren (Mattson et al. 1992). In einer Studie aus Hamburg, in der bei 93 Patienten zwischen einer multimodalen Behandlung und „best supportive care" verglichen wurde, konnte eine Lebensverlängerung durch die Therapie erreicht werden. Bei den Patienten im Therapiearm wurde entweder eine Pleurapneumonektomie oder eine Pleurektomie/Dekortikation vorgenommen. Nachfolgend wurde eine Chemotherapie durchgeführt. Patienten, bei denen es zu einer Remission kam, erhielten im Anschluss an die Chemotherapie eine Radiotherapie bis zu Dosen von 45–60 Gy auf den operierten Hemithorax. Ingesamt wurden nur 16 von 57 in diesem Studienarm behandelten Patienten einer Strahlentherapie zugeführt. Das mediane Überleben betrug 13 Monate, wohingegen die Patienten, bei denen lediglich eine supportive Behandlung vorgenommen wurde, nur 7 Monate im Median überlebten (Calavrezos et al. 1988).

In den letzten Jahren wurde zur Verbesserung der Therapieergebnisse bei der Behandlung von Pleuramesotheliomem eine hochdosierte Radiotherapie nach der extrapleuralen Pneumonektomie vorgenommen. Die ersten viel versprechenden Ergebnisse dieses Therapieansatzes wurden bereits veröffentlicht. Dabei wurde in den Studien vorwiegend ein neuer innovativer radioonkologischer Ansatz mit der invers geplanten intensitätsmodulierten Strahlentherapie (IMRT) eingesetzt. Bei dieser radioonkologischen Technik wird jedes Bestrahlungsfeld, im Vergleich zu herkömmlichen Bestrahlungstechniken, in einzelnen Teilfeldern mit unterschiedlich hohen Intensitäten bestrahlt. Durch Verwendung der IMRT ist somit eine bessere Schonung der umliegenden Normalgewebestrukturen möglich, ohne gleichzeitig eine Unterdosierung im Zielvolumen zu verursachen. Aus diesem Grund eignet sich die IMRT gerade für die Behandlung komplexgeformter Zielvolumina in direkter Umgebung von strahlensensiblen Normalgewebsstrukturen (◘ Abb. 10.1 und 10.2). In einer Studie von Ahamad et al. (2003) wurden 28 Patienten nach einer extrapleuralen Pneumonektomie mit der IMRT behandelt. Das radioonkologisch eingefasste Zielvolumen war dabei sehr ausgedehnt und umfasste den gesamten Hemithorax. Insbesondere wurde bei der Definition des Zielvolumens darauf geachtet, das kaudale Ende des Zwerchfells exakt zu erfassen und auch die komplette Narbenregion in das Bestrahlungsfeld mit einzufassen. Zur exakteren Definition des radioonkologischen Zielvolumens wurden vom Operateur röntgendichte Marker implantiert. Die Dosis für das oben beschriebene Zielvolumen variierte zwischen 45 und 50 Gy. Anschließend wurde über einen Boost die Dosis in nicht komplett resezierten Tumorregionen auf 60 Gy erhöht.

Die mediane Nachbeobachtungszeit in dieser Studie betrug 9 Monate (5–27 Monate). Es konnte von den Autoren kein Rezidiv im Bereich des definierten Zielvolumens festgestellt werden. Das aktuarische Einjahresüberleben wird mit 65%, das aktuarische krankheitsspezifische Überleben nach 1 Jahr mit 91% und das aktuarische krankheitsfreie Überleben nach 1 Jahr mit 88% angegeben. Des Weiteren schlussfolgern die Autoren, dass die Therapie insgesamt ohne schwerwiegende Nebenwirkungen von den Patienten toleriert wurde. In einer weiteren Studie wurde die IMRT in Kombination mit einer intraoperativen Strahlentherapie nach radikaler Pleurektomie oder Dekortikation in einer Subgruppe von 10 Patienten verwendet. Aufgrund der nur geringen Patientenzahlen konnte kein besseres Therapieansprechen im Vergleich zu der bei den übrigen Patienten verwendeten konventionellen Bestrahlungstechnik festgestellt werden. Dennoch zeigten die mit IMRT behandelten Patienten eine geringere Rate von Nebenwir-

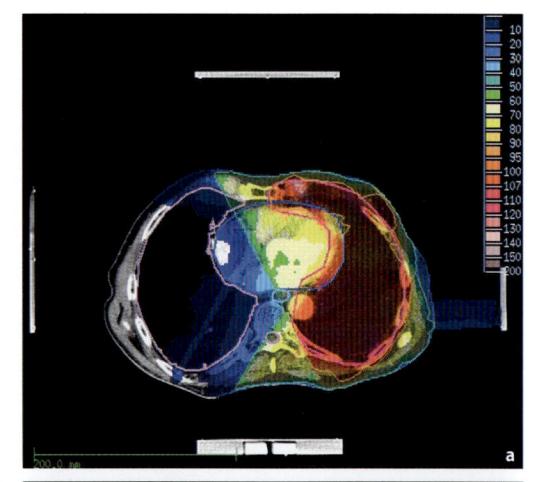

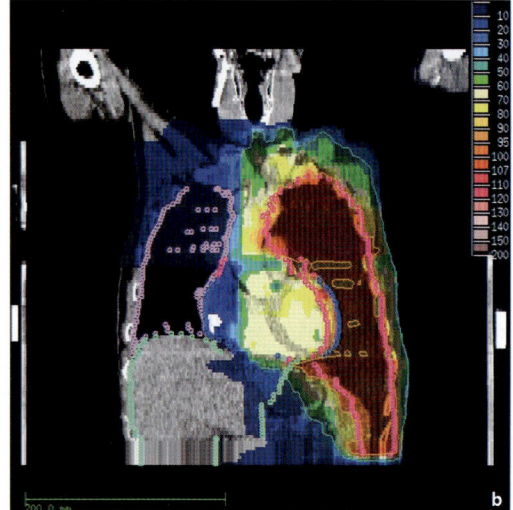

Abb. 10.2a,b. Axiale (a) und koronare (b) Darstellung der Dosisverteilung der IMRT nach extrapleuraler Pneumonektomie im Rahmen eines trimodalen Therapieansatzes

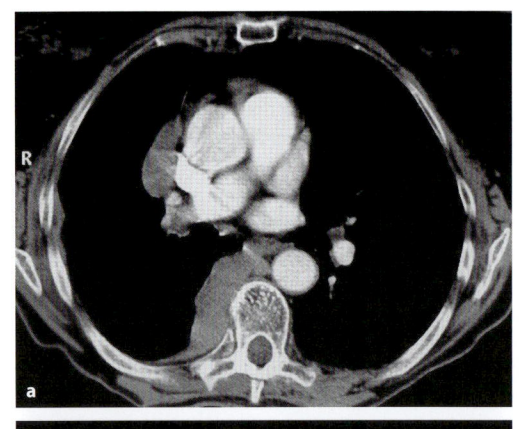

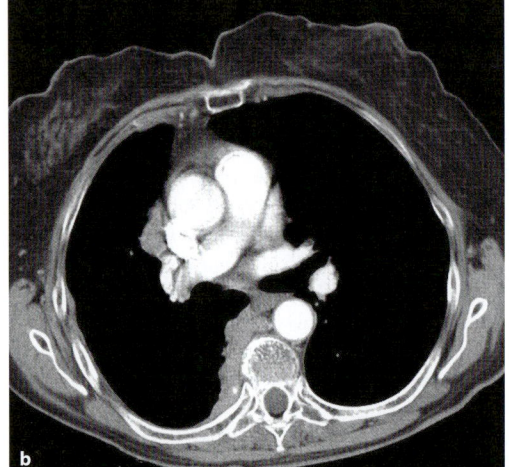

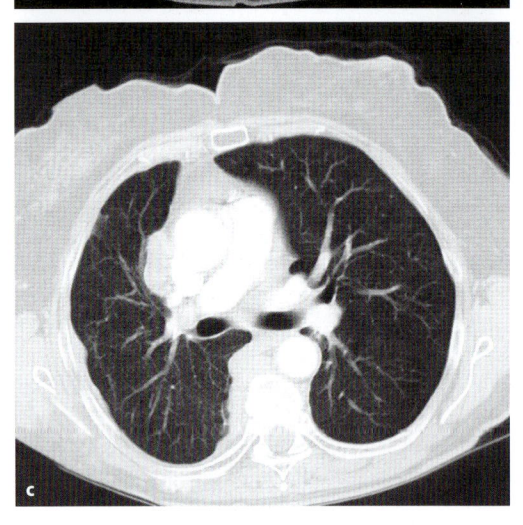

Abb. 10.1a–c. Therapieverlauf eines inoperablen Pleuramesothelioms. **a** Darstellung des Tumors vor IMRT. In **b** zeigt sich ein erfreuliches Ansprechen 6 Monate nach einer Therapie mit 40 Gy. Zum selben Zeitpunkt sind keine radiogen bedingten Nebenwirkungen im Bereich der mit Lunge nachweisbar (**c**)

kungen im Vergleich zu den mit der konventionellen Bestrahlungstechnik behandelten Patienten (Lee et al. 2002).

In der von Rusch et al. (2001) publizierten Studie, wurde eine relativ komplizierte konventionelle Bestrahlungstechnik, bestehend aus einer Kombination von Photonen und Elektronen für die Behandlung von Pleuramesotheliomen nach extrapleuraler Pneumonektomie verwendet. Dabei erhielten nur die Patienten eine Radiotherapie, bei denen eine komplette Resektion des Tumors möglich war und bei denen keine metastasierte Erkrankung vorlag. Ingesamt wurden 62 Patienten bis zu einer Gesamtdosis von 54 Gy nach Operation behandelt. Als Zielvolumen wurde der gesamte Hemithorax, die Operationsnarbe sowie Drainagestellen definiert. Ein lokoregionäres Rezidiv ist nur in 13% der Patienten aufgetreten. Für Patienten mit einem IMIG-Grad-I- und -II-Tumor lag das mediane Überleben bei 33,8 Monaten. Bei Patienten mit IMIG-Grad-III- und -IV-Tumoren konnte nur ein medianes Überleben von 10,0 Monaten erreicht werden. In den meisten Fällen traten bei lokaler Kontrolle Fernmetastasen auf. Akute oder chronisch radiogen bedingte Nebenwirkungen konnten kaum nachgewiesen werden. Neben leichteren Nebenwirkungen trat lediglich bei einem Patienten, als einzig schwerwiegende Nebenwirkung, eine Ösophagusfistel auf.

Bestrahlungstechniken

Zur Behandlung der Pleuramesotheliome wurden unterschiedliche Behandlungstechniken verwendet. Primär ist aber erst einmal die Definition des Zielvolumens von entscheidender Bedeutung. Für die radikale Strahlentherapie sollte nach der extrapleuralen Pneumonektomie die kraniale Feldgrenze, natürlich immer in Abhängigkeit von der Lokalisation des Primärtumors, etwas oberhalb der 1. Rippe liegen. Die kaudale Feldgrenze stellt der untere Anteil der Zwerchfellschenkel, etwa auf Höhe des 12. Brustwirbelkörpers, da. Des Weiteren sollte das Zielvolumen, der knöcherne Hemithorax, mit einem genügend großen Sicherheitsabstand eingefasst werden. Das Mediastinum sollte in Abhängigkeit vom Tumorbefall und dem Lymphknotenstatus im Bestrahlungsfeld liegen. Ebenso sollten Operationsnarben und Drainagen bei der Zielvolumendefinition berücksichtigt werden und zur besseren Darstellung für die Bestrahlungsplanung mit einem Draht markiert werden. Eine intraoperative Markierung mit Clips, die im CT gut sichtbar sind, erleichtern auch die Abgrenzung der kranialen und kaudalen Anteile der Pleura sowie Areale, die nicht komplett reseziert werden konnten. Mit Hilfe der Clipmarkierung kann ebenfalls ein Boostvolumen definiert werden.

Für alle diese modernen radioonkologischen Verfahren ist eine bildgestützte Zielvolumendefinition unverzichtbar. Dabei werden vor allem CT- und MRT-Aufnahmen zur exakten Definition des radioonkologischen Zielvolumens verwendet. Die Aufnahmen können mit unterschiedlichen Verfahren exakt korreliert werden und erlauben dem Radioonkologen so, das Bestrahlungsvolumen und die zu schonenden Normalgewebsstrukturen zu definieren.

In einigen Fällen wurden bei der Bestrahlung des Hemithorax opponierende anteriore und posteriore Photonenfelder verwendet. Sollte die Lunge nicht entfernt worden sein, führt dies zu einer irreversiblen Schädigungen derselben, bei angestrebten Gesamtdosen von mehr als 40 Gy. So wurden unterschiedliche Techniken zur Schonung der Lunge sowie der großen Anzahl von Risikostrukturen verwendet. Zur Behandlung des Pleuraraums kommen deshalb zum Beispiel Off-axis-Rotationstechniken zur Schonung der darunter liegenden Lunge zur Anwendung (Law et al. 1984a,b). Des Weiteren verwenden unterschiedliche Autoren eine Kombination aus Photonen- und Elektronenbestrahlung (Mattson et al. 1992; Rusch et al. 2001; Soubra et al. 1990). Dabei werden große Photonenfelder angewendet, bei denen Risikostrukturen durch die Verwendung von Blöcken geschont werden. Zusätzlich werden die Pleuraanteile, die unter den Blöcken liegen, durch die Verwendung von Elektronen aufgesättigt. Gleichzeitig werden Kompensatoren zur Homogenisierung der Dosisverteilung eingesetzt. Die mit diesen Techniken erzielten Dosisverteilungen waren in vielen Fällen suboptimal.

In den letzten Jahren kam es aufgrund technologischer Fortschritte zu einer stürmischen Weiterentwicklung der Bestrahlungsplanung sowie der Applikationsform der Bestrahlung. Dabei ist insbesondere durch die Einführung der dreidimensionalen Bestrahlungsplanung eine Verbesserung der Bestrahlung möglich geworden. Diese Technik ermöglicht es, die Dosis dem Tumorvolumen individueller anzupassen und gleichzeitig die Dosis in Normalgewebe zu reduzieren. Mit der intensitätsmodulierten Strahlentherapie (IMRT), in Verbindung mit der inversen Bestrahlungsplanung, steht in der jüngsten Zeit dem Strahlentherapeuten eine viel versprechende neue Behandlungstechnik zur Verfügung, die eine kontinuierliche Weiterentwicklung der dreidimensionalen Konformationsstrahlentherapie darstellt. Durch Verwendung der inversen Bestrahlungsplanung, die mittlerweile als unverzichtbare Grundlage für die IMRT anzusehen ist, ist es möglich, für komplexgeformte Zielvolumina, unter Verwendung von unterschiedlichen inhomogenen Bestrahlungsfeldern (Fluenz), eine bestmöglich optimierte Anpassung der Dosisverteilung an das Zielvolumen zu erzielen. Durch die präzisere Anpassung der Dosis an das jeweilige Zielvolumen erlaubt die Technik gleichzeitig, die Dosis im umliegenden Normalgewebe zu reduzieren. Hauptsächlich werden Patienten mit komplexgeformten Tumoren, die von einer Vielzahl unterschiedlicher Risikostrukturen umgeben sind, behandelt. In vielen Fällen ist neben der besseren Schonung der Risikostrukturen gleichzeitig auch eine Eskalation der Dosis im Tumor möglich. Erste Erfahrungen mit der IMRT bei Pleuramesotheliomen konnten bereits gesammelt werden (Ahamad et al. 2003a,b; Forster et al. 2003; Lee et al. 2002; Munter et al. 2003). Dabei ist bei der Verwendung dieser Technik vor allem auch eine exakte und reproduzierbare Positionierung des Patienten und eine genaue, wenn möglich stereotaktische Zielpunktdefinition, notwendig.

Literatur

Ahamad A, Stevens CW, Smythe WR et al. (2003) Promising early local control of malignant pleural mesothelioma following postoperative intensity modulated radiotherapy (IMRT) to the chest. Cancer J 9: 476–484

Ahamad A, Stevens CW, Smythe WR, Vaporciyan AA, Komaki R, Kelly JF, Liao Z, Starkschall G, Forster KM (2003) Intensity-modulated radiation therapy: a novel approach to the management of malignant pleural mesothelioma. Int J Radiat Oncol Biol Phys 55: 768–775

Alberts AS, Falkson G, Goedhals L, Vorobiof DA, Van der Merwe CA. (1988) Malignant pleural mesothelioma: a disease unaffected by current therapeutic maneuvers. J Clin Oncol 6: 527–535

Ball DL, Cruickshank DG (1990) The treatment of malignant mesothelioma of the pleura: review of a 5-year experience, with special reference to radiotherapy. Am J Clin Oncol 13: 4–9

Blake PR, Catterall M, Emerson PA (1985) Pleural mesothelioma treated by fast neutron therapy. Thorax 40: 72–73

Boutin C, Rey F, Viallat JR (1995) Prevention of malignant seeding after invasive diagnostic procedures in patients with pleural mesothelioma. A randomized trial of local radiotherapy. Chest 108: 754–758

Brady LW (1981) Mesothelioma – the role for radiation therapy. Semin Oncol 8: 329–334

Calavrezos A, Koschel G, Husselmann H, Taylessani A, Heilmann HP, Fabel H, Schmoll HJ, Dietrich H, Hain E (1988) Malignant mesothelioma of the pleura. A prospective therapeutic study of 132 patients from 1981–1985. Klin Wochenschr 66: 607–613

Carmichael J, Degraff WG, Gamson J et al. (1989) Radiation sensitivity of human lung cancer cell lines. Eur J Cancer Clin Oncol 25: 527–534

Davis SR, Tan L, Ball DL (1994) Radiotherapy in the treatment of malignant mesothelioma of the pleura, with special reference to its use in palliation. Australas Radiol 38: 212–214

de Graaf-Strukowska L, van der Zee J, van Putten W, Senan S (1999) Factors influencing the outcome of radiotherapy in malignant mesothelioma of the pleura – a single-institution experience with 189 patients. Int J Radiat Oncol Biol Phys 43: 511–516

Eschwege F, Schlienger M (1973) Radiotherapy of malignant pleural mesotheliomas. Apropos of 14 cases irradiated at high doses. J Radiol Electrol Med Nucl 54: 255–259

Forster KM, Smythe WR, Starkschall G et al. (2003) Intensity-modulated radiotherapy following extrapleural pneumonectomy for the treatment of malignant mesothelioma: clinical implementation. Int J Radiat Oncol Biol Phys 55: 606–616

Gordon W Jr, Antman KH, Greenberger JS et al. (1982) Radiation therapy in the management of patients with mesothelioma. Int J Radiat Oncol Biol Phys 8: 19–25

Hakkinen AM, Laasonen A, Linnainmaa K, Mattson K, Pyrhonen S (1996) Radiosensitivity of mesothelioma cell lines. Acta Oncol 35: 451–456

Herscher LL, Hahn SM, Kroog G et al. (1998) Phase I study of paclitaxel as a radiation sensitizer in the treatment of mesothelioma and non-small-cell lung cancer. J Clin Oncol 16: 635–641

Hilaris BS, Nori D, Kwong E, Kutcher GJ, Martini N (1984) Pleurectomy and intraoperative brachytherapy and postoperative radiation in the treatment of malignant pleural mesothelioma. Int J Radiat Oncol Biol Phys 10: 325–331

Holsti LR, Pyrhonen S, Kajanti M, Mantyla M, Mattson K, Maasilta P, Kivisaari L (1997) Altered fractionation of hemi-thorax irradiation for pleural mesothelioma and failure patterns after treatment. Acta Oncol 36: 397–405

Law MR, Gregor A, Hodson ME, Bloom HJ, Turner-Warwick M (1984a) Malignant mesothelioma of the pleura: a study of 52 treated and 64 untreated patients. Thorax 39: 255–259

Law MR, Hodson ME, Turner-Warwick M (1984b) Malignant mesothelioma of the pleura: clinical aspects and symptomatic treatment. Eur J Respir Dis 65: 162–168

Lee JD, Perez S, Wang HJ, Figlin RA, Holmes EC (1995) Intrapleural chemotherapy for patients with incompletely resected malignant mesothelioma: the UCLA experience. J Surg Oncol 60: 262–267

Lee TT, Everett DL, Shu HK et al. (2002) Radical pleurectomy/decortication and intraoperative radiotherapy followed by conformal radiation with or without chemotherapy for malignant pleural mesothelioma. J Thorac Cardiovasc Surg 124: 1183–1189

Linden CJ, Mercke C, Albrechtsson U, Johansson L, Ewers SB (1996) Effect of hemithorax irradiation alone or combined with doxorubicin and cyclophosphamide in 47 pleural mesotheliomas: a nonrandomized phase II study. Eur Respir J 9: 2565–2572

Maasilta P, Kivisaari L, Holsti LR, Tammilehto L, Mattson K (1991) Radiographic chest assessment of lung injury following hemithorax irradiation for pleural mesothelioma. Eur Respir J 4: 76–83

Mattson K, Holsti LR, Tammilehto L et al. (1992) Multimodality treatment programs for malignant pleural mesothelioma using high-dose hemithorax irradiation. Int J Radiat Oncol Biol Phys 24: 643–650

Munter MW, Nill S, Thilmann C et al. (2003) Stereotactic intensity-modulated radiation therapy (IMRT) and inverse treatment planning for advanced pleural mesothelioma. Feasibility and initial results. Strahlenther Onkol 179: 535–541

Richart R, Sherman CD (1959) Prolonged survival in diffuse pleural mesothelioma treated with AU198. Cancer 12: 799–805

Rusch VW, Rosenzweig K, Venkatraman E et al. (2001) A phase II trial of surgical resection and adjuvant high-dose hemithoracic radiation for malignant pleural mesothelioma. J Thorac Cardiovasc Surg 122: 788–795

Literatur

Soubra M, Dunscombe PB, Hodson DI, Wong G (1990) Physical aspects of external beam radiotherapy for the treatment of malignant pleural mesothelioma. Int J Radiat Oncol Biol Phys 18: 1521–1527

Sugarbaker DJ, Garcia JP (1997) Multimodality therapy for malignant pleural mesothelioma. Chest 112: 272S–275S

Sugarbaker DJ, Garcia JP, Richards WG et al. (1996) Extrapleural pneumonectomy in the multimodality therapy of malignant pleural mesothelioma. Results in 120 consecutive patients. Ann Surg 224: 288–294; discussion 294–286

Voss AC, Wollgens P, Untucht HJ (1974) Das Pleuramesotheliom aus strahlentherapeutischer Sicht. Strahlentherapie 148: 329

Molekularbiologie und „targeted therapy" beim Pleuramesotheliom

K. O'Byrne

Einleitung

Trotz Fortschritten bei der Diagnosestellung und den Behandlungsmöglichkeiten (Operation, Radiotherapie, zytotoxische Chemotherapie) beträgt das mediane Überleben von Patienten mit malignem Pleuramesotheliom (MPM) lediglich 6–12 Monate nach Erstdiagnose (Edwards et al. 2000). Aus diesem Grund sind neue Therapieansätze bei dieser Krankheit nötig, umso mehr, als die Inzidenz als Folge der Asbestexposition in der Vergangenheit weltweit zunimmt. In den letzten zwei Jahrzehnten ist das Verständnis der Molekularbiologie solider Tumoren einschließlich des MPM stark gewachsen. Dieses Kapitel versucht, einen Überblick zu geben, welchen Einfluss dieses Wissen auf die Entwicklung und Evaluierung neuer „targeted therapies" für die Behandlung und die Prävention bei dieser aggressiven Krankheit hat.

Angiogenese

Die Angiogenese, d. h. die Neubildung von Blutgefäßen aus dem bestehenden Gefäßsystem, spielt eine zentrale Rolle beim Wachstum der meisten soliden Tumoren mit mehr als 1 mm Durchmesser. In mehreren Arbeiten wurde die Mikrogefäßdichte (MVC, „microvessel count"), ein Surrogatmarker für die Neubildung von Blutgefäßen, an Paraffinmaterial untersucht. Ein hoher MVC-Wert geht mit einer schlechten Prognose einher, unabhängig von dem durch die CALGB oder EORTC verwendeten Bewertungssystem (Ohta et al. 1991; Edwards et al. 2001).

Das unreife Gefäßsystem von Tumoren scheint besonders sensitiv gegenüber Substanzen zu sein, die das Zytoskelett der Endothelzellen beeinflussen, wie etwa das neue tubulinbindende ZD6126, eine Vorstufe von N-Acetylcholinol, und Combrestatin-A4-Phosphat (CA4P). Beide Substanzen zeigen eine starke Wirkung auf proliferierende Endothelzellen in vitro im Gegensatz zu konfluenten Zellen. In einem In-vivo-Tiermodell induzierte eine einzige Gabe von ZD6126, die deutlich unter der maximal tolerierten Dosis lag, eine ausgeprägte Tumornekrose sowie eine starke Reduktion des Gefäßvolumens und des malignen Zellwachstums in einem „clonal excision assay". Dies lässt eher einen gegen das Gefäßsystem gerichteten als einen zytotoxischen Effekt vermuten. Das Wachstum selbst wurde eher gering gehemmt, da ein lebensfähiger Tumorrest übrig blieb. Wiederholte ZD6126-Gabe verzögert das Tumorwachstum signifikant, ein Effekt, der durch die gleichzeitige Gabe zytotoxischer Substanzen wie etwa Paclitaxel verstärkt wird (Micheletti et al. 2003). ZD6126 wird zurzeit in klinischen Phase-I-Studien evaluiert. CA4P zeigt vergleichbare antivaskuläre Effekte in präklinischen Experimenten und wird zurzeit in zwei Phase-I-Studien untersucht. In beiden Fällen zeigt CA4P Antitumoraktivität. Obwohl es insgesamt gut verträglich ist, wird eine Reihe von Nebenwirkungen berichtet, wie Synkope, Schmerzen im Bereich des Tumors, Dyspnoe oder Hypoxie, niedriger Blutdruck, Ataxie, Übelkeit oder Erbrechen, Kopfschmerzen sowie eine vorübergehende sensorische Neuropathie. Die Perfusion des Tumors, durch bildgebende Magnetresonanzstudien gemessen, war bei den meisten der untersuchten Patienten reduziert (Rustin et al. 2003; Stevenson et al. 2003). Diese und ähnliche Substanzen spielen daher bei der Therapie des MPM eine wichtige Rolle.

patienten mit Lebermetastasen, dass ein spezifischer Tyrosinekinaseinhibitor von VEGFR2 (flk-1/KDR) die Tumorprogression stoppte und eine geringe objektive Tumorresponse induzierte (Morgan et al. 2002). Mehrere Studien wurden begonnen, in denen anti-VEGF-Strategien einschließlich des Einsatzes von Avastin beim MPM getestet werden. Die Resultate hierzu werden sehnsüchtig erwartet.

VEGF

Einer der Hauptangiogenesefaktoren ist VEGF-A („vascular endothelial growth factor"), von dem es verschiedene Isoformen gibt. Beim MPM wurde VEGF-Expression in Tumorzellen, aktivierten Alveolarmakrophagen und im Endothel nachgewiesen. Durch Immunhistochemie und In-situ-Hybridisierung wurde eine positive Korrelation zwischen der VEGF-Expression im Tumor und dem MVC-Wert gezeigt (Ohta et al. 1999; König et al. 2000). MPM-Zelllinien produzieren 5- bis 10-mal mehr VEGF als normale Mesothelzellen (Strizzi et al. 2001). Außerdem wurde in Tumorzellen und Zelllinien eine Koexpression von VEGF und seinen Rezeptoren (flk-1, flt-1) gezeigt (Soini et al. 2001; Strizzi et al. 2001; König et al. 2000). Schließlich ist die Konzentration von VEGF im Serum bei MPM-Patienten höher als bei anderen soliden Tumoren wie etwa Brustkrebs, Ovarial- und Zervixkarzinomen, Sarkomen, Nierenzellkrebs sowie Kolonkarzinomen. Des Weiteren sind die Werte in Pleuraergüssen im Vergleich zu nichtmalignen Kontrollen deutlich erhöht (Zebrowski et al. 1999; Vermeulen et al. 1996).

VEGF induziert dosisabhängig eine Stimulation der Zellproliferation und eine Phosphorylierung der beiden Tyrosinkinaserezeptoren. Da diese Effekte durch anti-VEGF und durch anti-VEGF-Rezeptorantikörper blockiert werden, fungiert VEGF offensichtlich als autokriner Wachstumsfaktor beim MPM (Strizzi et al. 2001). Daher eignen sich VEGF und seine Rezeptoren als potentielle Targets für eine Therapie.

Zwei kürzlich veröffentlichte klinische Studien zeigen, dass die versprochene „targeted" anti-VEGF-Therapie in der Tat realisiert wurde. Die erste zeigte auf dem ASCO 2003, dass der monoklonale anti-VEGF-Antikörper Avastin (Bevacizumab) in Kombination mit der Standard-Firstline-Therapie Irinotecan und 5-Fluoruracil das Überleben von Patienten mit metastasierendem Kolonkarzinom um etwa sechs Monate verlängerte (Anonymus 2003). Die zweite Studie zeigte bei vorbehandelten Kolorektalkarzinom-

VEGF-C

VEGF-C, einem Molekül, das eng mit VEGF-A verwandt ist, wird ebenfalls eine Rolle beim Wachstum von MPM zugeschrieben. VEGF-C und sein Rezeptor, VEGFR-3, werden in MPM koexprimiert. Dabei korreliert die Expression von VEGF-C mit dem Ausmaß der Lymphangiogenese im Tumor (Ohta et al. 1999). Ein VEGF-Antisense-Oligonukleotid, das die Expression von VEGF und VEGF-C hemmte, inhibierte auch das Wachstum von MPM. Spezifische Antikörper gegen flk-1 und VEGFR-3 zeigten eine synergistische Antitumorwirkung. Ein Diphtherietoxin-VEGF-Fusionsprotein, das auf Zellen, die VEGF-Rezeptoren exprimieren, toxisch wirkt, hemmt das Zellwachstum von MPM. Daher könnte ein gleichzeitiges Targeting von VEGF und VEGF-C eine effektive therapeutische Alternative für die Behandlung dieser Krankheit darstellen (Masood et al. 2003).

„Platelet-derived growth factor" und c-kit (CD117)

STI571 (Imatinib Mesylat, Gleevac, Glivec) ist ein selektiver Tyrosinkinaseinhibitor, der für die Behandlung von Tumoren entwickelt wurde, die das bcr/abl-Fusionsprotein (Hughes et al. 2003) oder c-kit (Demitri et al. 2002) exprimieren. Daneben hemmt STI571 die Tyrosinkinase weiterer membranständiger Rezeptoren wie die des „platelet-derived growth factor" (PDGF) (George 2003). Neue Daten implizieren eine Rolle der PDGFs bei der Pathogenese des MPM. Der PDGF-Rezeptor β wurde auf allen untersuchten MPM-Zelllinien und Tumoren gefunden (Versnal et al. 1991; Attanoos et al. 2003). In-vivo-Experimente zeigen, dass die Expression von PDGF-A die Tumorinzidenz und das Wachstum steigert und die Zeitspanne bis zur MPM-Bildung verkürzt (Metheney-Barlow et al. 2001). Weiterhin exprimieren sarkomatöse MPM c-kit (Simon et al. 2003). Diese Ergebnisse führten zur

Epidermaler Wachstumsfaktorrezeptor („epidermal growth factor receptor", EGFR)

Der EGFR wird v. a. von MPM des epithelialen Subtyps exprimiert, was mit einer günstigen Prognose assoziiert ist (Edwards et al. 2002; Simon et al. 2003). Eine Studie zeigte eine erhöhte Expression der phosphorylierten Form des EGFR im Vergleich zum unphosphorylierten Rezeptor (Simon et al. 2003). In vitro konnte gezeigt werden, dass Gefitinib (ZD1839) bei allen MPM-Zelllinien die EGFR-abhängige Signalkaskade hemmte, einschließlich der Phosphorylierung von Akt und Erk-1 und -2 („extracellular signal-regulated kinase"). ZD1839 hemmte außerdem dosisabhängig die Koloniebildung von MPM-Zellen in Agarose (41–89% bei 10 μM) (Janne et al. 2002). Eine Phase-II-Studie der Cancer and Leukemia Group B (CALGB) untersucht daher die Effizienz von Gefitinib bei einer oralen Gabe von 500 mg pro Tag. In die Studie wurden 43 zuvor unbehandelte Patienten eingeschlossen. In 96% der Fälle wurde eine Expression des EGFR festgestellt. Nur ein Patient zeigte eine partielle Response. Das mediane krankheitsfreie Überleben lag bei 1,7 Monaten. Im Einklang mit früheren Daten lag das mediane Überleben der Patienten mit starker EGFR-Expression im Tumor höher (8,4 Monate) als bei Tumoren mit geringer bzw. ohne EGFR-Expression (4,5 Monate) (Herndon et al. 2003). Die Gründe für die Gefitinib-Resistenz müssen weiter untersucht werden. Man darf jedoch annehmen, dass eine geeignete Kombination von Tyrosinkinaseinhibitoren effektiver ist als das Targeting eines einzelnen Rezeptors. Ermutigende Ergebnisse wurden mit einem spezifischem monoklonalen anti-EGFR-Antikörper (C225, Erbitux) beim Kolorektal- und Bronchialkarzinom erzielt (Folprecht u. Kohne 2004; Kim et al. 2004). Auf jeden Fall bleibt EGFR ein attraktives Target für die Therapie, v. a. für den epithelialen Subtyp.

Insulinähnlicher Wachstumsfaktor I („insulin-like growth factor I", IGF-I), IGF-II und IGF-I-Rezeptor (IGF-IR)

IGF-I spielt eine wichtige Rolle bei der Tumorigenese, beim Tumorwachstum, der Metastasenbildung sowie bei der Angiogenese (Dalgleish u. O'Byrne 2002). Weiterhin mehren sich die Hinweise, dass IGF-I die Tumorzellen vor einem wachstumshemmenden Effekt neuer „targeted therapies" wie z. B. Gefitinib schützt (Nicholson et al. 2004). Normale menschliche Mesothelzellen und Mesotheliomzelllinien exprimieren IGF-I, IGF-Bindungsprotein-3 und IGF-IR-mRNA. IGF-I- und IGF-IR-Protein wurden in konditionierten Medien normaler und maligner Mesotheliomzellen nachgewiesen (Lee et al. 1993). Bei MPM-Patienten mit Hypoglykämie wurde auch die Expression von IGF-II gezeigt (Hodzic et al. 1997). Durch den Einsatz eines antisense-IGF-IR-Expressionsplasmids konnte in vitro und in einem immunkompetenten MPM-Hamstermodell in vivo eine Reduktion des Tumorwachstums und der Tumorigenität gezeigt werden (Pass et al. 1997). Neuerdings wurden selektive IGF-IR-Tyrosinkinaseinhibitoren auf der Basis von Bioisoster-Catechol-Analoga entwickelt. Diese wiesen in einem zellfreien Kinase-Assay eine halbmaximale Hemmung (IC_{50}) bei 61 nM auf. Die Inhibitoren zeigen eine ermutigende Antitumorwirkung in vitro und hemmen die Koloniebildung von Brust- und Prostatakrebszellen in Softagar (Blum et al. 2003). Gleichzeitig werden spezifische monoklonale anti-IGF-IR-Antikörper entwickelt. Der effektivste ist EM164, der IGF-I-, IGF-II- und serumstimulierte Proliferation hemmt. Außerdem inhibiert EM164 in vitro die Proliferation von Bronchial-, Brust-, Kolon-, Prostata-, Pankreas-, Zervix- und Ovarialkarzinom, von Melanom, Neuroblastom, Rhabdomyosarkom und Osteosarkomzelllinien. In vivo führte EM164 zur Regression eines etablierten Prostatatumors. Dieser Effekt wurde durch eine Kombination mit Gemcitabin verstärkt (Maloney et al. 2003). Der Ansatz eines Targeting des IGF-IR bei soliden Tumoren wie etwa dem MPM erscheint gegenwärtig sehr attraktiv, wenn man auf die Erfolge von Avastin beim Kolorektalkarzinom, von Erbitux ebenfalls beim Kolorektal- und beim Bronchialkarzinom sowie von Herceptin bei Brustkrebs betrachtet (Anonymus 2003; Folprecht u. Kohne 2004; Kim et al. 2004; Slamon et al. 2001).

Matrixmetalloproteinasen (MMPs)

MMPs ermöglichen Tumorwachstum, Invasion und Angiogenese durch den Abbau extrazellulärer Matrixkomponenten. Die Expression von MMPs beim MPM wurde in mehreren Arbeiten untersucht. MPM-Zelllinien produzieren mehrere MMPs, die für die Tumorprogression wichtig sind (MMP-1, -2, -3, -9, membrangebundene MT1-MMP) (Harvey et al. 2000). In einer vor kurzem publizierten prospektiven Studie wurde die Aktivität von MMP-2 und -9 durch semiquantitative Gelatinzymographie in homogenisierten Überständen von schockgefrorenen Tumorgewebeproben untersucht. Die Konzentrationen von pro- und aktivem MMP-2 waren signifikant höher als die von MMP-9. Eine Multivarianzanalyse identifizierte erhöhte Gesamt- und pro-MMP-2-Aktivität als unabhängige prognostische Faktoren für ein schlechteres Überleben (Edwards et al. 2003).

Hepatozytenwachstumsfaktor („hepatocyte growth factor"/„scatter factor", HGF/SF) wirkt über die Tyrosinkinase des c-met-Rezeptors und beeinflusst das Tumorwachstum und die Metastasenbildung. HGF/SF und c-met sind beim MPM überexprimiert und korrelieren mit einer erhöhten Mikrogefäßdichte (Tolnay et al. 1998). In vitro stellt HGF/SF ein starkes Chemoattraktans für menschliche MPM-Zelllinien dar. Darüber hinaus erhöht HGF/SF die Adhäsion an und die Invasion durch Matrigel. Dieser Effekt beruht zumindest teilweise auf einer Induktion der Expression von MMP-1, -9 und MT1-MMP (Harvey et al. 2000).

Die Wirkung von MMP-Inhibitoren in randomisierten Studien war allerdings enttäuschend. Trotzdem könnten Substanzen, die die MMP-Synthese und/oder -Aktivität reduzieren, in Kombination mit anderen „targeted therapies" bei der Behandlung des MPM eine Rolle spielen (Edwards et al. 2003).

Cyclooxygenase-2 (COX-2)

COX-2 spielt eine wichtige Rolle bei der Pathogenese solider Tumoren. COX-2 beeinflusst Tumorigenese und Tumorwachstum, Invasionsverhalten und Angiogenese, zum Teil über die Synthese von Prostaglandinen (Dalgleish u. O'Byrne 2002). Zwei neue Arbeiten zeigen, dass COX-2 ubiquitär in MPM-Tumorproben exprimiert wird (Marrogi et al. 2000; Edwards et al. 2002). Sowohl eine Unvarianz- als auch eine Multivarianzanalyse ergaben in einer prospektiven Studie eine Korrelation zwischen hohen COX-2-Leveln in schockgefrorenen Tumorgeweben (nachgewiesen durch Westernblot und semiquantitative Densitometrie der Banden) und kürzerem Überleben. Die selektiven COX-2-Inhibitoren NS398 und Celecoxib hemmten die Proliferation von MPM-Zelllinien dosis- und zeitabhängig (Marrogi et al. 2000; Catalano et al. 2004). Überraschenderweise exprimierten nichtmaligne menschliche Mesothelisolate COX-2 in einem ähnlichen Ausmaß wie MPM-Zelllinien, sie waren allerdings weniger sensitiv gegenüber einer Hemmung durch NS398. Zusammenfassend stellt COX-2 nicht nur ein mögliches therapeutisches Target beim MPM dar, sondern auch bei Personen, bei denen ein Risiko für diese Krankheit besteht. Es ist deshalb gerechtfertigt, das therapeutische Potential von COX-2-Inhibitoren in klinischen Studien allein oder in Kombination mit etablierten Behandlungsmethoden zu untersuchen (Edwards et al. 2002).

Transformierender Wachstumsfaktor-β („Transforming growth factor-β ", TGF-β)

TGF-β repräsentiert eine Familie multifunktioneller Proteine, die unter unterschiedlichen Bedingungen verschiedene Effekte auf unterschiedlichen Zelltypen induzieren. Normalerweise löst TGF-β Apoptose aus. In Gegenwart von Faktoren wie COX-2 kann diese Funktion aber in eine proliferative Response umgekehrt werden. TGF-β ist ein potenter Inhibitor der zellulären Immunantwort. Er induziert T-Zell-Anergie und dirigiert die Immunantwort in Richtung des humoralen TH2-Phänotyps. Weiterhin hat TGF-β proangiogenetische Eigenschaften und induziert die Synthese von VEGF-A (Dalgleish u. O'Byrne 2002). Mehrere menschliche MPM-Zelllinien produzieren große Mengen TGF-β, der als Wachstumsfaktor für diese Zellen fungiert. In Liposomen eingeschlossene TGF-β-mRNA-antisense-Oligonukleotide, mit denen MPM-Zellen transfiziert bzw. die direkt in den Tumor appliziert wurden, blockierten die Produktion von TGF-β in vitro und in vivo. Durch die Behandlung wurden die mRNA-Level und die Proteinsekretion gehemmt, was mit der Inhibition der Zellproliferation in vitro und einer Reduktion des Tumorwachstums in vivo einherging. Diese Ergebnisse zeigen den Nutzen von TGF-β als Target für die Therapie des MPM (Marzo et al. 1997).

Thalidomid

Thalidomid, ein Immunmodulator und Angiogeneseinhibitor, hat bei verschiedenen Neoplasmen, einschließlich solider Tumoren wie Melanomen und Nierenzellkrebs, antitumorale Aktivität gezeigt. Es liegen vorläufige Ergebnisse einer Studie vor, in der die Effizienz und Verträglichkeit von Thalidomid allein oder in Kombination mit einer Cisplatin-basierten Chemotherapie beim MPM untersucht wird. Thalidomid wurde oral in einer Menge zwischen 100 und 500 mg täglich verabreicht. Unter 16 auswertbaren Patienten zeigte einer eine objektive partielle Response (8%), während bei 8 (50%) eine stabile Situation dokumentiert wurde. Die Substanz war gut verträglich bei geringen Nebenwirkungen (Verstopfung, trockener Mund, Fatigue, Benommenheit, Parästhesie). Das mediane Überleben betrug 11 Monate. Eine bessere Kontrolle der Krankheit, allerdings ohne ein erhöhtes medianes Überleben, wird im Kombinationsarm berichtet. Diese ermutigenden Resultate stellen eine Basis für zukünftige Studien dar (Pavlakis et al. 2003).

Immuntherapie

Es mehren sich die Hinweise, dass in der Umgebung maligner Erkrankungen ein verändertes Immunsystem existiert, das eine zentrale Rolle bei der Entwicklung des Tumors spielt (O'Byrne u. Dalgleish 2001). Im Einklang damit stehen Beobachtungen zur Zytokin- und Prostaglandinproduktion beim MPM. Hier sind besonders IL-6 (Bielefeldt-Ohmann et al. 1995) und TGF-β (Jarnicki et al. 1996) hervorzuheben, die Mechanismen auslösen, die nicht nur zu einem Entkommen aus der Überwachung des Immunsystems führen, sondern auch zu Veränderungen im Immunsystem des Patienten selbst (Bielefeldt-Ohmann et al. 1995; Fitzpatrick et al. 1995). Letzteres betrifft eine abnormale humorale und zelluläre Immunantwort, eine abnormale zelluläre antikörperabhängige Zelltoxizität sowie eine gestörte Funktion der Makrophagen und natürlichen Killerzellen. Die Zahl der weißen Blutkörperchen ist normal, aber die LAK-("lymphokine activated killer"-)Zellaktivität gegen MPM-Tumorantigene ist auf etwa 60% des Wertes bei gesunden Personen reduziert. Auch die natürliche Killerzellaktivität ist verringert, ebenso der $CD4^+$-Subset, wohingegen der $CD8^+$-Subset der T-Lymphozyten unverändert bleibt (Lew et al. 1987; Manning et al. 1991; Sterman et al. 1999). Bei Mäusen mit MPM zeigt sich eine Herunterregulation des T-Zell-Rezeptors (CD3), der für die T-Zell-Aktivierung essentiell ist, auf tumorinfiltrierenden Lymphozyten. Dieser Effekt kann durch eine antisense-TGF-β-Behandlung revertiert werden. Daraus kann geschlossen werden, dass die Lymphozyten nach Infiltration aufgrund einer speziellen Mikroumgebung im Tumor deaktiviert werden (Jarnicki et al. 1996).

Als Konsequenz dieser Ergebnisse wurden nichtspezifische immunstimulatorische und immunmodulatorische Zytokine auf ihre Wirkung beim MPM untersucht.

Unspezifische Ansätze

Die erste unspezifische immunstimulatorische Substanz, die beim MPM getestet wurde, war Bacillus Calmette-Guérin (BCG) in den 70er und frühen 80er Jahren. Bei 30 MPM-Patienten zeigte eine Immuntherapie mit BCG-Vakzinierung eine verbesserte Überlebensrate im Vergleich zu Patienten, die nur symptomatisch behandelt wurden (Webster et al. 1982). In jüngerer Zeit wurden die klinischen und immunologischen Effekte von Mycobacterium Vaccae (SRL172) in Kombination mit Cisplatin, Vinblastin und Mitomycin-C (MVP) bei Patienten mit MPM getestet. SRL172 wurde drei Wochen vor Beginn der Chemotherapie intrapleural gespritzt und zwar in 3 Gruppen, die zwischen 1 μg und 1 mg Bacillus erhielten. Daneben wurde SRL172 vier Wochen vor Beginn der Chemotherapie intradermal verabreicht. Zwar zeigte die höchste intrapleurale SRL172-Dosis eine höhere Toxizität, die aber nicht limitierend war. Bei 6 von 16 (37,5%) der evaluierbaren Patienten zeigte sich eine objektive partielle Response, die mit einer erniedrigten Zahl der Blutplättchen einherging. Nach der Behandlung war ein Anstieg der natürlichen Killerzellen und ein Abfall bei den IL-4-produzierenden T-Zellen zu beobachten. Diese Studie zeigte, dass SRL172 unbedenklich intrapleural und intratumoral bei MPM-Patienten eingesetzt werden kann und die zelluläre Immunantwort in Kombination mit Cisplatin-haltiger Chemotherapie stimuliert (Mendes et al. 2002).

Interleukin-2 (IL-2)

Verschiedene Studien haben das therapeutische Potential von IL-2 bei der Behandlung von MPM bei Patienten mit inoperablen Mesotheliomen und Pleuraergüssen untersucht. Zwei neue Arbeiten berichten über 29 bzw. 31 zuvor unbehandelte Patienten, bei denen eine kombinierte intrapleurale und subkutane Therapie eine objektive radiologische Tumorresponse von 8 bzw. 22% zeigte, bei einem medianen Überleben von 8,6 bzw. 15 Monaten.

Trotz Toxizitäten wie Fieber, Herzschwäche und grippeähnlichen Symptomen blieb eine signifikante Anzahl der Patienten nach der Behandlung symptomfrei und ohne Ergüsse (Castegneto et al. 2001; Mulatero et al. 2001).

Interleukin-12 (IL-12)

Die Antitumoraktivität von IL-12 wurde zweifelsfrei in einem Mausmodell nachgewiesen. Eine systemische IL-12-Gabe gleichzeitig mit der Tumorinokulation verhinderte Tumorwachstum von AB1-Zellen in 70% der behandelten Mäuse. Die Hälfte davon war gegen eine erneute AB1-Inokulation resistent, was darauf hindeutet, dass lang anhaltende immunologische Antitumoreffekte in Gang gesetzt wurden. Direkte Injektionen von IL-12 in etablierte Tumoren führten zur Tumorregression oder Wachstumshemmung. Diese Effekte waren von einer kontinuierlichen Präsenz von IL-12 abhängig und korrelierten mit tumorinfiltrierenden $CD4^+$- und $CD8^+$-Lymphozyten (Caminschi et al. 1998). Intraperitoneal appliziertes rhIL-12 wurde vor kurzem beim MPM und anderen Neoplasmen in einer Phase-I-Studie getestet. Zehn Patienten erhielten 300 ng/kg bei akzeptabler Häufigkeit und Schwere der Nebenwirkungen. Zwei Patienten, der eine mit Ovarialkarzinom und der andere mit einem Mesotheliom, waren bei einer Laparoskopie völlig krankheitsfrei. Die beobachteten immunbiologischen Effekte waren peritoneale Apoptose von Tumorzellen, ein erhöhtes Verhältnis von peritonealen T-Zellen ($CD3^+$) zu Makrophagen ($CD14^+$), erhöhte Transkripte für Interferon-γ (IFN-γ) und „IFN-inducible protein 10" in peritonealen Exudatzellen sowie eine erniedrigte Expression von VEGF und bFGF („basic fibroblast growth factor") im Tumor. All das spricht für eine TH1-induzierte zelluläre Immunantwort (Lenzi et al. 2002; O'Byrne u. Dalgleish 2001).

Tumornekrosefaktor-α (TNF-α)

In vivo zeigt TNF-α eine Antitumoraktivität gegen menschliche MPM-Zelllinien (Ohnuma et al. 1993). Trotz dieser ermutigenden Resultate verlief der klinische Einsatz von TNF-α enttäuschend. Fünf Patienten, die wiederholt intraperitoneal mit rekombinantem TNF-α behandelt wurden, zeigten keine Anzeichen einer Tumorregression. Der Einfluss auf die Produktion von Pleuraflüssigkeit war minimal und als Folge davon ergab sich kein Effekt auf die Symptome (Stam et al. 2000). TNF-α erhöhte die LAK-Zell-Aktivität nicht (Bowman et al. 1991). Außerdem wurde ein TNF-α-Inhibitor in der Pleuraflüssigkeit nachgewiesen, der von Tumoren produziert wird, um der zytotoxischen Wirkung von TNF-α zu entgehen (Martinet al. 1992).

Interferone

Für alle Interferone wurde in vivo ein inhibitorischer Effekt auf das Wachstum von MPM-Zelllinien gezeigt (Nowak et al. 2002). Es wurde postuliert, dass dies zumindest teilweise auf der Induktion von HLA-Antigenen („human leukocyte antigen") auf den malignen Zellen beruhte und durch diese Produktion besserer immunogener Targets die Immunantwort (Christmas et al. 1991) und die Hemmung der Angiogenese im Tumor (O'Byrne u. Dalgleish 2001) verstärkt wurde. In einer Studie mit 89 Patienten, die intrapleural mit IFN-γ behandelt wurden, betrug die Gesamtresponserate 20%, bei Patienten im Stadium I 45% (Bouton et al. 1991; 1994). Allerdings waren die Ergebnisse anderer Studien weniger ermutigend. In einer Phase-II-Studie mit 14 Patienten zeigte IFN-β überhaupt keinen Antitumoreffekt (von Hoff et al. 1990). In zwei weiteren Studien mit IFN-α zeigten 1 von 13 (Ardizonni et al. 1994) bzw. 3 von 25 (Christmas et al. 1993) evaluierbaren Patienten eine Response.

Granulozyten-Makrophagen-Koloniestimulierender Faktor („granulocyte-macrophage colony-stimulating factor", GM-CSF)

GM-CSF stimuliert die Aktivierung von Lymphozyten und die Antigenpräsentierung durch Makrophagen. In neueren Arbeiten wurde die Fähigkeit der koloniestimulierenden Faktoren, eine Antitumorresponse zu induzieren, untersucht. In einer Pilotstudie wurde 14 Patienten mit gesichertem MPM GM-CSF direkt in die Läsion appliziert. Nur ein Patient zeigte eine radiologisch gesicherte partielle Response (Davidson et al. 1998).

Neben Therapien mit einzelnen Zytokinen wurden auch verschiedene Kombinationen unterschiedlicher Zytokine auf ihre Antitumorwirkung untersucht. Unglücklicherweise waren die Ergebnisse aber wenig eindrucksvoll oder die Behandlung zu toxisch (Nowak et al. 2002).

Kombinierte Immuntherapie

Bei einer kombinierten Behandlung mit Standardchemotherapeutika und Zytokinen erwartet man theoretisch synergistische Effekte. Deshalb wurden solche Kombinationen beim MPM getestet. Die Mehrzahl der Studien setzte die aktivsten Chemotherapeutika in Kombination mit Interferonen oder Interleukinen ein. Die Kombination Cisplatin/Mitomycin und IFN-α-2a wurde bei 43 Patienten mit „best supportive care" verglichen. Eine objektive Tumorresponse zeigte sich bei 10 Patienten in der Behandlungsgruppe. Allerdings war das Gesamtüberleben im Vergleich zu „best supportive care" nicht signifikant verbessert (Metintas et al. 1999). Bei 26 MPM-Patienten wurden INF-α und -γ mit hohen Dosen Methotrexat kombiniert. Es wurden insgesamt 7 partielle Responsen dokumentiert, die im Median 10 Monate anhielten. Die Ein- und Zweijahresüberlebensraten betrugen 62% bzw. 31% (Halme et al. 1999). Obwohl ähnliche Resultate für andere Kombinationen berichtet werden, schließen starke Nebenwirkungen wie Anämie, Thrombozytopenie, Neutropenie und Nierentoxizität ihren routinemäßigen Einsatz in der Klinik aus, es sei denn, es kann ein definitiver Überlebensvorteil und eine Verbesserung der Symptome und der Lebensqualität im Vergleich zu nichtimmunologischen Protokollen mit zytotoxischen Standardchemotherapeutika gezeigt werden (Purohit et al. 1998; Parra et al. 2001). Interessanterweise zeigt die Kombination von IFN-α-2a und Carboplatin eine geringe Effizienz (O'Reilly et al. 1999).

In einer Phase-II-Studie des NCI wurde nach einem operativen Eingriff eine Kombinationstherapie aus Cisplatin, IFN-α und Tamoxifen untersucht (Pass et al. 1995). Es wird eine partielle Responserate von 19% und ein Trend zu einem längeren Überleben in dieser Subgruppe berichtet. Eine nachgeschobene Phase-III-Studie untersuchte einen operativen Eingriff allein oder in Kombination mit Immunchemotherapie und photodynamischer Therapie (PDT), um zu überprüfen, ob ein solcher multimodaler Ansatz beim MPM mit minimaler Morbidität und Mortalität möglich ist. Die Studie konnte keinen Unterschied beim medianen progressionsfreien bzw. Gesamtüberleben zwischen den verschiedenen Behandlungsprotokollen zeigen und Rezidive traten an den gleichen Stellen auf (Pass et al. 1997).

Gentherapie

Die Erkenntnis, dass bestimmte Bedingungen auf spezifische genetische Abnormalitäten zurückgeführt werden können, und eine Bestätigung der Bedeutung des genetischen Einflusses auf die Entwicklung des Tumors im Allgemeinen hat zu der Annahme geführt, dass die Manipulation des Genoms auf verschiedene, aber sehr spezifische Weisen die der Krankheit zugrunde liegenden Prozesse verändern kann. Das MPM ist ein exzellenter Kandidat für die Überprüfung dieses Ansatzes bei soliden Tumoren. Der Tumor bleibt bis relativ spät in seiner Entwicklung lokalisiert. Die Pleurahöhle ist für einen Vektortransfer gut zugänglich und eine nachfolgende Überprüfung der Response ist durch eine Tumorbiopsie gut möglich. Die lokale Anwendung der Behandlung sollte theoretisch systemische Nebenwirkungen reduzieren. Schließlich gibt es keine Standardtherapie für MPM, was die schwierigen ethischen Überlegungen eines Patienten bei einer Gentherapie zumindest etwas vereinfacht (Stewart et al. 2004).

Verschiedene Therapieansätze mit Krebsgenen werden gegenwärtig beim MPM untersucht einschließlich des Einsatzes so genannter „Suizidgene", der Übertragung von Tumorsuppressorgenen und dem Transfer immunmodulatorischer Gene. Verschiedene dieser Gene wurden beim MPM in Tiermodellen und in Phase-I-Studien untersucht. Dabei kamen verschiedene Vektorsysteme zum Einsatz, einschließlich rekombinanter Adeno- und Vakziniaviren sowie modifizierte Ovarialkarzinomzellen.

Suizidgentherapie

Die Einschleusung eines toxischen oder Suizidgens in eine Tumorzelle, die zur Zerstörung dieser Zelle führt, bezeichnet man als molekulare Chemotherapie. Der gebräuchlichste Ansatz benützt das Thymidinkinasegen des Herpes-simplex-Virus (HSV-TK). Es ist per se nicht toxisch, erhöht aber die Sensitivität der Zelle für Nukleosidanaloga wie etwa Ganciclovir (GCV). HSV-TK induziert eine Monophosphorylierung von GCV. Dieses wird dann schnell in ein Triphosphat überführt, ein potenter Inhibitor der DNA-Polymerase, wodurch die Replikation der DNA reduziert wird. Bei dieser Behandlung kommt es zu einem so genannten „Bystander Effekt": benachbarte, nichttransduzierte Zellen werden entweder durch toxische GCV-Metaboliten, die über „gap junctions" oder apoptotische Vesikel ausgetauscht werden, oder durch die Antitumorresponse zerstört (Sternam et al. 1999).

In einer Phase-I-Dosis-Eskalationsstudie wurde bei MPM-Patienten eine intrapleurale HSV-TK/GCV-Gentherapie mit Hilfe eines Adenovirus (Ad) durchgeführt, um die maximal tolerierbare Dosis von HSV-TK, die Effizienz des Gentransfers in den Tumor sowie die Sicherheit und Verträglichkeit der Therapie zu bestimmen und um die inflammatorische Reaktion auf den viralen Vektor zu quantifizieren. Insgesamt wurden 26 Patienten mit unbehandeltem MPM rekrutiert. Dabei wurden zwischen 1×10^9 und 1×10^{12} „plaque forming units" (pfu) in die Pleurahöhle übertragen. Daran schloss sich eine zweiwöchige systemische GCV-Therapie mit 5 mg/kg zweimal am Tag an.

Der virale Vektor war ein replikationsdefekter rekombinanter Adenovirus, bei dem das HSV-TK-Gen unter der Kontrolle des Rous-Sarkoma-Virus-Promotor-Enhancers steht. Bei den ersten Patienten wurden Pleurabiopsien vor und drei Tage nach dem Virustransfer entnommen, bei den folgenden Patienten erfolgte auch nach Ende der Behandlung eine Biopsieentnahme. Ein dosisabhängiger HSV-TK-Gentransfer wurde durch Immunhistochemie, Immunblotting, In-situ-Hybridisierung und Nachweis der RNA durch PCR bei 17 von 25 Patienten bestätigt. Dosislimitierende Toxizitäten traten nie auf. Systemische Nebenwirkungen waren Fieber, Anämie, eine transiente Erhöhung verschiedener Leberenzyme, Hautblasen und eine temporäre systemische inflammatorische Reaktion bei den Patienten, die die höchste Dosis bekamen. Es kam zu starken intrapleuralen und intratumoralen Immunantworten. Als Antitumoraktivität wird eine objektive partielle Response berichtet. Ein Patient im Frühstadium blieb über 31 Monate ohne Krankheitssymptome. Drei der ersten 18 Patienten zeigten über zwei Jahre eine klinisch stabile Situation, bevor es zur Progression kam (Sterman et al. 1998ab, 1999).

Ein Adenovirus der zweiten Generation wurde 1999 entwickelt, um die Nebenwirkungen zu reduzieren (Lanuti et al. 1999). Diese traten bei gleichzeitiger systemischer Behandlung von Kortikosteroiden in einer Phase-I-Studie auf (Sternam et al. 2000). Die systemische Verabreichung von Kortikoiden verbesserte weder die humorale noch die zelluläre Immunantwort, obwohl eine Verringerung der akuten klinischen Nebenwirkungen erreicht wurde. Seit dieser Zeit wurden verschiedene Versuche unternommen, die Effizienz zu steigern, einschließlich der wiederholten Verabreichung von adenoviralen Vektoren (Lambright et al. 2000) sowie der Einsatz eines an den Calretinin-Promotor gekoppelten TK-Gens (Inase et al. 2001). Insgesamt zeigen diese Arbeiten, dass mit hohen Dosen adenoviraler Vektoren das HSV-TK-Gen intrapleural transferiert werden kann. Die relativ gute Verträglichkeit rechtfertigt die weitere Evaluation dieses Ansatzes bei der Behandlung des MPM.

Transfer oder Reaktivierung von Tumorsuppressorgenen

Verschiedene genetische Veränderungen wurden beim MPM nachgewiesen. So konnten Abnormalitäten im Neurofibromatose-Typ-2-(NF2-)Tumorsuppressorgen (Xiao et al. 2002) und eine Ko-Deletion von p15 und p16 auf dem Chromosom 9p21 (Xio et al. 1995) gezeigt werden. $p16^{INK4a}$ ist häufig durch Hypermethylierung inaktiviert (Wong et al. 2002), während gleichzeitig das Retinoblastomgen im Wildtyp (pRB) vorliegt (Frizelle et al. 1998). Eine Umkehrung dieser genetischen Gegebenheiten durch Gentherapie stellt eine neue Möglichkeit der Behandlung des MPM dar. Dies wird durch neue Forschungsergebnisse unterstützt, bei denen nach Transduktion eines $p16^{INK4a}$ exprimierenden Adenovirus in vitro ein Zellzyklusarrest, eine Hemmung der Proliferation und letztendlich Zelltod induziert wurde. Weiterhin wurden bei MPM-Xenografts eine Hemmung der Tumorformation, ein Wachstumsarrest, eine geringere Tumorgröße und weniger Metastasen bei einem verlängerten Überleben der Tiere beobachtet (Frizelle et al. 1998; 2000). Ähnliche Ergebnisse ergaben sich nach induzierter Überexpression von $p14^{ARF}$. Dies führte zu einer Arretierung des Zellzylus in der G1-Phase und Apoptose (Yang et al. 2000). In einer Phase-I-Studie des National Cancer Institutes wird Decitabine, eine die DNA hypomethylierende Substanz, bezüglich seiner Wirkung auf eine Reaktivierung des $p16^{INK4a}$-Tumorsuppressorgenes untersucht. Diese Methode bezeichnet man als Geninduktionstherapie.

Transfer immunmodulatorischer Gene

Das Potential lokaler oder systemischer Immuntherapie beim MPM hat zu Ansätzen geführt, mittels Gentherapie die Immunantwort zu verstärken. Sechs resistente MPM-Patienten wurden für eine intratumorale IL-2-Transfektion mit einem replikationsdefekten Vakziniavirus (VV) behandelt. VV-IL-2-mRNA wurde bis zu 3 Wochen nach der Applikation nachgewiesen und ging mit einer erhöhten T-Zell-Infiltration in 50% der Tumorbiopsien einher. Es wurden keine signifikanten Toxizitäten beobachtet, allerdings gab es auch keine Hinweise auf eine Tumorregression (Mukherjee et al. 2000). Eine neuere Studie untersuchte 10 menschlichen MPM-Zelllinien, die mit einem replikationsdefekten IFN-γ produzierenden Adenovirus transfiziert und in Nacktmäuse inokuliert wurden. Das Zytokin wurde von den transfizierten Zelllinien lang anhaltend produziert. Außerdem zeigte sich eine antiproliferative Wirkung auf die produzierenden Zellen selbst und die Tumorentwicklung setzte verzögert ein (Gattaceca et al. 2002).

Wie bereits erwähnt, wird COX-2 in MPM-Tumoren überexprimiert (Edwards et al. 2002) und selektive COX-2-Inhibitoren haben einen direkten antiproliferativen Effekt auf MPM-Zelllinien (Marrogi et al. 2002; Catalano et al. 2004). Der spezifische COX-2-Inhibitor Rofecoxib war in der Lage, das Wachstum kleiner MPM-Tumoren in Mäusen signifikant zu hemmen, während die Wirkung auf große Tumoren sehr gering war. Der Antitumoreffekt von Rofecoxib hängt von CD8$^+$-T-Zellen ab und geht mit einer Erhöhung der tumorinfiltrierenden Lymphozyten einher. Diese Ergebnisse passen zu einem Mechanismus, der die Immunsuppression in der Umgebung des Tumors vermindert. Deswegen wurde eine Kombination aus adenoviraler IFN-β- (Ad-IFN-β-)Gentherapie und COX-2-Inhibition untersucht. Man weiß, dass eine Ad-IFN-β-Gentherapie einen Großteil kleiner MPM-Tumoren in Mäusen heilt, wobei gleichzeitig zytotoxische CD8$^+$-T-Lymphozyten expandiert werden. Diese Kombinationstherapie resultierte in der Heilung kleiner Tumoren, einer signifikanten Hemmung des Wachstums großer, etablierter Tumoren sowie einer Inhibition der Metastasenbildung nach vorheriger Operation. Auch hier wurden vermehrt T-Zellen innerhalb der Tumoren festgestellt. Diese Kombination von COX-2-Inhibitoren oder einer anderen Substanz, die der Immunsuppression beim MPM entgegenwirkt, mit einer Immun- oder Immungentherapie, vielleicht als Teil einer multimodalen Therapie einschließlich eines operativen Eingriffs, muss in klinischen Studien evaluiert werden (Delong et al. 2003).

Das Potential einer multimodalen Behandlung beim MPM, die eine immunogene Therapie und einen operativen Eingriff einschließt, wird durch die Ergebnisse der University of Western Australia unterstrichen. Nach einem chirurgischen Eingriff erfolgte tumorfern eine Vakzinierung mit IL-4, IL-2, GM-CSF oder B7–1 exprimierenden Transfektanten. Transfektanten, die B7–1 exprimierten oder hohe Mengen GM-CSF produzierten, verzögerten in Kombination mit dem chirurgischen Eingriff das Tumorwachstum deutlich (Mukherjee et al. 2001).

Antisense-Oligonukleotide

Als neueste Art der Gentherapie können Antisense-Oligonukleotide (AO) angesehen werden. Bei AOs handelt es sich um RNA-Sequenzen, die speziell dafür entwickelt wurden, die Expression bestimmter Gene in einer sehr spezifischen Art und Weise zu verändern. Das bcl-xl-Gen gehört zur bcl-2-Familie, die eine wichtige Rolle bei der Regulation der Apoptose spielt. Die Behandlung von MPM mit bcl-xl AOs induziert signifikant Apoptose, ein Effekt, der bei einem Einsatz von bcl-xl Sense-Oligonukleotiden nicht auftritt (Smythe et al. 2003). Besonders zwei Bereiche wurden beim MPM in vitro untersucht. Survivin, ein Inhibitor der Apoptosegenfamilie, wird im MPM überexprimiert. Anti-Survivin-Oligonukleotide, die in Survivin-positive und -negative Zelllinien transfiziert wurden, erhöhten die Apoptose in den Survivin-positiven Zelllinien (Xiao et al. 2002). Mehrere abgeschlossene Phase-I- und -II-Studien haben die in vivo Administration von AOs bei Kolorektalkarzinomen (Cripss et al. 2002), Prostatakrebs (Tolcher et al. 2002), Melanomen (Kim et al. 2004) sowie hämatologischen Neoplasmen (Marcucci et al. 2003) untersucht. Daraus ergab sich, dass AOs unbedenklich systemisch verabreicht werden können und die Ergebnisse sind vielversprechend.

Vakzinierungstherapie

Ein weiterer Ansatz, die Immunantwort beim MPM zu manipulieren, besteht in der Produktion von Vakzinen. Ein Ansatz benützte die retrovirale Transfektion des HSV-TK-Gens. Eine allogene, bestrahlte Ovarialkarzinomzelllinie (PA-1-STK) wurde mit dem HSV-TK-Gen transfiziert, intrapleural injiziert und zusätzlich eine systemische Behandlung mit GCV durchgeführt (Schwarzenberger et al. 1998a). Diese Therapie induziert eine dosisabhängige Antitumorwirkung gegen Maus- und menschliche MPM. Die Behandlung wurde von 6 Patienten einer Phase-I-Studie gut vertragen, wobei ein Anstieg der CD8$^+$-T-Zellen in der Pleuraflüssigkeit beobachtet wurde. In vivo wurde für die PA-1-STK-Zellen ein „homing" an der Stelle des Tumors nachgewiesen (Schwarzenberger et al. 1998b; Harrison et al. 2000).

Die University of Western Australia prüft derzeit ein Behandlungsprotokoll für MPM auf der Basis einer autologen Vakzinierung. Durch eine Thorakoskopie gewonnene Tumorzellen werden durch Einfrieren und Auftauen sowie Bestrahlung inaktiviert und vor einer Reinjektion in den Patienten mit GM-CSF gemischt. Die Antitumorimmunresponse wird 9 Wochen aufgezeichnet. Danach werden die Patienten 3 Monate lang alle 2 Wochen individuell vakziniert. Der primäre Endpunkt ist der Nachweis einer Immunantwort, nicht so sehr klinische Parameter (Nowak et al. 2002). Bei einer ähnlichen Behandlung des nichtkleinzelligen Bronchialkarzinoms konnte eine solche Antitumoraktivität gezeigt werden (Nemunaitis et al. 2004).

Zusammenfassung

Die Fortschritte beim Verständnis der Biologie des MPM haben zur Identifizierung verschiedener Moleküle geführt, die eine zentrale Rolle bei Tumorigenese, Wachstum und Ausbreitung der Krankheit spielen. Dabei handelt es sich um Regulatoren des Tumorwachstum, für das Überleben des Tumors und der Tumorangiogenese sowie der Immunsuppression. Sie stellen potentielle neue Targets für eine Behandlung dar. Mit einiger Sicherheit kann davon ausgegangen werden, dass ein Einsatz dieser Antitumorsubstanzen in Kombination mit konventionellen Therapien wie Operation, Radiotherapie und Chemotherapie letztendlich einen starken Einfluss auf die Tumorresponseraten, die Symptomkontrolle und das Überleben haben wird.

Literatur

Anonymus. Adding a humanized antibody to vascular endothelial growth factor (Bevacizumab, Avastin) to chemotherapy improves survival in metastatic colorectal cancer. Clin Colorectal Cancer 2003; 3: 85–88

Ardizzoni A, Pennucci MC, Castagneto B, Mariani GL, Cinquegrana A, Magri D, Verna A, Salvati F, Rosso R. Recombinant interferon alpha-2b in the treatment of diffuse malignant pleural mesothelioma. Am J Clin Oncol 1994; 17: 80–82

Attanoos RL, Griffin A, Gibbs AR. The use of immunohistochemistry in distinguishing reactive from neoplastic mesothelium. A novel use for desmin and comparative evaluation with epithelial membrane antigen, p53, platelet-derived growth factor-receptor, P-glycoprotein and Bcl-2. Histopathology 2003; 43: 231–238

Bartlett JB, Dredge K, Dalgleish AG. The evolution of thalidomide and its IMiD derivatives as anticancer agents. Nat Rev Cancer 2004; 4: 314–322

Bielefeldt-Ohmann H, Fitzpatrick DR, Marzo AL, Jarnicki AG, Himbeck RP, Davis MR, Manning LS, Robinson BW. atho- and immunobiology of malignant mesothelioma: characterisation of tumour infiltrating leucocytes and cytokine production in a murine model. Cancer Immunol Immunother 1994; 39: 347–359

Bielefeldt-Ohmann H, Marzo AL, Himbeck RP, Jarnicki AG, Robinson BW, Fitzpatrick DR. Interleukin-6 involvement in mesothelioma pathobiology: inhibition by interferon alpha immunotherapy. Cancer Immunol Immunother 1995; 40: 241–250

Blum G, Gazit A, Levitzki A. Development of new insulin-like growth factor-1 receptor kinase inhibitors using catechol mimics. J Biol Chem 2003; 278: 40442–4054

Boutin C, Viallat JR, Van Zandwijk N et al. Activity of intrapleural recombinant gamma-interferon in malignant mesothelioma. Cancer 1991; 67: 2033–2037

Boutin C, Nussbaum E, Monnet I, et al. Intrapleural treatment with recombinant gamma-interferon in early stage malignant pleural mesothelioma. Cancer 1994; 74: 2460–2467

Bowman RV, Manning LS, Davis MR, Robinson BW. Capacity of tumor necrosis factor to augment lymphocyte-mediated tumor cell lysis of malignant mesothelioma. Clin Immunol Immunopathol 1991; 58: 80–91

Caminschi I, Venetsanakos E, Leong CC, Garlepp MJ, Scott B, Robinson BW. Interleukin 12 induces an effective antitumor response in malignant mesothelioma. Am J Respir Cell Mol Biol 1998; 19: 738–46

Castagneto B, Zai S, Mutti L, Lazzaro A, Ridolfi R, Piccolini E, Ardizzoni A, Fumagalli L, Valsuani G, Botta M. Palliative and therapeutic activity of IL-2 immunotherapy in unresectable malignant pleural mesothelioma with pleural effusion: Results of a phase II study on 31 consecutive patients. Lung Cancer 2001; 31: 303–310

Catalano A, Graciotti L, Rinaldi L, Raffaelli G, Rodilossi S, Betta P, Gianni W, Amoroso S, Procopio A. Preclinical evaluation of the nonsteroidal anti-inflammatory agent celecoxib on malignant mesothelioma chemoprevention. Int J Cancer 2004; 109: 322–328

Christmas TI, Manning LS, Davis MR, Robinson BW, Garlepp MJ. HLA antigen expression and malignant mesothelioma. Am J Respir Cell Mol Biol 1991; 5: 213–220

Christmas TI, Manning LS, Garlepp MJ, Musk AW, Robinson BW. Effect of interferon-alpha 2a on malignant mesothelioma. J Interferon Res 1993; 13: 9–12

Cripps MC, Figueredo AT, Oza AM et al. Phase II randomised study of ISIS 3521 + ISIS 5132 in patients with locally advanced or metastatic colorectal cancer: a National Cancer Institute of Canada clinical trials group study. Clin Cancer Res 2002; 8: 2188–2192

Dalgleish AG, O'Byrne KJ. Chronic immune activation and inflammation in the pathogenesis of AIDS and Cancer. Adv Cancer Res 2002; 84: 231–276

Davidson JA, Musk AW, Wood BR, Morey S, Ilton M, Yu LL, Drury P, Shilkin K, Robinson BW. Intralesional cytokine therapy in cancer: a pilot study of GM-CSF infusion in mesothelioma. J Immunother 1998; 21: 389–398

Davis PD, Dougherty GJ, Blakey DC et al. ZD6126: a novel vascular-targeting agent that causes selective destruction of tumor vasculature. Cancer Res 2002; 62: 7247–7253

DeLong P, Tanaka T, Kruklitis R, Henry AC, Kapoor V, Kaiser LR, Sterman DH, Albelda SM. Use of cyclooxygenase-2 inhibition to enhance the efficacy of immunotherapy. Cancer Res 63: 7845–7852

Demetri GD, von Mehren M, Blanke CD et al. Efficacy and safety of imatinib mesylate in advanced gastrointestinal stromal tumors. N Engl J Med 2002 347(7): 472–480

Edwards JG, Abrams KR, Leverment JN, Spyt TJ, Waller DA, O'Byrne KJ. Prognostic factors for malignant mesothelioma in 142 patients: validation of CALGB and EORTC prognostic scoring systems. Thorax 2000; 55: 731–735

Edwards JG, Cox G, Andi A, Jones JL, Walker RA, Waller DA, O'Byrne KJ. Angiogenesis is an independent prognostic factor in malignant mesothelioma. Br J Cancer 2001; 85: 863–868

Edwards JG, Faux SP, Plummer SM, Abrams KR, Walker RA, Waller DA, O'Byrne KJ. Cyclooxygenase-2 expression is a novel prognostic factor in malignant mesothelioma. Clin Cancer Res 2002; 8: 1857–1862

Edwards JG, McLaren J, Jones JL, Waller DA, O'Byrne KJ. Matrix metalloproteinases 2 and 9 (gelatinases A and B) expression in malignant mesothelioma and benign pleura. Br J Cancer 2003; 88: 1553–1559

Edwards JG, Swinson DEB, Jones JL, Waller DA, O'Byrne KJ. EGFR expression in malignant mesothelioma – correlation with

Literatur

clinical, pathological and biological variables. Oral presentation. Proc 6th Meeting Int Mesothelioma Interest Group 2002; Abstract 24

Fitzpatrick DR, Peroni DJ, Bielefeldt-Ohmann H. The role of growth factors and cytokines in the tumorigenesis and immunobiology of malignant mesothelioma. Am J Respir Cell Mol Biol 1995; 12: 455–460

Folprecht G, Kohne CH. The role of new agents in the treatment of colorectal cancer. Oncology 2004; 66: 1–17

Frizelle SP, Grim J, Zhou J et al. Re-expression of p16INK4a in mesothelioma cells results in cell cycle arrest, cell death, tumor suppression and tumor regression. Oncogene 1998; 16: 3087–3095

Frizelle SP, Rubins JB, Zhou JX, Curiel DT, Kratzke RA. Gene therapy of established mesothelioma xenografts with recombinant p16INK4a adenovirus. Cancer Gene Ther 2000; 7: 1421–1425

Gattacceca F, Pilatte Y, Billard C et al. Ad–IFN gamma induces antiproliferative and antitumoral responses in malignant mesothelioma. Clin Cancer Res 2002; 8: 3298–3304

George D. Targeting PDGF receptors in cancer – rationales and proof of concept clinical trials. Adv Exp Med Biol 2003; 532: 141–151

Halme M, Knuuttila A, Vehmas T et al. High-dose methotrexate in combination with interferons in the treatment of malignant pleural mesothelioma. Br J Cancer 1999; 80: 1781–1785

Harrison LH, Jr., Schwarzenberger PO, Byrne PS, Marrogi AJ, Kolls JK, McCarthy KE. Gene-modified PA1-STK cells home to tumor sites in patients with malignant pleural mesothelioma. Ann Thorac Surg 2000; 70: 407–411

Herndon JE, Niehans GA, Vollmer R, Watson D, Green M, Kindler HL. Gefitinib in patients with malignant mesothelioma (MM): a phase II study by the cancer and leukaemia group B (CALGB 30101). Proc Am Soc Clin Oncol 2003; 22: 630 (Abstract 2535)

Hughes TP, Kaeda J, Branford S, Rudzki Z, Hochhaus A, Hensley ML, Gathmann I, Bolton AE, van Hoomissen IC, Goldman JM, Radich JP; International Randomised Study of Interferon versus STI571 (IRIS) Study Group. Frequency of major molecular responses to imatinib or interferon alfa plus cytarabine in newly diagnosed chronic myeloid leukemia. N Engl J Med 2003; 349: 1423–1432

Inase N, Miyake S, Yoshizawa Y. Calretinin promoter for suicide gene expression in malignant mesothelioma. Anticancer Res 2001; 21: 1111–1114

Janne PA, Taffaro ML, Salgia R, Johnson BE. Inhibition of epidermal growth factor receptor signaling in malignant pleural mesothelioma. Cancer Res. 2002; 62: 5242–5247

Jarnicki AG, Fitzpatrick DR, Robinson BW, Bielefeldt-Ohmann H. Altered CD3 chain and cytokine gene expression in tumor infiltrating T lymphocytes during the development of mesothelioma. Cancer Lett 1996; 103: 1–9

Kim ES, Vokes EE, Kies MS. Cetuximab in cancers of the lung and head & neck. Semin Oncol. 2004; 31(1 Suppl 1): 61–67

Kim R, Tanabe K, Emi M, Uchida Y, Toge T. Potential roles of antisense therapy in the molecular targeting of genes involved in cancer (review). Int J Oncol 2004; 24: 5–17

Konig JE, Tolnay E, Wiethege T, Muller KM. Expression of vascular endothelial growth factor in diffuse malignant pleural mesothelioma. Virchows Arch 1999; 435: 8–12

Lambright ES, Force SD, Lanuti ME, et al. Efficacy of repeated adenoviral suicide gen1870

Lanuti M, Gao GP, Force SD et al. Evaluation of an E1E4-deleted adenovirus expressing the herpes simplex thymidine kinase suicide gene in cancer gene therapy. Hum Gene Ther 1999; 10: 463–475

Lee TC, Zhang Y, Aston C, Hintz R, Jagirdar J, Perle MA, Burt M, Rom WN. Normal human mesothelial cells and mesothelioma cell lines express insulin-like growth factor I and associated molecules. Cancer Res 1993; 53: 2858–2564

Lenzi R, Rosenblum M, Verschraegen C et al. Phase I study of intraperitoneal recombinant human interleukin 12 in patients with Mullerian carcinoma, gastrointestinal primary malignancies, and mesothelioma. Clin Cancer Res 2002; 8: 3686–3695

Lew F, Tsang P, Holland JF, Warner N, Selikoff IJ, Bekesi JG. High frequency of immune dysfunctions in asbestos workers and in patients with malignant mesothelioma. J Clin Immunol 1986; 6: 225–233

Maloney EK, McLaughlin JL, Dagdigian NE et al. An anti-insulin-like growth factor I receptor antibody that is a potent inhibitor of cancer cell proliferation. Cancer Res 2003 63(16): 5073–83.

Manning LS, Davis MR, Robinson BW. Asbestos fibres inhibit the in vitro activity of lymphokine – activated killer (LAK) cells from healthy individuals and patients with malignant mesothelioma. Clin Exp Immunol 1991; 83: 85–91

Marcucci G, Byrd JC, Dai G, et al. Phase I + pharmacodynamic studies of G3139, a Bcl-2 antisense oligonucleotide, in combination with chemotherapy in refractory or relapsed acute leukaemia. Blood 2003; 101(2):425–432

Marrogi A, Pass HI, Khan M, Metheny-Barlow LJ, Harris CC, Gerwin BI. Human mesothelioma samples overexpress both cyclooxygenase-2 (COX-2) and inducible nitric oxide synthase (NOS2): in vitro antiproliferative effects of a COX-2 inhibitor. Cancer Res 2000; 60: 3696–700.

Martinet N, Charles T, Vaillant P, Vignaud JM, Lambert J, Martinet Y. Characterization of a tumor necrosis factor-alpha inhibitor activity in cancer patients. Am J Respir Cell Mol Biol 1992; 6: 510–515

Marzo AL, Fitzpatrick DR, Robinson BW, Scott B. Antisense oligonucleotides specific for transforming growth factor beta2 inhibit the growth of malignant mesothelioma both in vitro and in vivo. Cancer Res 1997; 57: 3200–3207

Masood R, Kundra A, Zhu S, Xia G, Scalia P, Smith DL, Gill PS. Malignant mesothelioma growth inhibition by agents that target the VEGF and VEGF-C autocrine loops. Int J Cancer 2003; 104: 603–610

Mendes R, O'Brien ME, Mitra A et al. Clinical and immunological assessment of Mycobacterium vaccae (SRL172) with chemotherapy in patients with malignant mesothelioma. Br J Cancer 2002; 86: 336–341

Metheny-Barlow LJ, Flynn B, van Gijssel HE, Marrogi A, Gerwin BI. Paradoxical effects of platelet-derived growth factor-A overexpression in malignant mesothelioma. Antiproliferative effects in vitro and tumorigenic stimulation in vivo. Am J Respir Cell Mol Biol 2001; 24: 694–702

Metintas M, Ozdemir N, Ucgun I et al. Cisplatin, mitomycin, and interferon-alpha2a combination chemoimmunotherapy in the treatment of diffuse malignant pleural mesothelioma. Chest 1999; 116(2): 391–398

Micheletti G, Poli M, Borsotti P, Martinelli M, Imberti B, Ta-raboletti G, Giavazzi R. Vascular-targeting activity of ZD6126, a novel tubulin-binding agent. Cancer Res 2003; 63: 1534–1537

Morgan B, Thomas AL, Drevs J et al. Dynamic contrast-enhanced magnetic resonance imaging as a biomarker for the pharmacological response of PTK787/ZK 222584, an inhibitor of the vascular endothelial growth factor receptor tyrosine kinases, in patients with advanced colorectal cancer and liver metastases: results from two phase I studies. J Clin Oncol 2003; 21: 3955–3964

Mukherjee S, Haenel T, Himbeck R et al. Replication-restricted vaccinia as a cytokine gene therapy vector in cancer: persistent transgene expression despite antibody generation. Cancer Gene Ther 2000; 7: 663–70

Mukherjee S, Nelson D, Loh S, et al. The immune anti-tumor effects of GM-CSF and B7-1 gene transfection are enhanced by surgical debulking of tumor. Cancer Gene Ther 2001; 8: 580–588

Mulatero CW, Penson RT, Papamichael D, Gower NH, Evans M, Rudd RM. A phase II study of combined intravenous and subcutaneous interleukin-2 in malignant pleural mesothelioma. Lung Cancer 2001; 31: 67–72

Nemunaitis J, Sterman D, Jablons D, Smith JW 2nd, Fox B, Maples P, Hamilton S, Borellini F, Lin A, Morali S, Hege K. Granulocyte-macrophage colony-stimulating factor gene–modified autologous tumor vaccines in non–small-cell lung cancer. J Natl Cancer Inst 2004; 96: 326–331

Nicholson RI, Hutcheson IR, Knowlden JM, Jones HE, Harper ME, Jordan N, Hiscox SE, Barrow D, Gee JM. Nonendocrine pathways and endocrine resistance: observations with antiestrogens and signal transduction inhibitors in combination. Clin Cancer Res 2004; 10: 346S–54S

Nowak AK, Lake RA, Kindler HL, Robinson BW. New approaches for mesothelioma: biologics, vaccines, gene therapy, and other novel agents. Semin Oncol 2002; 29: 82–96

O'Byrne KJ, Dalgleish AG. Chronic immune activation and inflammation as the cause of malignancy. Br J Cancer 2001; 85: 473–483

Ohnuma T, Szrajer L, Holland JF, Kurimoto M, Minowada J. Effects of natural interferon alpha, natural tumor necrosis factor alpha and their combination on human mesothelioma xenografts in nude mice. Cancer Immunol Immunother 1993; 36: 31–36

Ohta Y, Shridhar V, Bright RK, Kalemkerian GP, Du W, Carbone M, Watanabe Y, Pass HI. VEGF and VEGF type C play an important role in angiogenesis and lymphangiogenesis in human malignant mesothelioma tumours. Br J Cancer 1999; 81: 54–61

O'Reilly EM, Ilson DH, Saltz LB, Heelan R, Martin L, Kelsen DP. A phase II trial of interferon alpha-2a and carboplatin in patients with advanced malignant mesothelioma. Cancer Invest 1999; 17(3): 195–200

Parra HS, Tixi L, Latteri F et al. Combined regimen of cisplatin, doxorubicin, and alpha-2b interferon in the treatment of advanced malignant pleural mesothelioma: a phase II multicenter trial of the Italian Group on Rare Tumors (GITR) and the Italian Lung Cancer Task Force (FONICAP). Cancer 2001; 92(3): 650–656

Pass HW, Temeck BK, Kranda K, Steinberg SM, Pass HI. A phase II trial investigating primary immunochemotherapy for malignant pleural mesothelioma and the feasibility of adjuvant immunochemotherapy after maximal cytoreduction. Ann Surg Oncol 1995; 2: 214–220

Pass HI, Mew DJ, Carbone M, Matthews WA, Donington JS, Baserga R, Walker CL, Resnicoff M, Steinberg SM. Inhibition of hamster mesothelioma tumorigenesis by an antisense expression plasmid to the insulin-like growth factor-1 receptor. Cancer Res 1996; 56: 4044–4048

Pass HI, Temeck BK, Kranda K, Thomas G, Russo A, Smith P, Friauf W, Steinberg SM. Phase III randomized trial of surgery with or without intraoperative photodynamic therapy and postoperative immunochemotherapy for malignant pleural mesothelioma. Ann Surg Oncol 1997; 4: 628–633

Pavlakis N, Abraham R, Harvie R, Brock C, Bell D, Boyle F, Wheeler H. Thalidomide alone or in combination with cisplatin/gemcitabine in malignant pleural mesothelioma (MM): interim results from two parallel non randomised phase II studies. Lung Cancer 2003; 41 (suppl 2): S11, abstract 0–26

Purohit A, Moreau L, Dietemann A et al. Weekly systemic combination of cisplatin and interferon alpha 2a in diffuse malignant pleural mesothelioma. Lung Cancer 1998; 22(2): 119–25

Rustin GJ, Galbraith SM, Anderson H, Stratford M, Folkes LK, Sena L, Gumbrell L, Price PM. Phase I clinical trial of weekly combretastatin A4 phosphate: clinical and pharmacokinetic results. J Clin Oncol 2003; 21 : 2815–2822

Simon GR, Copploa D, Bepler G. Epidermal growth factor receptor and c-kit expression in mesotheliomas. Proc Am Soc Clin Oncol 2003; 22: 247 (abstract 991)

Slamon DJ, Leyland-Jones B, Shak S et al. Use of chemotherapy plus a monoclonal antibody against HER2 for metastatic breast cancer that overexpresses HER2. N Engl J Med 2001; 344: 783–792

Smythe WR, Mohuiddin I, Ozveran M, Cao XX. Antisense therapy for malignant mesothelioma with oligonucleotides targeting the bcl-xl gene product. J Thorac Cardiovasc Surg 2002; 123: 1191–1198

Soini Y, Puhakka A, Kahlos K, Saily M, Paakko P, Koistinen P, Kinnula V. Endothelial nitric oxide synthase is strongly expressed in malignant mesothelioma but does not associate with vascular density or the expression of VEGF, FLK1 or FLT1. Histopathology 2001; 39: 179–186

Stam TC, Swaak AJ, Kruit WH, Stoter G, Eggermont AM. Intrapleural administration of tumour necrosis factor-alpha (TNF-alpha) in patients with mesothelioma: cytokine patterns and acute-phase protein response. Eur J Clin Invest 2000; 30: 336–343

Sterman DH, Kaiser LR, Albelda SM. Gene therapy for malignant pleural mesothelioma. Hematol Oncol Clin North Am 1998; 12: 553–568a

Sterman DH, Treat J, Litzky LA et al. Adenovirus-mediated herpes simplex virus thymidine kinase/ganciclovir gene therapy in patients with localized malignancy: results of a phase I clinical trial in malignant mesothelioma. Hum Gene Ther 1998; 9: 1083–1092b

Sterman DH, Kaiser LR, Albelda SM. Advances in the treatment of malignant pleural mesothelioma. Chest 1999; 116: 504–520.

Sterman DH, Molnar–Kimber K, Iyengar T et al. A pilot study of systemic corticosteroid administration in conjunction with intrapleural adenoviral vector administration in patients with malignant pleural mesothelioma. Cancer Gene Ther 2000; 7: 1511–1518

Stevenson JP, Rosen M, Sun W et al. Phase I trial of the antivascular agent combretastatin A4 phosphate on a 5-day schedule to patients with cancer: magnetic resonance imaging evidence for altered tumor blood flow. J Clin Oncol 2003; 21: 4428–4438

Stewart DJ, Edwards JG, Smythe WR, Waller DA, O'Byrne KJ. Malignant pleural mesothelioma – an update. Int J Occup Environ Health. 2004; 10: 26–39

Strizzi L, Catalano A, Vianale G, Orecchia S, Casalini A, Tassi G, Puntoni R, Mutti L, Procopio A. Vascular endothelial growth factor is an autocrine growth factor in human malignant mesothelioma. J Pathol 2001; 193: 468–475

Schwarzenberger P, Lei D, Freeman SM, et al. Antitumor activity with the HSV-tk-gene-modified cell line PA-1-HSTK in malignant mesothelioma. Am J Respir Cell Mol Biol 1998; 19: 333–337a

Schwarzenberger P, Harrison L, Weinacker A et al. The treatment of malignant mesothelioma with a gene modified cancer cell line: a phase I study. Hum Gene Ther 1998; 9: 2641–2649b

Tolcher AW, Reyno L, Venner PM, et al. A randomised phase II + pharmacokinetic study of the antisense oligonucleotides ISIS 3521 + ISIS 5132 in patients with hormone refractory prostate cancer. Clin Cancer Res 2002; 8(8): 2530–2535

Tolnay E, Kuhnen C, Wiethege T, Konig JE, Voss B, Muller KM. Hepatocyte growth factor/scatter factor and its receptor c-Met are overexpressed and associated with an increased microvessel density in malignant pleural mesothelioma. J Cancer Res Clin Oncol 1998; 124: 291–296

Vermeulen PB, De Pooter C, Schrijvers D, Prové A, Fierens H, Cooreman W, Van Oosterom A. Serum levels of bFGF and VEGF in patients with metastatic solid tumors. Proc Amer Soc Clin Oncol 1996; 15: 90

Versnel MA, Claesson-Welsh L, Hammacher A et al. Human malignant mesothelioma cell lines express PDGF beta-receptors whereas cultured normal mesothelial cells express predominantly PDGF alpha-receptors. Oncogene 1991; 6: 2005–2011

Von Hoff DD, Metch B, Lucas JG, Balcerzak SP, Grunberg SM, Rivkin SE. Phase II evaluation of recombinant interferon-beta (IFN-beta ser) in patients with diffuse mesothelioma: a Southwest Oncology Group study. J Interferon Res 1990; 10: 531–534

Webster I, Cochrane JW, Burkhardt KR Immunotherapy with BCG vaccine in 30 cases of mesothelioma. S Afr Med J 1982; 61: 277–278

Wong L, Zhou J, Anderson D, Kratzke RA. Inactivation of p16 (INK4a) expression in malignant mesothelioma by methylation. Lung Cancer 2002; 38: 131–136

Xia C, Xu Z, Yuan X et al. Induction of apoptosis in mesothelioma cells by antisurvivin oligonucleotides. Mol Cancer Ther 2002; 1: 687–94

Xiao GH, Beeser A, Chernoff J, Testa JR. p21-activated kinase links Rac/Cdc42 signaling to merlin. J Biol Chem 2002; 277: 883–886

Xio S, Li D, Vijg J, Sugarbaker DJ, Corson JM, Fletcher JA. Co-deletion of p15 and p16 in primary malignant mesothelioma. Oncogene 1995; 11(3): 511–5115.

Yang CT, You L, Yeh CC et al. Adenovirus–mediated p14(ARF) gene transfer in human mesothelioma cells. J Natl Cancer Inst 2000; 92: 636–641

Zebrowski BK, Yano S, Liu W, Shaheen RM, Hicklin DJ, Putnam JB, Jr, Ellis LM. Vascular endothelial growth factor levels and induction of permeability in malignant pleural effusions. Clin Cancer Res 1999; 5: 3364–3368

Das Pleuramesotheliom – rechtliche und soziale Aspekte aus Sicht der gesetzlichen Unfallversicherung

A. Kranig

Rechtliche Grundlagen

In der BK-Nr. 4105 ist nicht nur das Pleuramesotheliom, sondern auch das Mesotheliom des Peritoneums und des Perikards erfasst[1], die beiden Erstgenannten seit 1977, das Letztgenannte seit 1993. Faktisch steht das Pleuramesotheliom ganz im Vordergrund.

Als Berufskrankheit ist die Erkrankung anzuerkennen, wenn folgende drei Voraussetzungen erfüllt sind:

— Der/die Versicherte war durch eine versicherte Tätigkeit nachweislich Asbeststaub ausgesetzt. Die Krankheit kann bereits durch eine Exposition von relativ geringer Dauer verursacht werden. Deshalb ist es manchmal schwierig, eine solch kurzzeitige Exposition in einem mehrere Jahrzehnte zurückliegenden Zeitraum nachzuweisen. Aber in den meisten Fällen liegt die festgestellte Expositionsdauer bei durchschnittlich etwa 20 Jahren. Da es für die Anerkennung auf Dauer und Intensität der Exposition nicht entscheidend ankommt, werden hierzu im Berufskrankheitenverfahren regelmäßig nur die für die Entscheidung notwendigen Ermittlungen durchgeführt, ohne die Exposition in allen Einzelheiten zu klären.

— Zweite Voraussetzung ist der Nachweis der Diagnose eines Mesothelioms. In der Regel soll die Diagnose histologisch gesichert sein.
— Die dritte Anerkennungsvoraussetzung ist die Verursachung des Mesothelioms durch die Asbestexposition. In der Regel ist der Kausalzusammenhang anzunehmen, wenn die Exposition und die Diagnose sicher nachgewiesen sind, denn Asbeststaub ist als einzige wirklich gesicherte Ursache des Mesothelioms bekannt.

BK-Verdachtsanzeigen

Drei Personen bzw. Institutionen haben die gesetzliche Pflicht, den Verdacht auf Vorliegen einer Berufskrankheit anzuzeigen: Ärzte, Krankenkassen und Unternehmer. Ihre Anzeigepflicht besteht, wenn sie von Tatsachen erfahren, die den Verdacht auf Vorliegen der Berufskrankheit begründen[2]. Bei Mesotheliomerkrankungen von Versicherten ist immer von einem begründeten Verdacht auszugehen, denn erfahrungsgemäß sind die meisten Mesotheliome auf die Einwirkung von Asbeststaub durch die Arbeit zurückzuführen.

---

[1] Nr. 4105 der Berufskrankheitenliste (Anlage zur Berufskrankheitenverordnung – BKV).

[2] §§ 202 und 193 Abs. 2 SGB VII und Verordnung über die Anzeige von Versicherungsfällen in der gesetzlichen Unfallversicherung (Unfallversicherungs-Anzeigeverordnung – UVAV) sowie § 20 Abs. 2 Satz 3 SGB V.

Für die Erstattung der ärztlichen Verdachtsanzeige gibt das Amtliche Merkblatt der Bundesregierung[3] wichtige Hinweise. Nach dem Merkblatt für die BK-Nr. 4105 können insbesondere folgende Gesichtspunkte einen BK-Verdacht begründen:
— Asbestexposition durch die Arbeit,
— radiologische Anzeichen für Lungenasbestose,
— Pleuraplaques,
— vermehrtes Vorkommen von Asbestkörperchen im Lungengewebe.

Die Versicherten und – im Falle ihres Todes – die Hinterbliebenen sind berechtigt, einen BK-Verdacht anzuzeigen und Leistungsansprüche geltend zu machen (s. folgende Übersicht).

Erstattung der Verdachtsmeldung (2002)*
— Angezeigte Fälle   1009
— Arbeitgeber   8
— Ärzte   777
— Versicherte   82
— Krankenkassen   72
— Andere Sozialleistungsträger   30
— Andere, v.a. Hinterbliebene   40

* Zahlenangaben nach BK-DOK 2002, hrsg. v. HVBG 2004; Differenzen zu Tabelle 12.1 ergeben sich aus Unterschieden in der statistischen Erfassung

---

Ein Blick auf die Statistik zeigt, dass die ärztlichen BK-Anzeigen weit überwiegen, stärker als bei anderen Berufskrankheiten. Auch die Meldungen durch die Versicherten, die Hinterbliebenen und die Krankenkassen fallen ins Gewicht. Die Unternehmer sind meist nicht in der Lage, einen BK-Verdacht anzuzeigen, da die Erkrankten oft schon im Ruhestand oder jedenfalls nicht mehr in dem Unternehmen tätig sind, in dem die Asbestexposition erfolgte. Wegen der vielfältigen gesetzlich vorgesehenen oder zugelassenen Meldewege und der im Wesentlichen monokausalen Verursachung des Mesothelioms dürften vor allem beim Mesotheliom keine zu großen Meldedefizite bestehen.

---

[3] Merkblatt für die ärztliche Untersuchung zu BK-Nr. 4105, Bekanntmachung des Bundesministeriums für Arbeit und Sozialordnung vom 8.11.1993 im Bundesarbeitsblatt 1994, S 67.

BK-Statistik

Die statistische Übersicht über die Jahre von 1980 bis 2003 zeigt einen stetigen, bis heute ungebrochenen Anstieg der Zahl der gemeldeten Fälle, der Entscheidungen, der anerkannten Berufskrankheiten und der neuen Renten (◘ Tabelle 12.1). Zurzeit dürften pro Jahr bis zu 1200 Fälle von Mesotheliomerkrankungen in Deutschland auftreten. Fast alle werden der Unfallversicherung gemeldet. In den meisten Fällen, zwischen 75 und 81%, wird die angezeigte Erkrankung als Berufskrankheit anerkannt. Fast alle Anerkennungen führen zu Renten und anderen Entschädigungsleistungen. In dieser Hinsicht besteht ein großer Unterschied zwischen dem Mesotheliom als einer typischen Berufskrankheit und anderen Erkrankungen der BK-Liste, die in der Bevölkerung weit verbreitet sind und auf verschiedensten Ursachen – arbeitsbedingt und nicht arbeitsbedingt – beruhen können.

BK-Nr. 4105: Gründe für die Nichtanerkennung als BK (2002)*
— Anerkannte Fälle   730
— Abgelehnte Fälle   226
— Berufliche Exposition nicht nachweisbar   156
— Diagnose „Mesotheliom" nicht nachweisbar   42
— Ursachenzusammenhang nicht wahrscheinlich   14
— Fehlende Mitwirkung der Versicherten bei der Begutachtung   9

* Zahlenangaben nach BK-DOK 2002, hrsg. v. HVBG 2004; Differenzen zu Tabelle 12.1 ergeben sich aus Unterschieden in der statistischen Erfassung

---

Warum können etwa 20% der angezeigten Fälle nicht als Berufskrankheiten anerkannt werden? Hierfür gibt es zwei wichtige Gründe:
— Eine Asbestexposition durch die Arbeit ist nicht nachweisbar (105 von 155 Ablehnungen).
— Die Diagnose „Mesotheliom" ist nicht nachweisbar (32 von 155 Ablehnungen).

Andere Gründe, wie fehlende Mitwirkung der Versicherten bei der Expositionsermittlung oder der Begutachtung, sind selten.

Tabelle 12.1. Statistik der BK-Nr. 4105 (Quelle: Geschäfts- und Rechnungsergebnisse der gewerblichen Berufsgenossenschaften 2002)

	1980	1990	1995	2000	2001	2002	2003
Verdachtsanzeigen	48	441	668	920	976	1023	1034
Entscheidungen	?	?	613	837	848	956	1049
Anerkennungen	36	291	498	652	683	735	788
Neue Renten	36	286	489	627	665	689	734
Anteil Anerkennungen/ Entscheidungen [%]	75	66	81,2	77	80,5	77	75

Von 1991 bis 2003 wurden 10.018 Verdachtsfälle gemeldet, 7158 als Berufskrankheiten anerkannt und in 6297 Fällen wurden Entschädigungsleistungen zuerkannt[4].

Die zukünftige Entwicklung lässt sich nicht exakt abschätzen. Aber auf der Basis des früheren Asbestverbrauchs in Deutschland, der Latenzzeit für das Mesotheliom, die zwischen 10 und 60 Jahren, im Mittel bei 30 bis 40 Jahren liegt, sowie aufgrund der in den siebziger und achtziger Jahren verbesserten Präventionsmaßnahmen ist zu erwarten, dass die Zahl der Mesotheliomerkrankten noch weiterhin ansteigt und den Gipfel zwischen 2010 und 2020 erreicht[5]. Bei den anderen asbeststaubverursachten Berufskrankheiten, der Asbestose, dem Lungen- und dem Kehlkopfkrebs, hat es in den letzten vier bis fünf Jahren keinen Anstieg mehr gegeben[6], sodass hier der Gipfel bereits erreicht sein könnte. Dies ist allerdings alles andere als eine Entwarnung, da die jährlichen Erkrankungsfälle auf dem erreichten hohen Niveau stagnieren.

Ein Vergleich der Inzidenz von Mesotheliomerkrankungen in Deutschland und anderen Industrienationen zeigt[7]: Mit etwa 15 Erkrankungsfällen pro eine Million Einwohner jährlich entsprechen die deutschen Daten in etwa denjenigen der USA, Frankreichs oder der Skandinavischen Länder. Die Inzidenz, die aus Australien, den Niederlanden oder Großbritannien berichtet wird, liegt etwa doppelt so hoch. Dies dürfte aus den unterschiedlichen nationalen Gegebenheiten zu erklären sein, z. B. den hohen Belastungen in den Asbestminen Australiens oder der Werftindustrie und dem Hafenumschlag in England und in den Niederlanden. Da die meisten Nationen Asbestverbote später als Deutschland oder noch gar nicht ausgesprochen haben, dürfte die Zahl der Erkrankungsfälle weltweit noch über einen längeren Zeitraum zunehmen.

Berufskrankheitenverfahren

Das Berufskrankheitenverfahren ist wesentlich komplexer und zeitaufwendiger als das Verfahren bei Arbeitsunfällen. Die Gründe hierfür liegen auf der Hand. Die Schwierigkeiten bestehen in der Expositionsermittlung – wegen der Latenzzeiten häufig für Jahrzehnte retrospektiv – sowie in den Ermittlungen zum Krankheitsverlauf und zu den Ursachen der Erkrankung einschließlich der Abgrenzung zu nicht arbeitsbedingten Ursachen der Erkrankung (Tabelle 12.2).

Vergleicht man die Verfahrensdauer beim Mesotheliom mit anderen Berufskrankheiten, so zeigt sich, dass das Verfahren beim Mesotheliom kürzer dauert als bei anderen Berufskrankheiten und dass die Verfahrensdauer in den letzten Jahren von durchschnittlich 1,4 Jahren auf durchschnittlich 0,7 Jahre abgesunken ist. Das ist eine wesentliche Verbesserung im Interesse der schwer erkrankten Versicherten, doch bleibt eine weitere Kürzung der Verfahrensdauer anzustreben.

---

[4] Geschäfts- und Rechnungsergebnisse der gewerblichen Berufsgenossenschaften (GUR) 2003. Hrsg.: HVBG, Sankt Augustin, 2004, S 76ff.
[5] Vgl. insbes. Coenen u. Schenk, BG 1990, S. 718ff; Jürgens, ErgoMed 2000, S 132 ff.; Asbestverursachte Berufskrankheiten in Deutschland – Entstehung und Prognose. Hrsg.: HVBG, Sankt Augustin, 2003, S 72ff.
[6] Vgl. GUR (Fußnote 4), S 76 ff.; Asbestverursachte Berufskrankheiten ... (Fußnote 5), S 41ff.
[7] Tossavainen, The global use of asbestos and incidence of mesothelioma, to be published in IJOEH, 10, 1, 2004.

◘ Tabelle 12.2. Verfahrensdauer bei ausgewählten Berufskrankheiten (Quelle: Auskunft aus der Berufskrankheitendokumentation des HVBG, Stand Oktober 2003)

BK-Nr.	Kurzbezeichnung	Jahr der Entscheidung (Dauer in Jahren)			
		1992	1996	1999	2002
2102	Meniskopathie	1,6	1,8	1,8	1,2
2402	Ionisierende Strahlung	1,3	1,3	0,8	0,65
3101	Infektionskrankheiten	1,4	1,5	1,2	0,9
4101	Silikose	1,2	0,9	0,9	1,0
4104	Lungen-/Kehlkopfkrebs durch Asbest	1,6	1,4	1,0	0,9
4105	Mesotheliom	1,4	1,0	0,7	0,9
4301	Obstruktive Atemwegserkrankungen	1,3	1,2	1,4	0,65
5101	Hautkrankheiten	1,9	1,9	1,8	1,0

Wie konnte diese Verbesserung erreicht werden? Vier Aspekte sind zu nennen:

— Die Berufsgenossenschaften haben einige Mitarbeiter besonders geschult und qualifiziert, die jetzt eine sehr wichtige und verantwortliche Aufgabe wahrnehmen[8]. Diese Mitarbeiter, die meistens als Krebs-Sonderbeauftragte bezeichnet werden, werden über jeden neu angezeigten Fall eines Mesothelioms oder einer anderen arbeitsbedingten Krebserkrankung informiert. So können sie die erkrankten Versicherten aufsuchen und auch mit ihren Familien und Ärzten schnell Kontakt aufnehmen. Auf diese Weise können sie in der Regel frühzeitig die für das Berufskrankheitenverfahren, aber auch für die Betreuung der Erkrankten wichtigen Informationen sammeln. Beim Mesotheliom ist es besonders wichtig, die Versicherten rechtzeitig vor ihrem Tode hinsichtlich der Arbeits- und Krankheitsanamnese zu befragen, damit die für die Entscheidung wichtigen Informationen durch den Tod des Versicherten nicht verloren gehen. Die frühe Kontaktaufnahme dient aber auch dem Aufbau einer Vertrauensbasis zwischen dem Erkrankten und der Berufsgenossenschaft, um auf die individuellen Probleme und Nöte eingehen zu können. So kann die Berufsgenossenschaft den Versicherten so gut wie möglich – trotz deren sehr ernster und schwieriger Situation – helfen, insbesondere durch Maßnahmen sozialer Rehabilitation, Pflege usw.

— In den meisten Fällen benötigt die Expositionsermittlung nicht mehr sehr viel Zeit, da bereits eine kurze Expositionszeit durch die Arbeit ausreicht. Zusätzlich wird die Expositionsermittlung durch die Erfassung von etwa einer halben Million asbeststaubexponierter Versicherter in der Zentralen Erfassungsstelle für asbeststaubgefährdete Arbeitnehmer (ZAs) erleichtert[9].

— In den meisten Fällen des Verdachts auf eine Mesotheliomerkrankung sorgen die Ärzte zügig für eine histologische Diagnose in besonders geeigneten Instituten der Pathologie, insbesondere im Deutschen Mesotheliomregister an den BG-Kliniken Bergmannsheil in Bochum (Leitung: Prof. Dr. K.-M. Müller)[10], wo die meisten Mesotheliomdiagnosen in Deutschland überprüft und bestätigt werden.

— Die medizinische Begutachtung bereitet, wenn Exposition und Diagnose nachgewiesen sind, in der Regel keine größeren Probleme.

---

[8] Vgl. z. B. „Berufskrankheiten – Sonderbeauftragte bestellt". In: Sicher ist sicher 3/1992; „Sachgerechte und einfühlsame Betreuung". In: Sichere Chemiearbeit 12/1994.
[9] Vgl. 25 Jahre ZAs – Bilanz und Perspektiven. Hrsg.: HVBG, Sankt Augustin, 1998.
[10] Vgl. die Jahresberichte des Deutschen Mesotheliomregisters, zuletzt: Jahresbericht 2003, von K.-M. Müller. In: Kompass 2004.

Maßnahmen und Leistungen der Unfallversicherung

Das deutsche Unfallversicherungssystem ist geprägt durch das Prinzip „Alles aus einer Hand". Die Aufgaben der Unfallversicherung reichen von der Prävention über die Früherkennung und Heilbehandlung bis hin zu allen Arten medizinischer, beruflicher und sozialer Rehabilitation, finanzieller Kompensation insbesondere durch Renten sowie wissenschaftlicher Forschung und Forschungsförderung. Hierzu folgende Hinweise:

- *Prävention:* Nach den in den achtziger Jahren des letzten Jahrhunderts zunehmend gegen Asbest ergriffenen Präventionsmaßnahmen, die 1993 in das fast ausnahmslose Asbestverbot mündeten[11], ist das Augenmerk auf einige verbleibende Probleme zu richten, beispielsweise den Schutz der Arbeitnehmer, die bei der Sanierung oder dem Abriss asbestbelasteter Gebäude beschäftigt sind, oder die Verhütung des Umgangs mit Asbestprodukten, die immer noch – und bei Fortschreiten der Globalisierung der Handelsbeziehungen – aus vielen Ländern dieser Erde ihren Weg nach Deutschland finden könnten. Die Asbestproduktion hat in den letzten Jahren zwar abgenommen, aber nach wie vor werden bei wichtigen Handelspartnern der EU wie Russland, China, Kanada oder Brasilien große Mengen von Asbest produziert und verarbeitet[12].
- *Früherkennung:* Die Früherkennung des Mesothelioms wird durch die ZAs[13] verbessert. Allerdings ist bislang der wesentliche Zweck der Erfassung die Früherkennung von Asbestosen und, hoffentlich in der Zukunft verstärkt, die Früherkennung des Lungenkrebses. Die Methoden der Früherkennung sind auf diese Erkrankungen ausgerichtet, nicht auf das Mesotheliom. Derzeit werden in einem Projekt des HVBG Möglichkeiten geprüft, für entsprechende Hochrisikogruppen verbesserte Methoden der Früherkennung speziell für Lungenkrebs einzuführen, vor allem den Einsatz von Low-dose-Spiral-CT sowie Sputumuntersuchungen[14]. In den Vorarbeiten hierzu ist auch überlegt worden, die Früherkennung von Mesotheliomerkrankungen zu verbessern. Leider hat sich gezeigt, dass es derzeit weder geeignete Ansätze zur Bildung von Hochrisikogruppen gibt, noch dass derzeit Strategien der Früherkennung geeignet wären, die Überlebenschancen, die Lebensdauer oder die Lebensqualität der an Mesotheliom Erkrankten wesentlich zu verbessern. Daher kann in näherer Zukunft die Früherkennung des Mesothelioms nicht in gleicher Weise im Vordergrund stehen, bis verbesserte Methoden der Früherkennung und Heilbehandlung für das Mesotheliom zur Verfügung stehen.
- *Heilbehandlung und Rehabilitation:* Bei als Berufskrankheit anerkannten Mesotheliomerkrankungen hat die Unfallversicherung alle geeigneten Maßnahmen der Heilbehandlung zu tragen, die die Erkrankten benötigen, insbesondere auch Unterstützung bei der sozialen Rehabilitation und Pflege, entsprechend dem Grundsatz „Heilbehandlung und Rehabilitation mit allen geeigneten Mitteln". Im Hinblick auf das Alter der Erkrankten sowie den meist schnellen und tödlichen Verlauf der Erkrankung ist es das Anliegen der Unfallversicherung, den Versicherten die auf die individuelle Situation am besten zugeschnittene Behandlung zukommen zu lassen; Maßnahmen der medizinischen oder beruflichen Rehabilitation sind hinsichtlich der ungünstigen Prognose in der Regel nicht angezeigt. Nach den vorliegenden Informationen gibt es keine Standardtherapie. Die unterschiedlichen Behandlungsmethoden und -strategien werden nicht einheitlich eingeschätzt. So wird, um nur ein Beispiel zu nennen, vielfach die chirurgische Behandlung des Mesothelioms mit großen Vorbehalten beurteilt, da eine Lebensverlängerung nicht nachgewiesen sei, aber mit den Folgen des chirurgischen Eingriffs ein zusätzliches Risiko für die Versicherten sowie eine Verschlechterung der Lebensqualität verbunden sein könne. Auf der anderen Seite wird bei früh erkannten und behandelten Mesotheliomerkrankungen durchaus auch von Hoffnung erweckenden Teilerfolgen chirurgischer Eingriffe berichtet. Man muss jedoch leider davon ausgehen, dass derzeit keine der gängigen Heilbehandlungsmethoden auf einen nachhaltigen Behandlungserfolg hoffen lässt. Vor diesem Hintergrund erscheint es wichtig, dass die Behandlung von Mesotheliomerkrankungen in Zentren statt-

---

[11] Vgl. Zur Entwicklung der Präventionsvorschriften zu Asbest: BK-Report 1/97, Faserjahre. Hrsg.: HVBG, Sankt Augustin, 1996, S 45ff.
[12] Vgl. Fußnote 7.
[13] Vgl. Fußnote 9.
[14] Ausgehend von den Erkenntnissen von Kraus u. Raithel, Frühdiagnostik asbeststaubverursachter Erkrankungen. Hrsg.: HVBG, Sankt Augustin, 1998.

findet, die eine möglichst große Bandbreite an Therapiemöglichkeiten zur Verfügung haben und in interdisziplinärer Abstimmung und nach Beratung mit dem Patienten die individuell am besten geeigneten Methoden auswählen. Hierfür sollten Leitlinien auf der Grundlage der klinischen Erfahrungen und der Erkenntnisse aus Forschungsvorhaben entwickelt werden[15].

- *Kompensationsleistungen:* Wenn das Mesotheliom als Berufskrankheit anerkannt ist, erhalten Versicherte die höchstmögliche Versichertenrente, da die Minderung der Erwerbsfähigkeit in aller Regel 100% beträgt. Nach dem durch die Berufskrankheit verursachten Tod erhalten die Hinterbliebenen im Rahmen der gesetzlichen Regelungen ebenfalls Renten. Die Höhe der Hinterbliebenenrenten hängt von mehreren Faktoren ab, vor allem aber vom früheren Arbeitsverdienst des Versicherten, dem Alter und der Erwerbsfähigkeit der Witwe/des Witwers, der Kindererziehung und den aktuellen Einkünften der Hinterbliebenen selbst.
- *Forschung und Forschungsförderung:* Seit 1997 schreibt § 9 Abs. 8 des 7. Buches Sozialgesetzbuch (SGB VII) den Unfallversicherungsträgern vor, im Berufskrankheitenbereich sowohl hinsichtlich der Klärung der Ursachenzusammenhänge als auch hinsichtlich der Heilbehandlung und Rehabilitation eigene Forschung durchzuführen oder fremde Forschung zu fördern. Hinsichtlich der asbeststaubbedingten Erkrankungen bietet die zentrale Erfassung der asbeststaubexponierten Versicherten in der ZAs eine gute Datenbasis für Forschungsarbeiten insbesondere zur Früherkennung. Das von den Berufsgenossenschaften getragene Deutsche Mesotheliomregister hat eine Fülle wichtiger Forschungsarbeiten sowohl zu Grundlagen als auch zu Einzelfragen durchgeführt und publiziert[16]. Darüber hinaus fördert der HVBG auch externe Forschungsvorhaben zur Behandlung von Mesotheliomerkrankungen. Für die Zukunft könnte die Überprüfung und Verbesserung der verschiedenen Methoden der Heilbehandlung bei Mesotheliomen in einer Multi-Center-Studie ein wichtiger Forschungsgegenstand sein. Diesen Bedarf hat auch die Europäische Asbestkonferenz 2003 betont.

Weiterer Forschungsbedarf besteht auch insofern, als bei einer kleinen Zahl von Mesotheliomerkrankungen eine wesentlich längere Überlebensdauer als üblich zu beobachten ist. Es erscheint wünschenswert, mehr über diese nicht so aggressiv verlaufenden Erkrankungen zu erfahren. Worin liegen die Gründe für das verlangsamte Wachstum? Ergeben sich hieraus verbesserte Therapieansätze? Lassen sich die langsam wachsenden Mesotheliome frühzeitig erkennen und Therapieansätzen zuführen, die der abweichenden Krankheitskinetik entsprechen?

Die Unfallversicherung ist an einer Klärung dieser Fragen interessiert, um den Betroffenen wirksamer als bisher helfen zu können.

---

[15] Zusammenfassung des Erkenntnisstandes hierzu bei Sohrab et al., Das maligne Pleuramesotheliom, Dt. Ärzteblatt 2000; 97: A 3257–3262.

[16] Vgl. Fußnote 10.

Stichwortverzeichnis

A

Aktin 52
Alimta 85
Alkylanzien 83
Alleldiskriminierung 8
Amosid 3, 23
Amphibol 2, 3
Angiogenese 103
Angioneogenese 62
Annexin V 20
Anthrazykline 82
Anti-Angiogenese 88
Antifolate 83
Antisense-Oligonukleotide (AO) 111
Antitumorimmunresponse 111
Apoptose 111
Argon-Plasma-Koagulation 38
Asbest 44
Asbestexposition 2
Asbestose 23, 53, 121
Asbeststaub 117
Asbestzement 4
Aszites 68
Avastin 104

B

BCG-Vakzinierung 107
Berufsgenossenschaft 119
Berufskrankheit 117
Berufskrankheitenverfahren 119
Bestrahlungsfeld 95
BK-Statistik 118
BK-Verdachtsanzeige 117
Brachytherapie 95
Bronchoskopie 35, 70
– interventionelle 37
Bronchoskoprohr, starres 38

C

c-kit (CD117) 104
c-met 106
CALGB 61, 105
Calretinin 51
Candidate gene approach 8
Carboplatin 82, 85
Caspasen 20
Chemo-Radiotherapie-kombination 97
Chrysotil 1, 2, 3, 23
Cisplatin 5, 9, 12, 82, 84
Combrestatin-A4-Phosphat (CA4P) 103
Computertomographie (CT) 15, 24
COX-2 110
CpG-Dinukleotide 12
Crocidolit 2, 23
Cyclooxygenase-2 (Cox 2) 62
Cyclooxygenase-2 (COX-2) 106
Cyclophosphamid 83, 96
Cytosin-Deaminase 20

D

Daunorubicin 82
Decitabine 110
Dicodid 39
DNA
– Ploidiät 62
– Schaden 47
Docetaxel 86, 87
Doppelthorakotomie 72
Doxorubicin 82, 96
– liposomales 82
Dyspnoe 24, 70

E

Edatrexat 83
Einzelnukleotid-Polymorphismen (SNPs) 7
Ekortikation 15
Elektronenbestrahlung 99
EMPHACIS-Studie 84, 85
Endoprothese (Stent) 38
EORTC 61
Epidermal growth factor receptor (EGFR) 105
ERCC1 (Excision-Repair-Cross-Complementing-1 Gen) 9
Erionit 44
Etoposid 82

F

FDG-Anreicherung 16, 17
FDG-PET 18, 31
Fernmetastasierung 31
Fiberglasbronchoskop 36
Fibroblastenproliferation 47
Fibrose 97
2D-FLASH-Sequenz 28, 32
[18]Fluor-3'-deoxy-3'-Fluorthymidin ([18]FLT) 18
Fluoreszenzresonanz-Energietransfer 9
5-Fluoruracil 104
Flurophor 9
Früherkennung 121
Frühmesotheliom 56

G

Ganciclovir 109
Gancyclovir 20
Gefitinib 105
Gelatinzymographie 106
Gemcitabin 15, 85, 105
Genexpressionsanalyse 10
Genotypisierung 8
Gentherapie 109
Glukoneogenese 16
Glukose-6-phosphatase 17
Glukosetransporter Typ 1 (GLUT1) 16

Glykolyse 16
Granulozyten-Makrophagen-Kolonie-stimulierender Faktor 108

H

Hämoptoe 35
HASTE-Sequenz 28
Hemithorax 99
Hepatozytenwachstumsfaktor 106
Herpes-simplex-Virus-Thymidin-Kinase (HSVtk) 20
Hexokinase 17
Human Genome Project 7
Hybridisierung, komparative genomische (CGH) 46
Hyperplasie, atypische mesotheliale (AMH) 50

I

Ifosfamid 82, 83
Immuntherapie 107
– kombinierte 108
Implantationsmetastasen 71
Insulin-like growth factor I (IGF-I) 105
Interferone 87, 108
Interleukin 87
– IL-2 15, 88, 107
– IL-6 107
– IL-12 108
Irinotecan 87, 104

K

Karnofsky-Kriterien 60
Keratin 51
Kernspintomographie (MRI) 15
Kompensationsleistung 122
Konformationsstrahlentherapie 99
Kryotherapie 38

L

Laktatdehydrokinase (LDH) 62
Limpet spraying 4

Lymphknotendissektion, ipsilaterale 74
Lymphknotenmetastasierung 31
Lymphknotenstaging 36

M

Magnetresonanztomographie (MRT) 28
Marker
– biologischer 62
– molekularer 62
Markerpanel, immunhistochemisches 51
Matrixmetalloproteinasen (MMPs) 105
Mediastinoskopie 70
Memory-shape alloy 39
Mesotheliom
– perikardiales 3
– peritoneales 3, 61
– pleurales 61
Mesothelioma in situ (MIS) 50, 52, 56
Mesotheliomzelllinien 93
Mesothelproliferat, reaktives (RMH) 50
Mesothelzelle 56
met 46
Methotrexat 83
MGMT-Methylierung 13
Microarray 62
– Analyse 11
Mineralfaser, künstliche 44
Mineralfaserstoff, asbestiformer 2
Mitomycin 82, 83
Mitoxantron 82
Molecular Beacon Assay 9
Monotherapie, zytostatische 77
Multidetektor-CT 25
myc 46
Mycobacterium Vaccae (SRL172) 107

N

N-Acetylcholinol 103
Nadelbiopsie, transbronchiale (TBNA) 36
Nd:YAG-Laser 38

Stichwortverzeichnis

O

Off-axis-Rotationstechnik 99
Operationsletalität 74
Oxaliplatin 86

P

P27-Antigen-Expression 62
Paclitaxel 86, 87, 103
Pemetrexed 5, 83, 84
Perikard 43
– Erguss 68
PET-Szintigraphie 31
Photodynamische Therapie (PDT) 109
Photonenbestrahlung 99
Platelet derived growth factor (PDGF) 47, 104
Pleura
– diaphragmatica 73
– parietalis 48
– pulmonalis 53
– visceralis 48, 60
Pleuraerguss 24, 41, 68
Pleurafibrose, diffuse 53
Pleuraplaques 24
– hyaline 53
Pleuraverdickung 15, 24
– diffuse 25
Pleuraverschwartung 27
Pleurektomie 15, 72
Pleurodese 40, 72
Pleuropneumonektomie, erweiterte 73
Pneumonektomie 71
– erweiterte 72
– extrapleurale 96
Pneumonitis 97
Polymerasekettenreaktion (PCR) 8
Positronenemissionstomographie (PET) 18, 30
Präventionsmaßnahme 121
Pretinol 5
Prodrug 20
Prognosefaktoren 59
Proliferationsindex 62
Promotor-Hypermethylierung 12
– aberrante 7

Q

Quenching-Effekt 9

R

Radiotherapie 98
– perkutane 95
raf 46
Raltitrexed 83
Ranpirnase 88
ras 46
Real-Time-quantitative PCR (RT-QPCR) 11
RECIST-Kriterien 64
Rehabilitation 121
Restriktionsfragmenlängenpolymorphismen (RFLP) 9
Retinoblastomgen 110
RNA-Expression 7
Rofecoxib 63, 110

S

S-Adenosyl-Methionin (SAM) 12
S-Phase-Fraktion 62
Schlackenwolle 44
SEER-Studie 61
Silikat, fibröses 2
Silikonstent 39
Simian-Virus 40 (SV 40) 46
Sinus phrenicocostales 27
SNP-Analyse 8
Sozialleistungsträger 118
Sputumuntersuchung 121
Steinwolle 44
STI571 104
Strahlensensibilität 93
Strahlentherapie
– intensitätsmodulierte (IMRT) 97, 99
– normalfraktionierte 94
– prophylaktische 94
Subserosazelle 56
Suizidgen 20, 109
Surrogadmarker 103
Survivin 111
SV-40-Virus 4
Syndrom, paraneoplastisches 67

T

Talkum-Pleurodese 40
Taqman-Assay 9
Target-Gen 8
Targeting 105
Temozolamid 12
TGF-β 107
Thalidomid 106
Thorakoskopie 16, 39
Thorakotomie 69
Thorakozentese 69
Thoraxübersichtsradiographie 24
Thymidinkinase 1 (TK1) 18
Topotecan 87
Transfektant 111
Transforming growth factor-β (TGF-β) 106
Translational research 9
Tremulid 3
Trimolid-Mineralfaser 4
Tumorabtragung, mechanische 38
Tumorausdehnung 68
Tumormarker 62
Tumornekrosefaktor-α (TNF-α) 47, 108
Tumorprogression 63
Tumorstadium 60
Tumorstaging 72
Tumorsuppressorgen 110
Tunica vaginalis testis 43

U

Ultraschall, endobronchialer (EBUS) 37
Ultraschall-Thorakoskop 40
Unfallversicherung 121

V

Vakziniavirus 110
Vakzinierungstherapie 111
VEGF (vascular endothelial growth factor) 47, 60, 104
Videothorakoskopie (VATS) 69, 71
Vimentin 51
Vinblastin 82
Vinorelbin 86

W

Wachstumsmuster 57
Weichteilhypertrophie, subpleurale 27
Wildtyp 10

Z

ZD6126 103
Zentralen Erfassungsstelle für asbeststaubgefährdete Arbeitnehmer 120
Zeolith 44
Zielvolumendefinition, bildgestützte 99
Zigarettenrauchen 45
Zwerchfellersatz 73, 74
Zytoskelett 103
Zytostatika, platinhaltige 82